Carl-Auer

Systemische Therapie und Beratung

In den Büchern der Reihe zur systemischen Therapie und Beratung präsentiert der Carl-Auer Verlag grundlegende Texte, die seit seiner Gründung einen zentralen Stellenwert im Verlag einnehmen. Im breiten Spektrum dieser Reihe finden sich Bücher über neuere Entwicklungen der systemischen Arbeit mit Einzelnen, Paaren, Familien und Kindern ebenso wie Klassiker der Familien- und Paartherapie aus dem In- und Ausland, umfassende Lehr- und Handbücher ebenso wie aktuelle Forschungsergebnisse. Mit den roten Bänden steht eine Bibliothek des systemischen Wissens der letzten Jahrzehnte zur Verfügung, die theoretische Reflexion mit praktischer Relevanz verbindet und als Basis für zukünftige nachhaltige Entwicklungen unverzichtbar ist. Nahezu alle bedeutenden Autoren aus dem Feld der systemischen Therapie und Beratung sind hier vertreten, nicht zu vergessen viele Pioniere der familientherapeutischen Bewegung. Neue Akzente werden von jungen und kreativen Autoren gesetzt. Wer systemische Therapie und Beratung in ihrer Vielfalt und ihren transdisziplinären und multiprofessionellen Zusammenhängen verstehen will, kommt um diese Reihe nicht herum.

Tom Levold
Herausgeber der Reihe *Systemische Therapie und Beratung*

Sylke Richter

Eure Liebe

Haltung, Methoden und Interventionen für die Paartherapie

Dritte Auflage, 2025

Themenreihe »Systemische Therapie und Beratung«
hrsg. von Tom Levold
Reihengestaltung: Uwe Göbel
Umschlaggestaltung: Heinrich Eiermann
Umschlagfoto: cc pixabay
Redaktion: Veronika Licher
Satz: Verlagsservice Hegele, Heiligkreuzsteinach
Printed in Germany
Druck und Bindung: CPI books GmbH, Leck

MIX
Papier | Fördert gute Waldnutzung
FSC® C083411
FSC www.fsc.org

CPI klimaneutral
Mehr Bäume. Weniger CO_2

Dritte Auflage, 2025
ISBN 978-3-8497-0374-5 (Printausgabe)
ISBN 978-3-8497-8262-7 (ePUB)

Bibliografische Information der Deutschen Nationalbibliothek:
Die Deutsche Nationalbibliothek verzeichnet diese Publikation
in der Deutschen Nationalbibliografie; detaillierte bibliografische
Daten sind im Internet über http://dnb.d-nb.de abrufbar.

Informationen zu unserem gesamten Programm, unseren Autoren
und zum Verlag finden Sie unter: **https://www.carl-auer.de/**.
Dort können Sie auch unseren Newsletter abonnieren.

Carl-Auer Verlag GmbH
Vangerowstraße 14 • 69115 Heidelberg
Tel. +49 6221 6438-0 • Fax +49 6221 6438-22
info@carl-auer.de

Inhalt

Vorwort

»Und dann habe ich dir eines Tages geschrieben,
dass es sich schöner lebt mit dir im Leben,
und wir wurden beide, ich weiß, ganz traurig,
so froh zu sein.«

Roger Willemsen (2006)

In den vielen Jahren als systemische Einzel-, Paar- und Familientherapeutin bin ich den unterschiedlichsten Lebens- und Liebesgeschichten begegnet. Nicht selten war ich verwundert von manchen Entscheidungen, als Paar unbedingt zusammenbleiben zu wollen, obwohl es an so vielen Stellen knirschte und nicht passte. Andersherum war ich auch ab und zu irritiert davon, wenn zwei entschieden haben, getrennter Wege zu gehen, ganz egal, wie viel Potenzial ich gesehen hatte. Doch immer wieder bin ich beruhigt und entspannt, wenn ich erlebe, wie gut die Menschen in ihrem tiefsten Inneren wissen, was sie zum Leben und Lieben brauchen und was nicht (mehr).

Wenn ich als junge Therapeutin noch dachte, dass meine Aufgabe wäre, Beziehungen zu retten, weiß ich heute, dass wir Paartherapeuten möglicherweise einiges anstoßen und in Bewegung bringen, aber keine Beziehungen retten können.

Wir können die Paare begleiten, ihnen Brücken bauen, über die sie vielleicht gehen werden. Wir können geschützte Räume öffnen und sie einladen, ehrlich miteinander zu reden. Wir können Übungen anbieten, die sie bestenfalls wieder in Kontakt bringen. Manchmal moderieren oder übersetzen wir lediglich und manchmal streuen wir neue Impulse und erzählen von den Erfahrungen und Lösungsideen anderer Paare. Manchmal klären wir auf, sortieren gemeinsam Themen und Lebensphasen, und nicht selten begleiten wir auch die Trennung des Paares.

Das alles bieten wir an, aber wir können niemanden und niemandes Beziehung retten. Das müssen die Klienten schon selbst tun.

Für die eigene therapeutische Grundhaltung schadet es nicht, große Portionen von Gelassenheit, Optimismus und Humor mitzubringen. Ebenso nützlich sind Wertschätzung und Respekt für die vielen unterschiedlichen Arten zu leben und zu lieben. Wir müssen auch nicht immer alles von Grund auf verstehen. Ich erinnere mich gern an ein sehr lebhaftes Paar, die einiges in ihrem Leben ändern wollten, um ihre Verbindung zu stärken. Sie suchten nach einem regelmäßigen Zeitfenster in der Woche, in dem sie sich zu zweit treffen wollten. Exklusive Paarzeit. Hitzig diskutierten sie, wann sie sich treffen wollten. Wo? Und überhaupt, was sollte dort passieren und was auf keinen Fall? Ich saß abseits und ließ sie miteinander reden. Selten habe ich so wenig verstanden, wie bei diesen beiden. Doch ich beobachtete ihren Kontakt, ihr einvernehmliches Nicken, ihre leuchtenden Augen, ihr Einverständnis. Sie schienen genau zu wissen, worüber sie sprachen.

Erleichtert dachte ich: Ja, es ist ihre Liebe, ihr Kontrakt, ihr Leben. Ich muss nicht alles verstehen. Diese Erkenntnis war sehr erhellend und inspirierte mich zu dem Buchtitel: *Eure Liebe.*

Mein Dasein als systemische Therapeutin findet an zwei Orten in Deutschland statt. Einmal in meiner alten Heimat Berlin. Dort bin ich eine der Lehrenden bei der Gesellschaft für systemische Therapie und Beratung (GST), zusätzlich arbeite ich einmal im Monat in einer Gemeinschaftspraxis in Berlin-Mitte. Seit 2023 arbeite ich vorwiegend in meiner neuen Heimat Husum/Nordfriesland in einer Privatpraxis. Im Norden biete ich inzwischen auch das in den Südeuropa-Jahren erprobte Paket von Paarberatung und Urlaub an. Der Ortswechsel, das Meer und nicht zuletzt das Gefühl, sehr viel Zeit zu haben, helfen, die Paarthemen unter die Lupe zu nehmen. Das gemächlichere mediterrane Tempo und die südeuropäische Gelassenheit sind nun auch im Norden zu finden.

Sylke Richter
Husum, im Januar 2023

Einleitung

Wenn zwei Menschen sich ineinander verlieben, leuchtet es. Zwischen ihnen, um sie herum, hinein in den Alltag, und alles, wirklich alles scheint möglich zu sein. Der Anfang kann leise sein, ein zartes Kribbeln oder laut wie ein Paukenschlag, der zum Innehalten verdonnert. Oder auch ganz vernünftig, abwägend, mit leisen Stimmen, die flüstern: Das passt. Behalt den oder die im Auge.

Für die, denen es gerade passiert, dreht sich die Welt entweder eine Spur schneller oder sie bleibt stehen – vor lauter Wonne, lauter Glückstaumel. Liebestrunken werden die beiden immer wieder in Aufruhr versetzt, geraten in einen Überschwang aus Sehnsucht und Verlangen. Fühlen sich nur in der Nähe des geliebten Menschen vollständig und begegnen durch dessen Augen der schönsten Version ihrer selbst. Genießen das Zerfließen der Grenzen von Du und Ich, das Verschmelzen zu einer symbiotischen Einheit. Einem Ganzen. Du bist ich. Ich bin du. Alles ist gut.

Doch eine ewige Symbiose würde jegliche Entwicklung verhindern und die aufkeimende Liebe sofort wieder ersticken. Es ist nur natürlich und folgerichtig, nach intensiver Nähe und Zweisamkeit wieder einen Schritt zurückzutreten. Durchzuatmen und sich in seinen individuellen Lebensraum zu begeben, um dann erneut Nähe zulassen zu können.

Das Paradoxon dieser widersprüchlichen Bedürfnisse, nach Autonomie und Freiheit bei gleichzeitiger Sehnsucht nach Verbundenheit und Geborgenheit, bringt viele Paare an die Grenzen des Machbaren. Der Freiheitswunsch des einen löst möglicherweise die Verlustangst des anderen aus und der Nähewunsch des anderen könnte als Einengung erlebt werden.

Jedes Paar, das beabsichtigt, länger zusammenzubleiben, wird einige Klippen umschiffen und fünf Entwicklungsstufen durchleben müssen. Diese verlaufen nicht unbedingt so nacheinander, wie es hier steht, sondern wechseln sich ab. Mal ist die eine Phase im Vordergrund, mal die andere. Bunt durcheinander:

1) Du bist ich.
2) Du bist anders.

3) Du bist nicht richtig.
4) Ich bin ich.
5) Du und ich sind wir.

Nach der Zeit der Verschmelzung sehen die Verliebten wieder klarer, erkennen das Anderssein des geliebten Menschen, denken das erste »Ach, guck an, was macht sie morgens für einen Stress? Ich mag es doch viel langsamer«. Oder »Wieso muss er plötzlich so viel arbeiten? War das vor einem halben Jahr auch schon so?«. Und dann beginnt die Zeit der Kompromisse, des Angleichens, des Umerziehens, des Feststeckens. Manche ruckeln sich fast leise zurecht, andere bleiben jahrelang in einer Art Umerziehungsphase oder im Vorwurf hängen: Wenn du anders wärst, wäre ich glücklicher! Wärst du mehr wie ich, wäre alles leichter. Und wieder andere trennen sich zügig, weil sie keine Lust auf den vorhersehbaren Stress haben.

Liebesgeschichten sind die ältesten Geschichten der Welt und werden gern erzählt. Im Film, in Büchern, auf der Bühne, in Songtexten, den Freundinnen, den Kindern und Enkeln. Wie hat es angefangen? Und dann? Und dann? Werden die Hürden genommen, die Prüfungen bestanden? Bleiben sie zusammen oder trennen sie sich?

In langjährigen Beziehungen erleben Paare immer wieder den Kreislauf von Verliebtheit, Enttäuschung, Entwicklung und Neuverliebtsein.

Erst vor Kurzem traf ich in einem Seminar ein Paar wieder, von dem ich wusste, dass es sich getrennt hatte. Umso erstaunter war ich, beide im Raum zu sehen. Mehr als zwanzig Jahre waren sie ein Paar gewesen, die Kinder fast erwachsen. In einer der Phasen des Enttäuschtseins trennten sie sich schließlich, ließen sich konsequenterweise auch scheiden und zogen räumlich auseinander. Die Missverständnisse und Verletzungen der letzten Jahre schienen unüberwindbar.

Beide haben in ihren jeweiligen neuen Leben Luft geholt, durchgeatmet, sich ihre Liebe mit dem Weitwinkel angeschaut, um zu verstehen, was eigentlich passiert war. Durch die Kinder waren sie weiterhin verbunden und blieben mit einem Auge neugierig aufeinander. Es dauerte fast drei Jahre, ehe sie sich wieder aufeinander zubewegten, einander neu kennenlernten und ein neues Kapitel ihrer Geschichte aufschlugen.

Als ich sie wiedertraf, sah ich, wie verliebt sie sich anschauten. Wie es wieder zwischen ihnen leuchtete. Um sie herum, hinein in den Alltag, und wieder schien alles möglich zu sein.

Die Idee zum Buch

Die Idee, ein Buch über Paartherapie zu schreiben, entstand in einem Therapieausbildungsseminar. Nachdem wir das Fallbeispiel eines Paares nachbesprochen hatten, die Ausbildungsteilnehmer ihre Notizen machten, fragte Toni: »Sylke, du schreibst doch sowieso Bücher. Kannst du nicht ein kleines Buch für uns angehende Paartherapeuten schreiben? So, als würden wir dir beim Arbeiten über die Schulter schauen«:

- nah an der Praxis
- kurze Fallbeispiele
- eher ein Handbuch
- ein Leitfaden
- Orientierungshilfe.

An jenem Tag ging ich in mich und erinnerte mich, wieso ich nie ein Fachbuch, sondern Belletristik schreiben wollte. Sehnte ich mich doch danach, fiktive Geschichten zu erzählen, mit der Schönheit der Sprache zu spielen, meiner Fantasie Raum zu geben und einen guten Spannungsbogen hinzubekommen.

In meinem Hinterkopf hatte sich jedoch die Idee eines praxisnahen Fachbuches schon festgesetzt, dennoch sollte es noch zwei Jahre dauern, ehe ich das erste Kapitel aufgeschrieben hatte. Interessiert sammelte ich Fallbeispiele, hörte den Seminarteilnehmern genau zu und notierte, was sie fragten und worüber sie laut nachdachten, wenn es um paartherapeutische Themen ging. Der Gedanke, komplexe Beziehungsmodelle für die Beginner unter uns Paartherapeuten handhabbar zu machen, ließ mich nicht mehr los.

Zum Aufbau des Buches

Mir ist bewusst, dass sich professionelles therapeutisches Arbeiten in der Regel auf drei Säulen stützt:

- das theoretische Konzept
- Rolle und Haltung
- Interventionen.

In diesem an der Praxis orientierten Buch konzentriere ich mich hauptsächlich auf Interventionen, Rolle und Haltung. Die Grundlagen des systemischen Denkens skizziere ich an den Stellen, an denen es mir passend erscheint.

Durch das Buch zieht sich das Zwiegespräch mit Toni, einer systemisch ausgebildeten Therapeutin, die gerade begonnen hat, mit Paaren zu arbeiten. Sie ist Mitte dreißig, voller Wissensdurst und Neugier. »Weißt du«, fing sie an, »ich fühle mich nach der Ausbildung ziemlich sicher mit einzelnen Menschen, doch wenn es um Paare geht, bin ich immer noch voller Fragen und bewege mich unsicher wie eine Kuh auf Glatteis:

- Wie fange ich gut an?
- Was mach ich mit den hohen Erwartungen des Paares?
- Wie gebe ich den Druck zurück?
- Wie unterbreche ich Vorwürfe?
- Wie reguliere ich die Redezeiten?
- Sind Einzelsitzungen üblich oder besser nicht?
- Wie finde und behalte ich den roten Faden?

Und so könnte ich ewig weiterfragen. Verstehst du?«

Ich verstand. Bei der Recherche und beim Aufschreiben der Interventionen und Übungen ist mir aufgefallen, dass ich viele praktische Übungen inzwischen so adaptiert habe, dass mir die Ursprungsquellen nicht mehr bekannt sind.

Alles, was ich schreibe und offenlege, ist meine Art, Paartherapien zu gestalten. Eine Art von vielen möglichen Arten. Nichts muss so gemacht werden, wie es hier steht. Nichts von dem ist allgemeingültig. So bunt wie das Leben ist, so bunt ist die Liebe und so bunt sollten auch Bücher zu Lebensthemen sein.

Das Buch ist aufgebaut wie eine Therapiestunde. Es gibt einen *Anfang*, da geht es um das Vorab und den ersten Kontakt, um die therapeutische Haltung und alles, was wichtig ist, um gut starten zu können.

Der mittlere Teil des Buches beschreibt die *Vertiefungsphase*, die es auch in jeder Therapiestunde gibt. Themen werden detaillierter behandelt, auseinandergenommen, analysiert oder neu betrachtet. Die Sehnsüchte hinter den Vorwürfen werden herausgefiltert. Im mittleren Teil gibt es typische Themen, mit denen Paare sich herumschlagen, viele Fallbeispiele und mögliche Interventionen.

Im dritten Teil, dem *Abschluss*, reden wir darüber, wie wir Therapiestunden gut beenden, und auch darüber, was es zu beachten gibt, wenn das Damoklesschwert einer Trennung über dem Paar schwebt.

Beginn, Mitte, Abschluss.

Die Kapitelüberschriften sind an die Fragen der Ausbildungsteilnehmer angelehnt und wann immer es passt, sind Tonis zusätzliche Fragen und Anmerkungen eingeflochten.

Beratung, Therapie, Coaching?

Es gibt viele Überschriften, die dem Arbeiten mit Paaren oder mehreren Menschen in Beziehungen gerecht werden. Je nach Anliegen der Klienten und Ausbildung des Paar-Profis können die Grenzen fließend sein. Der größte Unterschied liegt in der Zielorientierung und die Gemeinsamkeit liegt darin, dass sich alle Formate mit Krisen in Partnerschaften beschäftigen. Die Begriffe sind nicht geschützt und können von jedem Paar-Profi so benutzt werden, wie es sinnvoll erscheint.

Paartherapie: Die Paartherapie hat sich aus der Familientherapie entwickelt und hat ihren Ursprung in der psychoanalytischen Tradition. Im Wesentlichen geht es darum, in der persönlichen Vergangenheit nach Ursachen für aktuelle Probleme zu suchen und Bezug darauf zu nehmen. Wir gehen sozusagen an die Quelle, den Ursprung, um mehr zu verstehen und das neue Wissen dann im aktuellen Kontext zu verarbeiten, zu ändern oder zu integrieren. Hier darf etwas heilen. Wir haben die Erlaubnis, in die Vergangenheit gehen zu dürfen. Solche Prozesse sind oft zeitintensiver als Beratungsprozesse und sind auf eine längere Dauer angelegt.

Paarberatung: In Beratungsprozessen liegt das Augenmerk mehr auf eingegrenzten Themenbereichen, wofür konkrete Lösungsansätze erarbeitet werden.

Paarcoaching: Im Paarcoaching geht es nicht um frühe Beziehungserfahrungen oder direkte Lösungsvorschläge, sondern vordergründig um die Hilfe zur Selbsthilfe. Hier gräbt man eher an der Wurzel des Denkens, der eigenen Überzeugungen, Gewohnheiten und Standpunkte.

Weil die Begriffe Paartherapeut/Paarberaterin sehr das Paar im Namen betonen und alle anderen Beziehungsformen ausschließen, nennen sich viele inzwischen Beziehungstherapeut/Beziehungsberaterin.

Da ich in der Vergangenheit zu einem hohen Prozentsatz vorrangig mit Paaren zu tun hatte und diesbezüglich therapeutisch ausgebildet bin, bezeichne ich mich weiterhin als Paartherapeutin. In diesem Buch benutze ich die Begriffe Paartherapie, Paartherapeut und Paartherapeutin.

Menschen lieben Menschen

Für mich ist völlig klar, dass sich Menschen in Menschen verlieben, unabhängig von Geschlecht, Haarfarbe oder Hautfarbe – und dies prägt meine Haltung.

Durch die Anmeldung per Telefon oder Mail weiß ich in der Regel vorab, ob es sich um zwei Männer, zwei Frauen, Mann–Frau oder ganz andere Konstellationen wie zum Beispiel Dreier-Settings handelt. Da wir Paartherapeuten immer an der Beziehungsgestaltung arbeiten, ist es irrelevant, wie viele Menschen welchen Geschlechts im Praxisraum sitzen. Die Inhalte und Themen ähneln einander.

Für eine gute Lesbarkeit und eine angestrebte Gleichberechtigung habe ich mich entschieden, abwechselnd von Männern und Frauen zu schreiben.

Alles, was Toni sagt, fragt oder beschreibt, ist kursiv gedruckt.

Die Phasen einer Beziehung

Toni: Mich würden ja die fünf Phasen oder Entwicklungsstufen, die du vorhin benannt hast, noch weiter interessieren. Ich glaube, das Paar, das ich gerade berate, ist in der zweiten Phase. Sie entdeckt neuerdings Eigenarten an ihm, die ihr vorher gar nicht aufgefallen sind. Zum Beispiel schlürft er seinen heißen Kaffee so lautstark, dass sie sich am liebsten die Ohren zuhalten oder das Zimmer verlassen würde. Sie sind jetzt knapp anderthalb Jahre zusammen.

Dann ist das Paar aber in einer frühen Phase zur Beratung gekommen. Wie alt sind sie?

Sie sind Anfang dreißig und kommen so früh, weil sie Angst haben, die ersten Anhaltspunkte für eine Trennung zu übersehen, um noch gegensteuern zu können. Sie wollen alles richtig machen und praktizieren sogar jede Woche die Zwiegespräche. Einer darf eine halbe Stunde über sich und seine Befindlichkeiten reden, der andere hört zu, und dann umgekehrt. Das haben sie in einer Zeitschrift gelesen und finden das gut.

Zwiegespräche schaden nicht, nur zu. Hauptsache, sie reden von sich selbst und verharren nicht eine halbe Stunde im Vorwurf über den anderen. Aber darüber werdet ihr gesprochen haben. Und: Hauptsache, sie kommen vor lauter Reflektieren auch noch zum Leben, Lieben und Fehlermachen.

Aber zurück zu den Phasen in langen Partnerschaften. Es gibt verschiedene Überschriften zu diesen Phasen oder Entwicklungsstufen, doch am treffendsten finde ich die von Ursula Nuber (2007, S. 48–59) beschriebenen. Da lese ich die komplexe Themenvielfalt von Differenzierung, Enttäuschung und Entwicklung so schön kurz und knackig bereits in den Titelzeilen.

1. Du bist ich

Hier ist die Zeit der Verliebtheit gemeint. Endlich, endlich hat man jemanden gefunden, der einen vollständig versteht. Einen Seelenverwandten, einen Freund. Jemanden, der immer da sein wird. Meistens genügen die beiden Verliebten sich selbst, verschwinden in einer Art Kokon und leben für eine Weile in einer Melange des Gleichklangs. Die Grenzen von du und ich verwischen. Was ich fühle, fühlst auch du, was du denkst, denke auch ich. Verliebt sein ist ein wunderbarer Zustand im Leben, ganz gleich, was vorher war. Das Maß an Geborgenheit, das man in dieser Phase (noch verbunden mit einer Portion Angst vor Abhängigkeit oder Vereinnahmung) erlebt, taucht in der fünften Phase in voller Freiheit wieder auf.

2. Du bist anders

Nach einem Zeitraum von ungefähr anderthalb bis drei Jahren verabschiedet sich diese erste Phase einer Beziehung und macht dem Alltag und einer zweiten Phase Platz. Wir erkennen staunend die Andersartigkeit des Partners. Ist die große Nase nicht doch zu groß für den kleinen Kopf? Wenigstens ins Büro könnte sie einen BH anziehen! Der wöchentliche Besuch bei seinen Eltern ist ja irgendwie nett, aber hat er sich schon abgenabelt? Ihr Selbstbewusstsein in allen Ehren, aber könnte sie nicht auch mal zurückstecken?

Vieles, was man anfangs toll am anderen fand, wird jetzt skeptisch wahrgenommen. Was zunächst faszinierte, wirkt nun störend und kommt auf den Prüfstand. Paare, die sich in dieser Phase befinden, wollen oft nicht wahrhaben, dass das gerade passiert, und sind häufig irritiert. Zweifeln an sich oder noch besser am anderen. Verfallen in aberwitzige Annahmen über die Liebe: Man müsste sich mehr anstrengen. Mehr Zeit miteinander verbringen. Noch näher rücken. Ärger runterschlucken. Enttäuschung auf keinen Fall zeigen! Die Angst, den anderen zu verlieren, ist in dieser Zeit sehr groß. Einer fängt an zu klammern, der andere flüchtet in die Freiheit.

So irritierend dieser Prozess für die Liebenden ist, so wichtig ist er auch, um den anderen in seiner Ganzheit zu sehen und zu akzeptieren. Mit all seinen Facetten, den dunklen und den hellen.

3. Du bist nicht richtig

Hier kommen die Zweifel so richtig in Fahrt: Ist er der Richtige? Ist sie die Richtige? Der andere, der einen doch glücklich machen sollte, ist in Wahrheit ganz anders. Hat er sie getäuscht? Hat sie ihn getäuscht? In dieser Phase kommt es oft zu Vorwürfen und Gegenvorwürfen. Die Umerziehungsphase, wie eine Kollegin diese Zeit auch nennt. Manche Paare bleiben jahrelang auf dieser Stufe stecken, gewöhnen sich daran, dass immer einer unzufrieden ist. Kämpfen. Rechnen auf. Andere trennen sich und wieder andere versuchen es mit einer Paartherapie, weil sie einfach nicht mehr können. Krisen, Konflikte, Meinungsverschiedenheiten, Distanzierung lösen einander ab. Der Kern der Fragen, um die es bei Paaren in dieser Phase immer wieder geht, lautet: Wie nah kann ich dir kommen, ohne mich selbst zu verlieren? Und: Kannst du mich lieben und so akzeptieren, wie ich bin?

4. Ich bin ich

Die Hoffnung, dass der andere einen glücklich macht und einem alle Wünsche von den Augen abliest, ist inzwischen verflogen. Beide sind an ihre Grenzen gekommen, wissen, was der andere zu geben bereit ist und was nicht. Wissen auch von sich selbst besser, was sie zu geben bereit sind und was nicht. Eine Zeit der Ruhe tritt ein. Atemräume, wie ein Kollege so treffend diesen Zustand nennt.

Jeder kümmert sich wieder mehr um die eigenen Bedürfnisse und die eigene Entwicklung. Die hohe Kunst ist es, trotz der größeren Unabhängigkeit mit dem anderen in Verbindung zu bleiben. Das Konzentrieren auf das eigene Erleben, die eigene Welt birgt die Gefahr, den Partner aus den Augen zu verlieren. Die Haltung »Ich bin ich« kann dann schnell zu »Ich kann auch ohne dich« kippen. Trennungen sind in dieser Phase nicht selten. Bestenfalls entdeckt man die Partnerin neu, sieht ihr eigenes Leben nicht als Bedrohung oder egoistisches Verhalten, sondern interessiert sich dafür. Manche Paare, die es bis hierhin schaffen, sehen sich wieder mit neuen Augen. Das Stück Fremdheit, das einige Paare brauchen, um den jeweils anderen attraktiv zu finden, blitzt wieder auf.

5. Du und ich sind wir

In dieser Phase, nach all den vorangegangenen Kämpfen, sind die Liebenden in der Lage, eine ausgewogene Balance zwischen den Bedürfnissen nach Geborgenheit und Bindung sowie dem Bedürfnis nach Unabhängigkeit zu leben. Jeder ist sich seiner selbst sicherer und die Beziehung kann nun zu dem Zufluchtsort werden, für die man sie zu Beginn der Liebe gehalten hat.

Toni: Das bedeutet doch im Grunde, entweder ich lerne seine Andersartigkeit zu akzeptieren oder es geht nicht?

Wenn es zu viel gibt, was dich stört und womit du nicht leben kannst, also zu wenig von dem, was dich anzieht, passt es in der Tat manchmal einfach nicht. Deshalb gibt es viele Trennungen bereits nach zwei bis drei Jahren. Und man darf den Tanz um die Nähe-Distanz-Themen nicht vergessen. Die müssen erst mal getanzt werden.

Wenn ich an ein befreundetes Paar denke, sie sind sechs Jahre zusammen, kann ich mir gar nicht vorstellen, dass sie diese Phasen durchgemacht haben. Sie wirken super harmonisch. Da gab und gibt es keine Vorwürfe. Niemals!

Wir reden ja über Paartherapie. Paare, die sich arrangieren und einrichten in welcher Phase auch immer, werden wir in der Praxis nie sehen. Wo keine Not ist, gibt es keinen Auftrag für uns. Aber eine andere neugierige Frage: Wie findest du deine Freunde in ihrer harmonischen Beziehung?

Sie machen mich oft eine Spur aggressiv.

Da kannst du mal davon ausgehen, dass es auch bei ihnen eine Spur von Aggressionen gibt. Gut gedeckelt. Wahrscheinlich mit viel Angst davor, dass der Deckel hochgehen könnte. Zumindest sind die Gefühle in der Gegenübertragung bei dir da, die alten Gefühle (hier: Aggression) werden in aktuellen Beziehungen oft reaktiviert. Nicht nur in Beziehungen zwischen Therapeuten und Klienten, das ist auch bei anderen Kontakten möglich.

Sie kommen beide aus ziemlich wüsten Elternhäusern und wollen es auf keinen Fall so haben wie früher bei ihren Eltern. Laut, dramatisch, Türenknallen, stundenlanges Anschreien, bis einer das Haus verlässt. Aggressiv. Sie haben sich also das Gegenteil gesucht.

Hypothesen, Hypothesen. Und dennoch, trotz aller Sehnsucht nach Harmonie bekommen die beiden ihre alten Themen in einem anderen Kleid geschenkt. Die Aggressionen sind zwar nicht sichtbar, dennoch scheinen sie da zu sein.

Das heißt, sie müssten lernen, dass es zwischen bedrohlicher Aggression und deckelnder Harmonie noch ziemlich viel dazwischen gibt. Ich schick sie mal zu dir.

Mit Schicken wirst du nicht weit kommen. Das Nichtgesagte, das Ausgeblendete wird sich irgendwann einen Weg suchen. Einer von beiden wird vielleicht explodieren. Vielleicht. Vielleicht aber auch nicht und sie schaffen es noch viele Jahre, ihre Themen wegzudrücken. Aber alles, was wir hier reden, ist hypothetisch. Könnte so sein oder auch ganz anders.

Hypothesen sind oft so hilfreich. Ich kann alles, was in mir auftaucht, als Hypothese formulieren und zur Verfügung stellen. Kann es sein, dass …

Genau, du kannst erst mal alles, was du denkst, zur Verfügung stellen und anschließend müssen die Hypothesen geprüft werden. Wenn sie etwas taugen, wird die Spur weiterverfolgt, wenn sie nichts taugen, fliegen sie über Bord. Und ob sie etwas taugen, wird das Paar entscheiden, nicht wir. Selbst wenn wir zutiefst davon überzeugt sind, dass unsere Hypothese stimmt. Wir müssen sie wieder loslassen, gedanklich flexibel bleiben und mit dem Paar schwingen.

Okay, soweit verstanden. Machen wir weiter. Ich habe eine erste Frage.

Teil I: Der Beginn

1 Bevor das Paar im Raum sitzt

Erstkontakt – Gibt es etwas zu beachten?

Toni: Meine Frage ist, ob es schon etwas zu beachten gib, bevor das Paar bei mir im Raum sitzt.

Aber ja. Die Kontaktaufnahme wird je nach Beratungskontext immer unterschiedlich sein. Da ich als Selbstständige in einer Gemeinschaftspraxis arbeite, erfolgen Terminanfragen entweder telefonisch oder per Mail. Am Telefon, insbesondere wenn du das Paar noch nicht kennst, ist es empfehlenswert, das Telefonat kurz und organisatorisch zu halten und den thematischen Einstieg zu verhindern. Für den Beratungsprozess ist es viel günstiger, mit beiden Partnern und einem gleichen Wissenslevel zu starten. Lass dir zügig die Mailadressen geben und schreibe beiden gleichzeitig einen Willkommensgruß.

Per Mail ist der Start noch einfacher, meistens sind die jeweiligen Partnerinnen in Kopie und du kannst mit beiden gleichzeitig kommunizieren. Das, was ausgetauscht wird, zeugt dann von Beginn an von größter Transparenz. Transparenz schützt davor, Geheimnisträgerin zu werden und eventuell in ein Muster des Paares zu tappen.

Das Ziel sollte von vornherein sein, dass alles, was zur Beziehung der beiden Menschen gehört, auf den Tisch kommt, für alle sichtbar.

An der Stelle gleich noch eine Anmerkung zur Ansprache. Mit den meisten Klienten bin ich entweder gleich von vorneherein oder spätestens nach der ersten Übung beim Du. Manchmal probieren wir mit einem Augenzwinkern schon an der Tür, was zu uns passen würde: »Kommen Sie herein.« Oder: »Kommt herein.« »Setzen Sie sich.« »Setzt euch.« Und bei einigen Menschen bleibt es die ganze Zeit beim Sie. Ich richte mich da gern nach dem, was die Klienten wollen.

Einzelstunden vorab?

Toni: Manchmal fragen Klienten ja direkt am Telefon nach, ob sie schon ein bisschen was erzählen sollen oder ob ich vor dem Beginn etwas wissen müsse. Oder auch, ob ich vorab, bevor es losgeht, mit jedem einen Einzeltermin verabrede. Wie mach ich das am besten?

Wenn man noch unerfahren ist, neigt man dazu, sich viel erzählen zu lassen. Getreu dem Motto »Viel hilft viel« und es schadet natürlich überhaupt nichts. Viele Kollegen arbeiten erfolgreich mit ausführlichen Anamnesebögen. Du musst herausfinden, was dir ein gutes, sicheres Gefühl gibt.

Mir reichen inzwischen die Informationen aus, wie lange sie ein Paar sind, ob sie zusammenleben oder jeder im eigenen Wohnraum, ob es Kinder gibt, wer noch zum Leben gehört. Die Erfahrung hat gezeigt, dass sich alles Relevante in den ersten Minuten, wenn alle zusammensitzen, zeigen wird.

»Gibt es noch etwas, was ich wissen sollte, bevor wir starten?«, ist eine meiner typischen Anfangsfragen.

Heißt das, du bietest keine Einzeltermine vorher an?

Nein, ich biete keine Einzeltermine vor dem eigentlichen Termin an, da ich darin weder für das Paar noch für mich einen Mehrwert sehe. Ich weiß aber, dass die Kollegen da sehr unterschiedlicher Meinung sind. Einige bieten standardmäßig Einzelstunden vorab an, andere tun es nur ab und zu, wenn sie das Gefühl haben, sich einen ersten Überblick verschaffen zu müssen, wieder andere verzichten ganz darauf. Da muss wohl jeder seinen eigenen Weg finden.

Gerade habe ich wieder so eine Anfrage von zwei Frauen. Die eine, die mich angeschrieben und nach einem Termin für beide gefragt hat, bittet mich vorab um ein Telefongespräch. Nur sie und ich. Ich schreibe ihr, dass ich es so handhabe, mit beiden gleichzeitig zu starten und begründe es auch:

- gleicher Wissensstand für uns drei
- keine Zweierbündnisse mit der Therapeutin
- keine Geheimnisse
- Transparenz als oberstes Gebot.

Sind die Anrufer dann nicht enttäuscht, dass du gar nichts wissen willst?

Ich erkläre hoffentlich gut, dass ich keinen Wissensvorsprung möchte und nicht schon über die Themen reden, wenn die Partnerin oder

der Partner nicht dabei ist. Und ich stelle auch die Frage, wie es für sie wäre (die Frau, mit der ich gerade rede), wenn es umgedreht wäre. Ihre Partnerin würde mir am Telefon schon lang und breit ihre Sicht der Dinge erklären und mit diesem Halbwissen würde ich dann in den ersten Kontakt gehen. Meistens reicht das Beispiel, um sich einfühlen zu können. Hilfreich ist auch, darauf zu verweisen, dass es um ihre Beziehung geht, nicht um die andere Person.

Falls ich dennoch das Gefühl habe, meine Gesprächspartnerin ist enttäuscht, lasse ich mir wenigstens eine Überschrift geben. Ungefähr so: »Wenn Ihre Konflikte eine Überschrift hätten, wie hieße die aus Ihrer Sicht?«

»Die Schöne und das Biest«, antwortete die Frau von neulich lachend und wie aus der Pistole geschossen.

Toni lässt nicht locker: Aber dann weißt du ja trotzdem schon ein bisschen mehr als die Partnerin.

Stimmt. Damit steige ich dann in die Live-Paarberatung ein, indem ich es wiederhole. Erkläre der Partnerin, dass ich am Telefon nach einer Überschrift ihrer Konflikte/Themen gefragt hätte und dass die Antwort »Die Schöne und das Biest« gewesen sei. Frage weiter, ob sie das ähnlich wie ihre Partnerin sieht, oder ob ihr Titel ein anderer wäre, und so habe ich wieder Gleichstand.

Und was hat sie gesagt?

Sie hat herzhaft gelacht und ihre Partnerin gefragt, ob sie in dem Bild die Schöne sei, und glaub mir, wenn du die beiden nebeneinander gesehen hättest, war sie definitiv nicht die Schönere, aber entwaffnend sympathisch. Keck hat sie den Titel verändert in »Das Schöne im Biest und das Biestige in der Schönen«. Ein wunderbarer Einstieg. Mit Bildern und Metaphern kann man sehr gut weiterarbeiten.

Drei für zwei? – Systemische Haltung

Noch ein paar weitere Impulse für dich zu dem Vorab.

Bevor es wirklich losgeht und das Paar an der Tür klingelt, bring dich ganz bewusst in deine systemische Grundhaltung des Nichtwissens, der Neugierde und Wertschätzung. Heiße innerlich alles willkommen, was sich zeigen wird. Themen, Menschen, Macken, Eigenarten, Trauriges, Witziges, Dramatisches.

Systemische Grundhaltung meint auch, dass du alles, was du meinst zu wissen, beiseiteschieben darfst. Mach dich, so gut es geht, zu einer weißen Wand, einer unbetretenen Schneelandschaft, denn du weißt nicht, wieso ein Paar kommt, wo sie feststecken und was sie möchten. Du weißt es nicht.

Toni: Im Alltag und der Hektik der Termine vergesse ich das manchmal und denke eher: Hoffentlich kommen nicht so schwierige Themen! Verrückt, oder? Das macht mich ja schon von vornherein eng und kurzatmig. Bei Einzelterminen bin ich deutlich entspannter, denn da habe ich es nur mit einer Person zu tun. Na gut, und mit mir. Und wieso sagst du drei für zwei?

Drei Menschen denken, fühlen und arbeiten für zwei. Für das Paar. Für die Zeit der Paartherapie seid ihr ein temporäres Dreiersystem auf Augenhöhe und es bleibt offen, ob die zwei sich als Paar verabschieden werden oder sich trennen möchten.

Ich muss mir hinter die Ohren schreiben, dass ich nicht so viel für meine Klienten ackere. Mein Kopf weiß das, aber mein Wunsch, den beiden zu helfen, ist mindestens genauso stark wie die Stimme, die sagt, dass ich mich entspannen soll.

Je entspannter du bist, umso entspannter wird die Stimmung im Raum sein. Du weißt ja, entspannte Therapeuten, entspannte Klienten.

Und im Sinne der Spiegelphänomene funktioniert es auch andersherum. Manchmal übernimmt man ja die Anspannung der Klienten oder sie übernehmen meine Aufregung. Alle Emotionen können zwischen uns hin- und herwechseln. Ich sollte mir dessen nur gewahr sein, um unangenehme Emotionen stoppen zu können. Meistens schlage ich eine kurze Pause vor, um mich wieder zu sammeln.

Ein absolut wichtiger Gedanke. Sobald Menschen miteinander agieren, bilden sie ein System. Nehmen Bezug aufeinander, agieren und reagieren. Durch das Resonanzerleben können Menschen andere Menschen mit Emotionen anstecken, mit deren Begeisterung, aber auch deren Langeweile oder Ablehnung. Wenn eine Pause gerade nicht passt, hilft es auch, das eigene Erleben anzusprechen:

- »Hier ist gerade viel Spannung im Raum. Vielleicht unterbrechen wir kurz, bewegen uns und treffen uns in fünf Minuten wieder.«
- »Ich spüre momentan so viel Druck, geht es Ihnen auch so?«
- »Aktuell scheint es so, als würden wir alle drei die Luft anhalten. Vielleicht atmen wir erst mal wieder aus.«

Also bewegen, atmen, ansprechen, Pause vorschlagen, Plätze wechseln.

Und im weiteren Verlauf könnte man das, was gerade passiert und sowieso im Raum ist, auch weiterverfolgen:

- »Wie regulieren Sie sich normalerweise wieder herunter?«
- »Was machst du sonst, um wieder entspannt atmen zu können?«

Sitzordnung – wie im Film oder anders?

Toni: Im Film sieht man ja immer, wie das Paar nebeneinander auf dem Sofa sitzt und den Blick geradeaus auf den Therapeuten gerichtet hat. Wie sitzen wir am besten?

Bewährt hat sich das Sitzen in einem kleinen Kreis. Meistens bereite ich den Raum schon vor und stelle den Therapeutenstuhl mittig hin, sodass ich bei Bedarf beweglich bleibe. Hin und her rutschen kann oder vor und zurück. Die Stühle des Paares sind einander etwas zugewandter, trotz des Kreises.

Da eins der therapeutischen Ziele ist, die beiden wieder in einen guten Kontakt zu bringen, ist eine Mindestvoraussetzung, dass sie sich sehen können, ohne sich den Hals zu verrenken.

Das leuchtet mir ein. Wenn ich mich zum Quatschen im Café verabrede, sitze ich auch nicht gern neben dem Freund oder der Freundin, lieber gegenüber, sodass wir uns ins Gesicht schauen können. Okay, machen wir weiter. Wir sind immer noch bei dem Davor, richtig?

Sind wir, aber gleich haben wir es geschafft. Hier noch meine Lieblingshilfe, um in meiner Rolle zu bleiben.

Eure Liebe

Ein bewährtes Hilfsmittel ist die Vorstellung, dass um die Stühle des Paares ein imaginäres Seil in leuchtender Farbe liegt. Das verdeutlicht mir, dass ich dort nichts zu suchen habe, dass es nicht mein Leben ist, nicht meine Beziehung, nicht meine Bühne. Mit allen Interventionen, Gedanken und Gefühlen bleibe ich respektvoll am Rand des Seiles.

Es ist möglich, nahe an das Seil oder auch ein Stück wegzurutschen. Wenn ich den Mann unterstütze, rutsche ich auch mal an seine Seite. Unterstütze ich die Frau, rutsche ich an ihre Seite. Doch eins ist klar: Ich gehöre nicht in den Seilkreis und lasse mich auch nicht hineinlocken.

Toni: Coole Idee, wie eine Leucht-Warnung, nicht übertreten! Nicht in fremde Betten legen!

Genau. Und du glaubst nicht, wie oft ich zu den Klienten die Sätze sage: »Schaut euch an. Sag es ihr. Sag es ihm. Nicht mir.«

Aber ist es nicht auch hilfreich, manches dem Therapeuten zu erzählen?

Bei sehr konflikthaften Themen und bei hochverstrittenen Paaren ist es sinnvoll, einen Puffer, also einen Dritten dazwischen zu haben. Ansonsten eskalieren die Gespräche sofort. Dann sag ruhig: »Erzählen Sie es zuerst mir.« Wie in der Mediation, da läuft die Kommunikation über den Mediator.

Manchmal, wenn ich merke, dass es für eine klare Struktur hilfreich ist, lege ich das Seil auch wirklich auf den Boden und erkläre kurzerhand, wofür wir das brauchen.

Kleine Aufgaben vorab?

Toni: Noch eine letzte Frage. Gibt es Aufgaben, die ich schon vorab verteilen kann? Vor dem Termin? Manchmal dauert es sehr lange, ehe ich einen freien Termin anbieten kann.

Wenn das Paar schon loslegen möchte, lohnen sich Sortier-Aufgaben. Viele Menschen mögen es, etwas für sich einordnen zu können, und nachvollziehbare Kategorien geben Sicherheit und Orientierung. Hier meine Lieblings-Vorabaufgabe.

Liebe X und lieber Y,

bitte nehmt euch (jeder für sich) Zeit und beschäftigt euch mit den vier Säulen einer Beziehung: BEWAHREN – AKZEPTIEREN – KOMPROMISSE – VERÄNDERN.

BEWAHREN: Hier bitte alles aufschreiben, was ihr in eurer Beziehung gut findet. Das, was so bleiben soll, wie es ist. Kleine Rituale, Aktivitäten, der Abschiedskuss, die Tasse Kaffee im Bett. Alles, was gut ist.

AKZEPTIEREN: Hier bitte alles notieren, was ihr am anderen akzeptieren könnt, auch wenn es total unterschiedlich zu dem eigenen Verhalten oder den eigenen Ansichten ist. Sie isst Fleisch, ich nicht. Macht nichts. Er ist morgens mufflig, ich rede gerne. Ist in Ordnung. Alles, was ihr eher mit einem Augenzwinkern registriert, ohne euch aufzuregen. Ohne euch zu verbiegen.

KOMPROMISSE: Alle Paare schließen in ihrem Zusammenleben Kompromisse. Hier unterscheiden wir in gute Kompromisse und schlechte Kompromisse.

Gute Kompromisse meint: Ich mache etwas für meine Partnerin, auch wenn es nicht mein Ding ist. Ihr zuliebe. Oder ich verzichte auf etwas, ihm zuliebe. Die guten Kompromisse sind eine Entscheidung, die ich meinem Partner zuliebe treffe, aber ihm oder ihr nicht vorwerfe oder später aufrechne.

Schlechte Kompromisse: Das sind Kompromisse, mit denen es mir nicht mehr gut geht. Die vielleicht einmal stimmig waren, aber inzwischen nicht mehr passen. Ich verzichte zu oft und zu viel auf etwas, was ich mag oder brauche, um mich wohlzufühlen. Oder ich mache schon viel zu lange den faulen Kompromiss und mache etwas für meine Partnerin, was mir zu viel abfordert.

Kompromisse müssen immer wieder an Lebensphasen angepasst werden, also habt keine Scheu, sie erst mal aufzuspüren und zu benennen. Jeder für sich

Und zum Schluss der Punkt VERÄNDERN: Hier könnt ihr schauen, welcher der faulen Kompromisse jeweils aus eurer Sicht dringend verändert werden sollte. Und was gibt es noch? Was geht so nicht weiter? Manchmal gibt es noch andere Themen, die sich nicht aus den faulen Kompromissen erschließen.

Ganz wichtig: Es geht nicht um Vollständigkeit und Richtigkeit. Es ist eine grobe Orientierungshilfe für euch.

Ich empfehle, nicht auf die Themen einzusteigen. Wenn ihr es bis zu unserem Termin nicht aushaltet, erzählt euch von den ersten beiden Säulen: dem, was gut ist, und dem, was ihr ohne Wenn und Aber am anderen akzeptieren könnt.

Dann freu ich mich auf unseren Termin am … Bringt eure Notizen bitte mit.

Wichtig ist, die Aufgabe beiden gleichzeitig per Mail zu schreiben. Zugegeben: Es ist eine längere Mail, aber sie ist als Vorlage abgespeichert und wird je nach Bedarf nur etwas angepasst. Grundsätzlich mögen die Paare das Gefühl, schon etwas getan zu haben. Sie geben oft die Rückmeldung, dass es gut war, sich zu sortieren und auch schon das Gefühl zu haben, dadurch etwas in Bewegung zu bringen.

Alle haben sich bisher daran gehalten, vor dem Termin nicht in die strittigen Themen einzusteigen. Die Angst, sich zum wiederholten Male zu verheddern, ist wohl zu groß.

Der Einstieg in die Paarberatung ist dann ähnlich, wie weiter oben beschrieben. Sie lesen einander die schwierigen Themen zunächst nur vor, der jeweils andere hört zu. Wenn beide fertig sind, dürfen sie nachfragen:

- »Meinst du das so – oder so?«
- »Kannst du mir ein Beispiel erzählen?«
- »Ach, das wusste ich gar nicht.«

Anschließend einigen sie sich auf ein Thema für die heutige Sequenz und ganz am Ende lesen sie einander das vor, was sie aneinander akzeptieren und was sie bewahren möchten. Sobald die Sätze laut ausgesprochen werden, sind sie im Raum und bekommen Kraft. Durch unsere (Therapeuten-)Anwesenheit symbolisieren wir ein Stück Öffentlichkeit und dienen als Zeugen der ausgesprochenen Sätze und Wünsche.

2 Ein guter Start

Toni: Jetzt geht's los. Erzähl von vorne: Wie fängst du an, wenn beide dann endlich im Raum sitzen und die ganze Vorarbeit getan ist?

Am Anfang einer jeden Therapiestunde, nicht nur mit Paaren, geht es um einen guten Kontakt. Fast wie bei den Kindertherapien, wo es darum geht, mit den Kindern ein Yes-Set herzustellen, viel Ja im Raum zu erzeugen. Das Gefühl, dass wir in einem Boot sitzen. Ja, wir wollen Beratung. Ja, das stimmt. Ja, das haben Sie richtig verstanden. Ja, ja, ja. Bei den Kindern geht es leichter. Deine Mama hat mir erzählt, du liebst Milchreis, stimmt das? – Ja! Und dein Spitzname ist Tommy. Richtig – Ja! Das geht bei Erwachsenen natürlich nicht so, da musst du dir etwas anderes einfallen lassen, um in diese Ja-Haltung zu kommen.

Aber es wäre auf jeden Fall lustig, wenn wir so anfangen könnten: Deine Mami hat gesagt, du heißt Robert. Stimmt das? Aber Spaß beiseite. Wie dann?

Ich mag es sehr, gleich zu Beginn etwas Leichtigkeit in den Raum zu bringen, denn das Leben und das Lieben sollen etwas Schönes sein. Auch wenn sich die zwei Menschen, die zur Therapie gekommen sind, fürchterlich verknotet haben, gibt es ja tausend Möglichkeiten, sich wieder zu entknoten.

Selbst wenn alles nichts nützt, alle Messen gesungen sind, wie es so schön heißt, werden es die Paare, die sich so intensiv mit ihren Themen auseinandergesetzt haben, am Ende schaffen, sich gut zu trennen. Das ist eine (meine) tief verinnerlichte Grundannahme und Überzeugung. Ich betone das so, weil es sich lohnt, die eigenen Grundannahmen zu überprüfen. Glaubst du von vornherein, dass das sowieso alles nichts bringt, wirst du das ausstrahlen, ob du willst oder nicht. Denk an die Spiegelphänomene.

Eine gute Atmosphäre im Raum zu haben, ist so viel wichtiger als alle Methoden, die der Therapeuten-Handwerkskoffer hergibt. Prüf dich selbst: Wie sollte der Mensch sein, bei dem du dich öffnen würdest? Nur wenn wir uns wohlfühlen, lassen wir uns ein.

Das stimmt wohl. Was stellst du für konkrete Fragen?

Konkrete Fragen:

- »Habt ihr alles, was ihr für die nächsten 1,5 Stunden braucht?«
- »Kennt ihr Beratungssituationen?«
- »Wer hatte die Idee?«

Und an den anderen gerichtet:

- »Bist du freiwillig mitgekommen oder wie hat er es geschafft, dass du hier sitzt?«

Oder ich erzähle von anderen Paaren.

- »Viele kommen ja sehr spät, manche erst kurz vor der Trennung. Manche schenken sich aber auch präventive Stunden, wie einen TÜV beim Auto. Wie ist das bei euch?«

Ein Small Talk, bevor wir einsteigen und die Themen sortieren.

3 Start bei hochstrittigen Paaren

Toni: Das klingt alles so harmonisch. Ich berate gerade ein Paar, das aus der Eskalation nicht herauskommt. Sie schreien sich an, verletzen sich, schneiden sich das Wort ab und ich komme kaum dazwischen. Ich müsste genauso schreien wie sie, um gehört zu werden. Ich frage mich, wie streng ich sein darf, wie resolut? Was ist meine Rolle? Und dann habe ich ein anderes Paar, da habe ich das Gefühl, sie brauchen gar nichts von mir, nur meinen Praxisraum. Mein Einsatz ist fast lautlos. Ab und zu nicke ich oder fasse etwas mit meinen Worten zusammen, das reicht.

Unsere Rollen sind tatsächlich bei jedem Paar andere. Mal begleitend, mal strukturierend, mal müssen wir uns mehr einbringen, mal weniger.

Zunächst eine Antwort auf die Frage der Rollenfindung. Ein Kollege hat aus einem Paartherapie-Workshop vor Jahren bei Danie Beaulieu eine sehr hilfreiche Skalierung zur Einschätzung der Beziehungsqualität bei Paaren mitgebracht. Für eine schnelle Orientierung ist sie sehr nützlich.

Stell dir eine Skala von Null bis Zehn vor, die die Beziehungsqualität des Paares, was vor dir sitzt, beschreibt.

0–3 Feuer löschen, keine Therapie!

In diesem Bereich haben wir es oft mit hochstrittigen Paaren zu tun. Es gibt heftige Konflikte, keine gemeinsamen Aufträge, möglicherweise Gewalt, Drohungen und halb vollzogene Trennungen. Für die Therapeuten bedeutet das: Hier ist keine Therapie möglich. Es geht eher darum, die Eskalationen zu stoppen und das Feuer zu löschen. Die Therapeutenrolle erfordert hier absolute Klarheit für den Rahmen des Prozesses:

- Viel Führung und Struktur!
- Juristische Schritte sollten während des Beratungsprozesses ruhen.
- Zu Beginn wird nur über den Therapeuten kommuniziert (keine direkte Ansprache).
- klare Regeln für die Lautstärke der Kommunikation

- Gesprächsregeln
- Unterbrechungsregeln
- Schutzregeln: keine Verletzungen, keine Demütigungen, keine Gewalt, weder verbal noch nonverbal
- Konsequenzen bei Regelverstößen müssen ebenfalls geklärt sein.

Toni: Kurze Zwischenfrage. Wer setzt die Konsequenzen fest?

Du als Therapeutin. Wenn du merkst, dass alles nichts fruchtet, kannst du die Beratung abgeben, aussetzen oder Auflagen dazwischenschieben. Auflagen wie einen Anti-Gewaltkurs belegen, einen Miniworkshop bei einem Kollegen zu gewaltfreier Kommunikation besuchen o. a. Meistens wird das vorab besprochen und die Beratung am Ende reflektiert. Hier kann das Problematische schon aufgegriffen werden: »Noch eine Stunde in dieser Lautstärke wird mit mir nicht stattfinden. Entweder Sie akzeptieren mein Stopp oder wir müssen das hier beenden.« Dann wird die nächste Stunde vorbereitet. Natürlich wird auch das, was gut gelaufen ist, betont. »Danke, dass Sie so gut auf die Regeln geachtet haben. Ich weiß, es fällt Ihnen schwer, Ihrer Frau bis zum Ende zuzuhören. Das war heute gut!« Das Paar muss mit den Regularien einverstanden sein.

Bestenfalls ist das Paar irgendwann wieder so weit, von der indirekten zur direkten Ansprache zu wechseln. Da du weiterhin die Erlaubnis hast, zu unterbrechen und zu regulieren, nutze es. »Stopp! Ich unterbreche an der Stelle Ihren Vorwurf und mache einen anderen Vorschlag. Meinen Sie mit dem, was Sie sagen, dass es Ihr Wunsch wäre, dass …« Wann immer es passt, führe unaufgeregt eine andere, konstruktive Sprache ein. Immer und immer wieder.

3–8 Paartherapie

In diesem Skalen-Bereich verfügen die Paare meistens über ein gutes Fundament. Obwohl sie in zu vielen Konflikten, unguten Kompromissen und Vorwürfen verstrickt sind, gibt es oft den gemeinsamen Auftrag: Es soll besser werden! In diesem Bereich können Therapeuten gut bei den Paaren andocken. Viele Vorschläge, Interventionen und Übungsaufgaben des Therapeuten werden als Unterstützung erlebt und angenommen. Hier geht es darum, den Blick für die eigene Verantwortung zu schärfen. Eigene Anteile an der Eskalation wahrzunehmen und zu verändern. Weg von: Du bist schuld, dass ich unglücklich bin (Vorwurf)! Hin zu: Ich bin für die Erfüllung meiner Bedürfnisse selbst verantwortlich (Selbstverantwortung).

8–10 Moderation

Diese Paare brauchen manchmal nur pragmatische Unterstützung, Zeit und Raum, um ins Reden zu kommen, oder gezielte Klärungshilfe. Hier agieren die Paartherapeuten in der Regel eher als Moderatoren. Die Trennschärfe der Bereiche ist nur im Bereich der hochstrittigen Paare zu den Paaren, die es noch schaffen, einander zuzuhören und aufeinander einzugehen, gegeben. Im oberen Skalenbereich verwischen die Grenzen zunehmend und auch die verschiedenen Rollen (Therapeut, Beraterin, Coach) verschwimmen.

Toni: Bleiben wir noch kurz bei den hochstrittigen Paaren. Wenn mir das zu viel wird, darf ich ablehnen?

Unbedingt! Alles, was nicht in deinen Kompetenzbereich fällt, darf abgelehnt werden. Es gibt Beratungsstellen, die sich auf das Thema Hochstrittigkeit spezialisiert haben, und es gibt viele gut ausgebildete Mediatoren, die die verschiedenen Ebenen, die bewusste, unbewusste und die moralische Ebene, in ihren Mediationen berücksichtigen.

Mediatoren, die nur auf der bewussten Ebene arbeiten, erreichen leider nicht viel. Das wäre so, als würde man einem übergewichtigen Sportmuffel eine Schulung über aktive Bewegung und gesundes Leben geben. Im Kopf ist ihm alles klar. Doch er kann nicht. Weder sich bewegen noch gesünder ernähren. Tief innen gibt es einen kräftigen Boykottierer. Einen Verweigerer, der zunächst, vor allen anderen Maßnahmen, gehört werden muss.

So ähnlich ist es auch bei hochstrittigen Eltern oder Paaren. Beide agieren aus einem tiefsitzenden Mangel heraus, der Angst, alles zu verlieren, der Angst, dass alle Menschen »da draußen« zum anderen halten werden. Die Gefühle von Hilflosigkeit, Ohnmacht und Ungerechtigkeit manifestieren sich in Wut und Aggression. Das zu fühlen ist tausend Mal besser, als (wieder) ein Opfer und hilflos zu sein.

Nur auf der moralischen Ebene zu bleiben, nützt leider auch nichts. Mit Sätzen wie: »Sie wollen doch auch, dass es Ihrem Kind gut geht«, können beide gerade nichts anfangen, weil es beiden schlecht geht. Bildlich haben wir zwei Schwerverletzte vor uns liegen, die die Aufgabe haben, sich erst mal um ihr Kind zu kümmern. Das funktioniert nicht.

Es geht um tiefliegende Emotionen, schlimmste Schmerzen, reaktivierte Kindheitserinnerungen und Zukunftsangst auf beiden Seiten. Es geht um einen großen Mangel, Enttäuschung und Hass. Das ehemals verletzte und vernachlässigte Kind ist zu einem inneren verletzten, vernachlässigten Kind geworden und klopft lautstark an. Will endlich Gerechtigkeit, gesehen und gehört werden.

Beide sollten mit therapeutischer Hilfe so weit wie möglich aus der Angst geführt werden, um erwachsene Entscheidungen treffen zu können. Sie brauchen Unterstützung, die verschiedenen Ebenen voneinander zu trennen. Die Elternebene von der Paarebene, die Kindheitsereignisse von den aktuellen Ereignissen, sodass beide wieder in die Verantwortung für sich selbst und die gemeinsamen Kinder kommen.

Das Vernünftige, das Moralische kommt erst, wenn das Unvernünftige, Irrationale seinen Platz gefunden hat. Beide sehnen sich zutiefst danach, verstanden zu werden.

Und das Kindeswohl, falls es Kinder gibt?

Die Versorgung und Unversehrtheit der Kinder müssen gesichert sein. Bei hochstrittigen Eltern ist das zuständige Jugendamt in der Regel bereits schon länger eingeschaltet und mehrere Erwachsene haben hoffentlich ein Auge auf die Kinder. Erzieher, Lehrerinnen, Pädagogen aus dem Freizeitbereich.

Alles klar so weit. Bleiben wir bei den therapiewilligen Paaren aus dem oberen Skalenbereich.

4 Was hilft, um mich nicht auf eine Seite ziehen zu lassen?

Wenn deine einführenden Worte, die deine Rolle erklären sollen, und deine innere Haltung (»Es geht um euch, eure Liebe«) nicht ausreichen, deine Rolle zu verdeutlichen, visualisiere es.

Fallvignette

Herr A. ruft an und kaum, dass ich abgenommen habe, sprudelt er los: »Schön, dass ich Sie erreiche. XY hat Sie empfohlen. Meine Partnerin und ich möchten gerne einen Termin vereinbaren. Bei uns geht es um das Thema Sex.«

Selten fängt jemand so ein Gespräch an, aber gut. Sein Thema ist direkt auf dem Tisch. Beherzt folge ich meiner Mission, am Telefon nicht in die Themen einzusteigen. Immer, wenn er versucht, mir mehr zu erzählen, unterbreche ich freundlich und bestimmt. »Das besprechen wir gemeinsam mit Ihrer Partnerin. Glauben Sie mir, es ist besser, zusammen zu starten.« Irgendwann hat er ein Einsehen und wir verabreden einen ersten Termin. Wie immer erkläre ich auch, dass wir nach dem ersten Termin entscheiden, ob die Chemie passt, ob wir weiterhin zusammenarbeiten wollen oder auch, ob es nicht passt. Die Option, dass es auch nicht passen darf und dass das nur zu menschlich ist, soll von Anfang an den Druck und die Erwartungen auf allen Seiten herunterfahren.

Dann ist es so weit, der erste Termin von Herrn und Frau A. steht bevor. Der Stuhlkreis ist vorbereitet und bereits beim Öffnen der Tür spüre ich die skeptische, abwartende Haltung der Frau und die Überschwänglichkeit ihres Partners. Sie steht leicht hinter ihm und als sie mir die Hand reicht, fühle ich mich gescannt und notiere im Geiste, dass ich sie irgendwie ins Boot holen muss. Herr A. ist charmant, zuvorkommend und stolziert ein bisschen vor uns, den beiden Frauen, im Raum herum. Schiebt uns die Stühle zurecht, fragt, ob wir etwas trinken möchten. Hilft ihr aus dem Mantel. Hält mir die Tür auf. Wir sind alle drei im gleichen Alter, um die fünfzig. Pass auf, warnt mich eine innere Stimme. Der Mann flirtet und macht in Nullkommanichts aus uns Dreien ein »Ihr, ihr zwei Frauen, und ich, der Mann im Raum«.

Frau A. setzt sich, verschränkt die Arme vor der Brust und wartet ab, was passiert. Als beide sitzen, eröffnet Herr A. nonchalant das Gespräch, als wären wir in einer Bar oder in seinem Wohnzimmer. Seine Gestik ist weit ausholend, Raum einnehmend. »Wie ich Ihnen schon am Telefon sagte, geht es bei uns um Sex. Alles andere ist super.« Ihr Mund zuckt, doch sie sagt kein Wort.

Meine Gedanken sprudeln durcheinander: Herr A. hat das Zepter in der Hand, er führt und ich sollte ihn schleunigst davon befreien. Es gibt kein Wir – wir Frauen. Es gibt nur mich und das Wir gehört zu ihm und seiner Partnerin. Doch dieses Mal komme ich nicht zum Zuge. Normalerweise frage ich, ob sie Paarberatung kennen, und beglückwünsche sie zu ihrer Entscheidung und zu ihrem Mut, sich Hilfe zu holen. Doch heute läuft alles anders.

»Moment«, unterbreche ich blitzschnell, schiebe meinen Stuhl zurück, stehe sogar auf, um zu verdeutlichen, dass ich jetzt dran bin und das Zepter übernehme. Als Allererstes werde ich meine Rolle im Raum klarmachen, krame nach einem langen Seil und erkläre mich dabei. Lasse ihm keine Lücke, dazwischenzufunken.

»Bevor wir loslegen, möchte ich Ihnen etwas zu meiner Arbeitsweise sagen. Darf ich?« Beide nicken synchron, lehnen sich zurück. Sein Fuß wippt ungeduldig. Sie schaut inzwischen zu mir.

»Nicht wundern, ich lege jetzt dieses lange Seil um Sie beide.«

»Haha, werden wir jetzt gefesselt?«, fragt er und zwinkert seiner Partnerin zu.

»Nur, wenn Sie beide nicht machen, was ich sage«, antworte ich. Sie lacht und ich nutze meine erste Chance, eine Abtrennung von mir, als Außenstehende, und den beiden als Paar hervorzuheben.

»Das Seil soll verbildlichen, dass es hier um Sie beide geht. Es ist Ihr Leben und Ihre Beziehung. Alles, was wir hier besprechen, kommt auf diese Bühne, den Raum zwischen Ihnen. Alles, was an Themen auftauchen wird, geht Sie beide etwas an. Ich bin hier außen.« Demonstrativ stelle ich meinen Stuhl noch ein bisschen weiter weg vom Seil. »Ich gehöre nicht dazu und was ich als Außenstehende in dem ganzen Prozess der Paarberatung machen kann, ist Folgendes:

Ich moderiere Ihre Gespräche, begleite Sie beide mit viel Respekt und Wertschätzung, achte darauf, dass Sie gleiche Redezeiten haben, dass die Themen, die auf den Tisch oder diese Bühne hier kommen, Gehör finden. Ich kann Ihnen auch von Lösungsideen anderer Paare erzählen, kann Sie zu kleinen Übungen einladen. Kann versuchen, dass Sie neue Blickwinkel einnehmen. Meine wichtigste Aufgabe sehe ich darin, Ihre Beziehung im Blick zu behalten und darauf zu achten, dass Sie beide im Kontakt sind.«

Noch sind sie still, und bevor es weitergeht, schreibe ich SEX auf einen Zettel und lege den Zettel zwischen beide, innerhalb ihres Kreises, auf den Boden. »Bisher habe ich das als Thema von Ihnen, Herr A., gehört.« Zufrieden, dass sein Anliegen aufgeschrieben und für alle sichtbar im Raum liegt, nickt er und schaut zu seiner Frau. Auch ich drehe mich nun zu ihr. »Frau A., wollen Sie etwas ergänzen oder nicken Sie und sagen ›Ja, genau darum geht es. Das ist unser schwierigstes Thema‹?«

Sie seufzt und beugt sich vor. »Ja, das, was da auf dem Zettel steht, ist eins unserer schwierigen Themen. Aber ehrlich gesagt, ich rede nicht mit einer völlig fremden Frau in der ersten Stunde über unsere Sexualität.« Endlich schaut sie mich an und ich bin froh über ihre eindeutigen Worte. Ganz in Ruhe fängt sie an, weitere Themen zu benennen.

Herr A. fragt seine Frau am Ende, wann sie denn über Sex reden wolle. Sie überlegt einen Augenblick, schaut auf den Boden zu den vielen Themen, die da verstreut liegen. »Frühestens beim fünften Termin. Ich brauche erst mehr Vertrauen.« Ihr Blick wandert zu mir. »In das Ganze hier.« Ich nicke. »In das Ganze hier und natürlich auch in mich. Wir kennen uns jetzt erst eine Stunde. Alles gut.«

Tja, nun weiß man nicht, ob das schon die Hauptthemen des Paares sind: seine Ungeduld und ihr Hinhalten. Doch Vorsicht mit den Voranahmen. Manchmal bestätigen sie sich, manchmal nicht. Wie schon erwähnt, wird alles, was in uns auftaucht, als Hypothese behandelt, die es zu prüfen gilt.

Das sichtbar auf dem Boden liegende Seil hat mir schon oft geholfen, Druck herauszunehmen, meine Rolle und Aufgabe zu relativieren und Allparteilichkeit zu demonstrieren. Immer wieder kann ich so auf den Kreis verweisen, wenn zu viel Verantwortung zu mir geschoben wird. Die beiden müssen sich einigen, was ihre Themen sind. Nicht ich. Es ist ihre Beziehung. Nicht meine.

5 Wie gehe ich mit Flirten um?

Toni: Alles klar, das mit dem Seil werde ich mal probieren. Eine weitere Unsicherheit ist das Flirten. Bisher habe ich es ignoriert, wenn jemand versucht hat, mit mir zu flirten. Ich denke aber jedes Mal, dass der andere Teil vom Paar das doch merken muss.

Und dann? Denken wir mal zu Ende. Angenommen, der Mann flirtet mit dir, die Partnerin bekommt das mit und wird dich genau beobachten und prüfen. Reagierst du? Wie? Flirtest du zurück? Und auch der Mann wird schauen, wie du reagierst. Verunsichert er dich, bleibst du cool? Reicht das Aussenden deiner Grenze – die des Ignorierens?

Bisher hat es gereicht, dass ich überhaupt nicht darauf anspringe. Und ja, eigentlich müssten die beiden dann miteinander Stress haben, nicht ich.

Schwieriger wird es, wenn du ihn (um im Beispiel zu bleiben) auch attraktiv findest und vielleicht so gut, dass eine Seite in dir anspringt, die mehr will.

Das war bisher noch nie so. Aber wenn? Dann sollte ich wohl schnellstens das Weite suchen. Dann bin ich ja nicht mehr in meiner Rolle. Puh, und wie löse ich das auf? Ich kann ja schlecht die Wahrheit sagen.

Such dir Supervision, beleuchte die Seite, die anspringt, und schau, was es mit dir zu tun hat. Wenn du dich nicht zurück in deine Rolle beamen kannst, musst du aussteigen.

Wie erkläre ich das? Also, wenn ...

Bleib nah bei der Wahrheit: Die Themen des Paares ähneln zu sehr deinen eigenen Themen. Du kannst nicht parteiisch oder objektiv sein, weil du spürst, dass dir manches, was er oder sie sagt, zu nahe geht oder zu fremd ist. Du bist vom Alter her zu weit weg oder zu nah dran. Nutze das, was dir am leichtesten fällt auszusprechen. Nimm es zu dir.

Du könntest auch wunderbar spiegeln, was passiert. »Ich erlebe dich gerade sehr flirtend und es gibt ja Menschen, die flirten einfach gern. Mit allem und jedem. Wie ist das bei dir?« Oder an die Partnerin gerichtet: »Wie erlebst du deinen Mann gerade?« Und schon hast du das Thema im Raum und weg von dir.

Und manchmal ist ein bisschen Flirten die Würze des Lebens und sollte nicht zu hoch gehangen werden. Ein Lächeln hier, ein Lächeln da schadet nichts.

Behalt dich und die Gesamtsituation kritisch im Blick und schau gemeinsam mit deiner Supervisorin auf das, was du erzählst.

6 Unterschiedliche Aufträge – Was nun?

Toni: Fast immer kommen die Paare ja mit unterschiedlichen Aufträgen. Mein aktuelles Paar hatte zum Glück den gemeinsamen Wunsch, sich wieder mehr Zeit füreinander zu nehmen. Die Paarberatung sollte der Einstieg sein und sie machen das gut. Handeln aus, was jeder beisteuern kann, und selbst der gemeinsame Beratungstermin ist ein Event. Danach gehen sie immer gemeinsam essen. Was mache ich, wenn sie mit unterschiedlichen Aufträgen kommen?

Zunächst: Hab keine Angst vor der Unterschiedlichkeit. Zur Paartherapie melden sich die Paare ja oft in einer kritischen Phase an, wenn sie sich zu sehr an den Unterschiedlichkeiten reiben. Deshalb ist es nur stimmig, wenn sie auch unterschiedliche Aufträge und Wünsche in die Beratung mitbringen. Meistens gibt es den übergeordneten Auftrag: Es soll beiden miteinander wieder besser gehen. Wenn ich davon ausgehe, dass das die gemeinsame Überschrift ist, lass ich mir das kurz bestätigen und dann geht es zurück in die Unterschiede.

Konkrete Frage:

- »Kann ich davon ausgehen, dass euer gemeinsamer Wunsch ist, dass ihr euch miteinander wieder wohler fühlt, oder ist es etwas anderes?«

Ist das nicht zu suggestiv?

Da gebe ich meine Annahme in die Frage, sodass sie sich geschlossen und suggestiv anfühlt, richtig. Aber mit dem Zusatz »... oder geht es um etwas anderes?« öffne ich die Frage wieder.

Also bestenfalls bestätigen sie, dass es das ist, was sie wollen. Zusammenbleiben und es soll ihnen wieder besser gehen, miteinander. Und wenn eigentlich einer gehen will?

Wenn ich mir ganz unsicher bin, wo die Reise hingehen soll, frage ich, ob es sich um eine Trennungsberatung oder eine Wir-wollen-als-Paar-zusammenbleiben-Beratung handelt. Die Paare dürfen alles: klar sein, ambivalent sein. Wir müssen nur wissen, unter welcher

Überschrift wir gerade sprechen. Und manche bleiben ewig in der Ambivalenz von Bleiben oder Gehen gefangen. Doch erinnere dich, wir müssen nichts lösen. Wir spiegeln, was wir hören:

- »Da gibt es also schon länger eine Ambivalenz.«
- »Ganz klar, ihr wollt zusammenbleiben.«
- »Alex ist unsicher, Steffi will bleiben.«

Das Benennen ist das Dach, der Rahmen, und die beiden entscheiden, was unter dem Dach passieren soll. Ob wir in dieser Stunde in die Annahme gehen, dass die Beziehung weitergehen wird, oder ob wir in dieser Stunde die Trennung besprechen. Alles ist möglich, solange es transparent ist.

Bleiben wir bei dem oben genannten Fallbeispiel. Für den Mann stand das Thema Sexualität an oberster Stelle, für die Frau waren es andere Themen. Sie möchte mehr gemeinsame Zeit mit ihm verbringen. Beide haben einen vollen Alltag und leben in getrennten Wohnungen. Sie sehnt sich nach mehr Zeit ohne Sex. Reden, kochen, ins Kino gehen. Sie wünscht sich, dass sie besser streiten können, ihr Mann soll empathischer sein. Er hat später noch dazugeschrieben, dass sie ihn nicht immer mit Rückzug und Schweigen bestrafen soll. Sie soll mit ihm reden, statt zu schmollen.

Auch wenn da zwanzig Zettel liegen sollten, muss das Paar ins Gespräch darüber kommen, womit sie beginnen möchten. Das ist dann wieder das Gemeinsame: Womit fangen wir an?

An dieser Stelle hilft es zu betonen, dass es keine Rolle spielt, mit welchem Thema begonnen wird, da sowieso alles miteinander zusammenhängt. Das entspannt die meisten. Ermutige sie, nicht mit dem brisantesten Thema anzufangen. Sie könnten sich auch an den Händen fassen und blind auf einen Zettel tippen. Es liegt an uns, den Prozess zu rahmen und die Bedeutung des ersten Themas zu relativieren.

Wenn es, wie im Fallbeispiel, so klar benannt wird, dass das (für den Mann) wichtigste Thema erst in der fünften Stunde besprochen werden soll, frag nach. »Herr A., wie ist das für Sie, wenn Ihr Thema erst in der fünften Stunde besprochen wird?«

»Ich kenne das schon«, sagte er. »Eigentlich will meine Partnerin nie darüber reden, deshalb bin ich schon froh, dass sie überhaupt eingewilligt hat. Von mir aus auch in der fünften Stunde.« Ich kann nun entscheiden, ob ich das als Einigung belasse oder weiterfrage.

Als ich zu ihr schaue, sehe ich, wie weich sie ihren Partner nach seiner Antwort anschaut, und entscheide mich, das Weiche zu verstärken. Zu Herrn A. gewandt. »Können Sie das, was Sie mir gerade gesagt haben, noch einmal direkt Ihrer Partnerin sagen?« Es fällt ihm sichtlich schwer, doch dann traut er sich. Räuspert sich und sucht ihren Blick. »Bienchen, eigentlich willst du nie über unsere Sexualität reden, deshalb bin ich froh, dass du überhaupt mitgekommen bist, und fünf Stunden habe ich nun auch noch Zeit.« Die Luft knistert und so wie er ihren Kosenamen, Bienchen, ausspricht, schwingt da sehr viel Zärtlichkeit mit.

»Danke, Martin«, bringt sie leise hervor und knetet ihre Hände, bis die Knöchel weiß sind.

Sobald es die Möglichkeit gibt, die Menschen in einen ehrlichen Kontakt zu bringen, nutze die Gelegenheit. »Bring sie in Kontakt!«, war der meist gesagte Satz meiner alten Mentorin. »Lass dir was einfallen, aber bring sie wieder in Kontakt«, wiederholte sie wie ein Mantra.

Heißt das, man darf auch Zunder legen und »negativen« Kontakt, Konflikte anfachen?

Wenn es für den Prozess und den übergeordneten Auftrag nützlich ist, leg Zunder.

7 Wenn einer verschlossen bleibt

Toni: Bring sie in Kontakt! Das merke ich mir. Aber was mach ich, wenn einer verschlossen bleibt? Sich weigert, in Kontakt zu gehen? Oder gerade nicht kann, weil es ja immer tausend gute Gründe gibt, warum jemand gerade nicht kann?

Das stimmt. Die schlichte Antwort ist: Akzeptiere es. Weil es, wie du schon sagst, gute Gründe geben wird, und die Annahme des guten Grundes ist die Grundhaltung für uns Therapeuten. Versuche bei der Verschlossenheit eines Menschen die Gedanken von Widerstand, Verweigerung, Machtkampf abzulegen. Darum geht es nicht. Sie sind eher verletzt, hilflos oder überfordert.

Meistens ist es ja so, dass bei einem Paar nicht beide gleichzeitig wie aus einem Munde sagen: »Lass uns zur Paarberatung gehen. Wir stecken fest.« Einer hat die Idee, der andere zieht mit oder auch nicht. Manchmal geht es um den letzten verzweifelten Versuch, der nicht selten zur Drohung mutiert: »Wenn wir nicht dahin gehen, trenne ich mich!« Und so wird zum Beispiel die Frau aktiv und der Mann kommt übellaunig mit, wie im nächsten Fallbeispiel.

Fallvignette

Frau B. hat mich per Mail kontaktiert, ihr Mann war in Kopie.

> *Sehr geehrte Frau Richter, hiermit bitte ich um einen zeitnahen Termin für eine Paarberatung. Mein Mann und ich sind seit 15 Jahren verheiratet und noch länger sind wir ein Paar. Wir haben drei Kinder 11, 8 und 3 Jahre alt, sind beide voll berufstätig und ich hatte im letzten Jahr eine längere Affäre. Seit das bekannt ist, stecken wir in einer tiefen Krise. Mein Mann würde zwar zum Termin mitkommen, ist aber nicht bereit, über irgendetwas zu reden.*

So ungefähr lautete der Text.

Die systemischen Therapeuten unter uns wissen, dass wir auch Paartherapie mit nur einem Teil des Paares machen können. Denn alles bedingt sich wechselseitig. Selbst wenn der Mann nicht mitkommen möchte, könnte ich mit der Frau starten, der Partner könnte später dazukommen oder auch gar nicht. Alles, was sich durch die Therapie in ihr verändern wird, wird auch zu ihrem Partner schwappen und ihr gemeinsames Leben beeinflussen. Er wird auf die Veränderungen, den anderen Schwung, den seine Frau eventuell mitbringen wird, reagieren. Reagieren müssen. Vielen macht die alleinige Veränderung der Partner Angst und am Ende wollen sie doch lieber bei der Paartherapie dabei sein, um mitreden und gestalten zu können. Oder auch, um ein Stück Kontrolle zu behalten.

Meistens antworte ich sehr einladend, nicht drängend. Nach dem Motto: Alles ist möglich. Alles darf sein. *Selbstverständlich kann Ihr Mann mitkommen, und es wäre für mich auch völlig in Ordnung, wenn er nur zuhört, was wir beide besprechen.*

In diesem Fall kam er tatsächlich mit und wollte wirklich im Hintergrund bleiben, auf keinen Fall mit uns im Kreis sitzen. Er setzte sich auf einen Extrastuhl, der in meinem Rücken stand, aber so, dass er seine Frau sehen konnte. Oberstes Gebot ist, dass ich das, was ich in der Mail verspreche, einhalte und respektvoll seinem Schweigen begegne. Denn auch wenn ich es nicht sofort verstehe, wird er seine (guten) Gründe haben.

»Ich lasse den dritten Stuhl hier im Kreis einfach mal stehen«, sage ich zu ihm gewandt. »Nicht wundern, das mache ich immer so, wenn es um Paare geht, sonst ist das Bild nicht vollständig.« Er nickt. »So eine Beobachterperspektive, wie Sie sie gerade haben, ist eigentlich auch nicht schlecht, oder?« Ich rede ein bisschen in den Raum hinein, als wäre ich jemand, die alles mit sich selbst bespricht. Mein Ziel ist, dass er sich entspannt und seine stille Anwesenheit für uns alle wirklich in Ordnung ist.

Dann starte ich mit der Frau und verwende irgendwann einfache zirkuläre Fragen, um die Sicht des Mannes einzufangen. »Was glauben Sie, würde Ihr Mann dazu sagen? Sieht er das auch so? – Oh, an dem Punkt sind Sie beide unterschiedlich. Verstehe. Sie glauben, er will sich eigentlich trennen. Wieso ist er dann mit hier? Er hätte sich doch längst trennen können.« Irgendwann sagte sie zu ihm direkt: »Stimmt, noch bist du da.« Er war die ganze Zeit ganz Ohr und rückte irgendwann näher. Schnell hole ich ihn ins Boot. »Ich weiß, manchmal stelle ich seltsame Fragen, um die Ecke. Aber das hilft mir, auch die Sicht von denen zu bekommen, die gerade nicht mitdiskutieren können.« Wir rücken alles so zurecht, dass er mit uns zusammensitzen kann.

> *Toni: Ich versuche mir gerade vorzustellen, dass ich zur Paartherapie mitkomme und schweigen darf. Ich würde es erst mal nicht glauben und würde wahrscheinlich vermuten, ich werde verarscht.*

Manchmal ist es eine Gratwanderung, nicht ins Lächerliche abzurutschen. Eine zirkuläre Frage im Sinne von: »Was würde Ihr Mann sagen, wenn er hier wäre?« sollte nicht rausrutschen, denn er ist ja da. Besser nur: »Was würde er sagen?« Du musst dir als Therapeutin sicher sein, dass du es ernst meinst, dass du voll dahinterstehst, dass jemand dabei sein kann, ohne aktiv am Prozess teilzunehmen. Wenn du nicht sicher bist, du das Verhalten sogar blöd findest oder verachtest, biete diese Option lieber nicht an.

8 Wenn es zu viele Themen gibt – Wo anfangen?

Karteikarten

Gib zu Beginn jedem zunächst zehn bis fünfzehn Minuten Zeit, in denen du nur zuhörst, um eine Ahnung davon zu bekommen, worum es gehen könnte. Genieß das Narrative daran. Wie erzählt jemand seine Geschichte? Welche Färbung hat das Erzählte? Welche Wörter tauchen oft auf? Wie viel Optimismus oder Pessimismus steckt im Erzählten? Wie viel Vorwurf an den Partner? Wie viel Selbstvorwurf? Lass die beiden entscheiden, wer beginnen möchte.

Konkrete Fragen:

- »Fangt mit dem an, was jetzt gerade ist. Was sind die Themen, die Überschriften? Was ist ein typisches Beispiel für euer Verhaken aus deiner Sicht?«
- »Bleiben Sie bei sich. Reden Sie nicht über Ihren Mann. Mich interessiert, wie es in Ihnen aussieht. Ich mische mich nur ein, wenn es nach meinem Gefühl zu verletzend wird für den, der zuhört.«

Toni: Warte, wieso betonst du das so?

Einerseits, um von Beginn an ein Zeichen zu setzen, dass Verletzungen, Demütigungen und verbale Attacken gegen den Partner oder die Partnerin zügig unterbrochen werden. Die Erfahrungen im Praxisraum sollen andere sein als zu Hause.

Andererseits kann die Gelegenheit der Unterbrechung genutzt werden, um im selben Atemzug eine andere Formulierung einzustreuen und den Fokus wieder auf den zu lenken, der erzählt.

»Okay. Stopp, stopp, stopp. Zurück zu Ihnen, wenn sich Ihre Frau so verhält, wie Sie es beschreiben, wie ist das für Sie? Was passiert bei Ihnen? Was denken Sie? Was fühlen Sie?« (Fokusveränderung) Oder die Vorwürfe in Wünsche verwandeln. Statt: »Du rauchst zu viel. Du bewegst dich kaum noch. Du bist unattraktiv« usw. die Vorwurfstirade stoppen. »Langsam, noch mal für mich. Das heißt, du wünschst dir von deinem Mann, dass er mehr auf seine Gesundheit achtet. Du sorgst dich um ihn und möchtest ihn wieder attraktiv finden.« Ganz freundlich, fast absichtslos, kannst du neue Formulierungen mit der gleichen Botschaft einfließen lassen. Steter Tropfen höhlt den Stein.

Dann unterbrichst du sie aber doch!

Das stimmt. Das sind eher die Ausnahmen, die meisten schaffen es, die ersten zehn Minuten, längstens eine Viertelstunde von sich zu erzählen. Davon, wie es ihnen geht, ohne ihre Partner mit dem Rücken an die Wand zu reden.

Doch zurück zum Zuhören. Wir alle wissen, wie gut es sich einerseits anfühlen kann, die Erlaubnis zu haben, eine Viertelstunde zu reden, ohne unterbrochen zu werden. Oder auch, das ist dann andererseits, wie beunruhigend es sein kann, so viel Zeit zu haben. Wenn jemand das Gefühl hat, nie gehört zu werden, nie so lange Redezeiten zu haben, für den Menschen kann das Redefenster viel zu viel sein. Zwei Menschen (Partner und Therapeutin) hören zu. Für manche ist das eine Wohltat, endlich mal ausreden zu dürfen. Für andere klingt dieser Zeitraum bedrohlich lange. Gerade für stillere Menschen. Dennoch, die Zeit soll zur Verfügung stehen, aber wenn alles gesagt ist, ist alles gesagt. Es soll kein Muss sein.

Während du zuhörst, lass die Themen auf größere Karten aufschreiben und auf den Boden legen. Erst mal wird gesammelt und ich benutze auch Begriffe wie: Das ist unser Sammelbecken, alle Themen sollen auf den Tisch oder auf den Teppich. Brainstorming, nichts wird bewertet.

Wenn die Themen »auf dem Tisch« sind, sortieren die Paare, und das Sortieren ist schon Teil des Prozesses.

Konkrete Fragen:

- »Welche Themen decken sich?«
- »Wo seid ihr unterschiedlicher Meinung?«
- »Welche Themen haben mit der eigenen Geschichte zu tun?«
- »Was gehört zusammen?«
- »Was sind Unterthemen?«

Als Therapeutin kannst du dich einbringen mit Fragen wie: »Ich habe noch das Thema XY gehört. Stimmt das so?«

So zeigst du von Anfang an, dass du genau zuhörst, alles aufnimmst, alles für wichtig erachtest. Betone das Gemeinsame, was dich genauso interessiert wie das Unterschiedliche, denn beides gehört in eine lebendige Beziehung.

Beim Legen der Themen auf den Boden, kommentiere ruhig: »Das schätzen Sie ähnlich ein wie Ihr Mann. Das sagte Ihre Partnerin auch.«

Das Unterschiedliche bleibt da liegen, wo es hingehört, beim Mann oder der Frau. Auch das wird kommentiert, als wäre es das Selbstverständlichste von der Welt. »Hier sind Sie unterschiedlich. Das sieht jeder anders.«

Dadurch, dass alle Themen notiert werden, geht nichts verloren. Die Paare nehmen die Karten mit und bringen sie das nächste Mal wieder mit oder fotografieren mit dem Handy die Karten, so geht nichts verloren. Natürlich können die Themen auch am Flipchart gesammelt werden oder dir fallen noch andere kreative Methoden ein.

Über Kreuz fragen

Eine andere Möglichkeit für einen guten Start ist, beide über Kreuz zu fragen. An die Frau gerichtet: »Was glauben Sie, was Ihren Mann beschäftigt? Was könnten seine Themen, Wünsche und Sehnsüchte für die Paartherapie sein? Mit welchem Thema würde er Ihrer Meinung nach heute beginnen?« Während sie erzählt, hört er genau zu. Anschließend darf er ergänzen, aber in der Regel trifft es der andere Teil des Paares ganz gut. Dann umgedreht. »Und Sie, was glauben Sie, was Ihre Frau beschäftigt, warum ist sie hier? Was sind ihre Themen, Wünsche und Sehnsüchte? Was möchte sie heute?« Und dann erzählt er und sie darf später ergänzen.

Die Paare mögen diesen kurzen Perspektivwechsel, zeigt er doch, wie gut sie sich kennen, und ganz nebenbei führst du ein, was im Laufe des Prozesses immer mal wieder passieren wird: den Blick erweitern. Die Komfortzone verlassen. Die Plätze tauschen.

Rollenwechsel und Motivationsabfrage

Ein Kollege erzählte, dass er oft mit einer kleinen Vorstellungsübung beginne.

Der eine stellt sich hinter seinen Partner (doppelt ihn) und antwortet aus der Ich-Perspektive auf drei Interview-Fragen:

1) kurz Biografisches (Name, Alter, Wochenbeschäftigung)
2) ein Talent (hier wird's interessant, manchmal als Gemeinheit getarnt »Ist übermäßig ordentlich« oder »Kann gut mit anderen reden«)
3) Wie groß ist die Motivation, in der Paartherapie zu sein, auf einer Skala von 1 bis 10?

Das hilft zum einen, Informationen zu sammeln und die Motivation abzufragen, und zum anderen ist es auch diagnostisch interessant. Was wissen die beiden übereinander und was nicht (genaues Alter und Berufsbezeichnung sind des Öfteren nicht bekannt)?

Hinterher dürfen sie sagen, wie es ihnen in der Rolle des anderen ging, und korrigieren oder ergänzen.

Diese aus dem Psychodrama stammende Übung markiert gleich von Beginn an:

1) dass in der Paartherapie einiges anders laufen wird als in den Telefonaten mit Freunden. Hier reicht es nicht, sich über den anderen zu beklagen. Sondern es geht um das Einfühlen in den anderen. Dieses »vom anderen gesehen Werden« atmen die Menschen immer wieder ein, als dürften sie nach einer Rauchvergiftung endlich wieder frische Luft atmen. (»Er kennt mich doch ganz gut.«, »Sie kennt mich doch ganz gut.«)
2) Mit dieser Methode ist das Paar schon angewärmt, wenn in späteren Sitzungen wieder ein Rollenwechsel oder andere Übungen angeleitet werden.

Fazit

Es gibt sicher noch viele andere Methoden, einen Paartherapieprozess zu starten. Im Grunde geht es darum, eine vertrauensvolle Stimmung herzustellen und die Themen zu erfragen. Wichtig ist, bereits im ersten Treffen ein Thema zu vertiefen, damit beide erleben, wie du arbeitest. So können alle noch einmal prüfen, ob alles passt. Im dritten Teil des Buches ist ein Vorschlag für die Zeitstruktur einer anderthalbstündigen Therapieeinheit angegeben.

9 Etwas scheint zu fehlen – Tabuthemen

Toni: Verstehe. Manchmal hat man ja beim Themensammeln das Gefühl, dass noch irgendetwas fehlt. Dass noch etwas Unausgesprochenes in der Luft liegt. Weißt du, was ich meine? Soll ich das ansprechen? Ich komme mir da immer etwas komisch vor, so omnipotent: Hier fehlt doch noch was, oder? Merkt ihr das nicht? Bisher habe ich es immer nur für mich notiert. Wie mach ich das am besten?

Ich habe mir angewöhnt, zu allen beschriebenen Zetteln, die auf dem Boden liegen, noch ein weißes Blatt Papier dazuzulegen. Für das Ungesagte. Für das, was noch keinen Namen hat. Für das, was bei mehr Vertrauen zur Sprache kommen darf. Für Geheimnisse. Für Schambesetztes. Für Tabuthemen.

Meistens kommuniziere ich es so: »Ich lege mal noch ein weißes Blatt Papier dazu für die Themen oder das Thema, was vielleicht noch Zeit braucht oder noch keinen Namen hat. Viele Menschen, viele Paare schauen erst mal, mit wem sie es zu tun haben, ehe sie alles, was sie beschäftigt, auspacken. Würde ich übrigens genauso machen. Und manchmal kommt später noch etwas Neues dazu, manchmal nicht.«

Es soll eher beiläufig passieren und wenn keiner nachfragt, bleib da nicht hängen. Gib so selbstverständlich wie möglich die Botschaft weiter, dass das manchmal so ist. Das Signal soll eine Einladung sein, dass alles da sein darf. Alles zu seiner Zeit.

Die Erfahrung hat gezeigt, dass die Ohren, die es betrifft, genau zugehört haben und zu gegebener Zeit mit dem bisher Ungesagten herausrücken: eine frühere Vergewaltigung, eine Affäre, der Wunsch nach eigenem Wohnraum, eigenem Geld, ein Kind. Es kann so vieles sein. Doch eins ist klar, egal, was es ist, es bedeutet meistens eine tiefgreifende Veränderung für das Paar und erst, wenn die Seele bereit ist, kommt alles auf den Tisch. Da brauchen wir als Therapeuten nicht ziehen oder schubsen. Manches Ungesagte wandert auch mit ins Grab. Erinnere dich an das Seil. Es ist nicht unser Leben, nicht unsere Beziehung, nicht unsere Entscheidung.

Alles klar und eine gute Idee, ist eine schöne Einladung, ohne viel Brimborium. Noch zwei weitere Fragen zum Beginn, dann können wir mal an das Eingemachte gehen.

10 Paartherapie mit Kind – oder lieber nicht?

Toni: Bisher habe ich Paarberatungen mit Kind immer gleich abgesagt. Ich denke, man kommt dann wieder nicht zu den Paarthemen. Machst du das auch so?

Wenn sich ein Paar meldet, lege ich ihnen ans Herz, für die anderthalb Stunden der Paarberatung jemanden zu organisieren, der mitkommt und so lange im Warteraum für das Kind da ist, oder es unterzubringen. Dem Paar zuliebe, denn Paar-Zeit heißt Paar-Zeit.

Aber wie das Leben so spielt, trotz intensiver Bemühungen klappt das manchmal mit der Betreuung nicht. Der Babysitter springt ab, die Großeltern können doch nicht, jemand wird krank. Wenn es nicht anders geht, kommt das Baby mit und wir versuchen das Beste daraus zu machen. Wenn wir Glück haben, schläft es (meistens ging es bisher um die Babys) und die Eltern haben die Chance auf ein moderiertes Gespräch zu ihren Mann-Frau-Themen. Es ist hilfreich, gleich zu Beginn zu klären, ob es um Eltern- oder Paarthemen gehen soll. So wissen wir immer, worüber wir gerade reden. Viel zu oft werden die Ebenen im Eifer des Gefechts vermischt.

Die Zeit in der Praxis kann durch uns dann schon so gerahmt werden, dass das Paar es als eine kleine Einheit Paar-Zeit erlebt. Achte darauf, dass sich die beiden anschauen, wenn sie miteinander reden. Denn sobald ein Kind im Raum ist, wandern die Augen zu ihm.

Fallvignette

Anna und Karl, beide Mitte dreißig, haben es geschafft, den dreijährigen Sohn bei einer befreundeten Familie unterzubringen. Baby Emma, drei Monate, wird abwechselnd von beiden gehalten. Derjenige, der das Baby gerade nicht im Arm hat, erzählt mir, was los ist. Karl: »Seit Emma auf der Welt ist, streiten wir nur noch. Ich mache nichts richtig. Anna ist genervt und notorisch unzufrieden, inzwischen schlafen wir in getrennten Zimmern, da ich nach unserem letzten Krach ausgezogen bin.« Während Karl redet, zuppelt Anna an ihrer Tochter herum. Da ich die ruhige Phase des Babys nutzen möchte, frage ich direkt nach. »Karl, wenn das hier heute für dich was bringen soll. Was wäre dein Bestenfalls?«

»Bestenfalls wäre für mich, wenn wir uns heute versöhnen könnten und ich zurück in unser Bett ziehen kann.«

Das Baby wechselt zu Karl und Anna erzählt mir ihre Version. Weint. »Ich kann einfach nicht mehr. Ich will bei Emma alles richtig machen. Anders, als ich bei unserem Sohn war, bin ich nur noch voller Ängste: Sie könnte im Schlaf ersticken, sie ist zu warm oder zu kalt angezogen. Sie könnte zu wenig trinken. Es ist furchtbar.

Und dann will Karl ständig mit mir reden oder mit mir schlafen. Ich kann aber gerade nicht. Ich bin außer Gefecht.« Emma ist währenddessen eingeschlafen und Annas Blick bleibt an dem schlafenden Baby hängen. »Anna, wenn wir die Zeit hier in deinem Sinne nutzen, was wäre dein Bestenfalls?« Sie überlegt. (Manchmal ist es auch hilfreich zu fragen: »Was würde dein Baby sagen, wenn es schon sprechen könnte?«)

»Ich denke, ich sollte Emma mehr bei Karl lassen und ihm vertrauen.«

»Und auf der Paarebene? Was willst du, wenn du an eure Beziehung denkst, an dich und Karl? Geht's da auch um Vertrauen?« Sie schluchzt, wischt sich über das Gesicht, schaut zum Baby, das still und zufrieden in Karls Armen liegt.

»Ist es okay, wenn ich Emma nehme, oder wacht sie dann auf?« Anna nickt und Karl reicht mir die Kleine. Während ich Emma halte, machen wir weiter. »Rutscht ein Stück zusammen, dreht die Stühle zueinander und Anna, ich frage dich noch mal: Was wünschst du dir, wenn du an euch beide denkst? Schau ihn an.«

Sie kann nicht reden, weint nur bitterlich und irgendwann machen die beiden ihr eigenes Ding. Er nimmt ihre Hände, zieht sie in eine Umarmung und sie weint und weint. Er hält sie.

Ich gehe mit dem Kind auf dem Arm einen Schritt zurück und denke daran, dass Umarmungen, die länger als zwanzig Sekunden dauern, heilsam sind. Erst ab dieser Dauer, haben Wissenschaftler herausgefunden, gibt es eine therapeutische Wirkung auf Körper und Geist. Der Grund ist, dass eine aufrichtige Umarmung das Hormon Oxytocin produziert, auch bekannt als das Liebe- oder Bindungshormon.

Also lasse ich die beiden in ihrer Umarmung. Sehe, wie sich Anna langsam beruhigt und Karl lautlos seinen Kopf auf ihren legt. Sie sind wieder im Kontakt, in einem guten.

Die »Umarmung bis zur Entspannung« ist eine kleine, feine Übung, die ich Paaren sehr gerne mitgebe (siehe Teil II).

So viel zu der Frage, ob Paarberatung mit Kindern sinnvoll ist oder nicht. Versucht es. Manchmal klappt es, manchmal nicht. Doch innerlich mache ich Abstriche an die Tiefe der Themen, sobald klar ist, dass ein Kleinkind dabei sein wird. Meistens leite ich es so ein: »Versuchen wir es. Hängen wir die Erwartungen nicht zu hoch. Aber vielleicht fällt mir eine kleine Aufgabe für euch ein, wenn ich verstanden habe, worum es geht.«

In der Lebensphase mit Kleinkindern ist es die Master-Frage schlechthin: Wie bekommen wir es hin, uns Paar-Zeit zu organisieren? Uns als Paar nicht aus den Augen zu verlieren. Nicht zu müde zu sein. Zu gestresst. Zu genervt. Wie überstehen wir die Monate, bis die Kinder aus dem Gröbsten heraus sind?

11 Typische Fehler zu Beginn

Toni: Was sind typische Fehler zu Beginn?

Man kann zu schnell oder zu langsam sein und dadurch die Verbindung zu den Klienten verlieren. Manchmal meint man, ganz genau zu wissen, worum es bei den beiden oder auch einem von beiden geht. Es scheint unmöglich, die eigene Hypothese loszulassen, und man erntet nur Widerstand. Manchmal schlägt man sich zu sehr auf eine Seite und da reicht es, einmal zu viel zu lächeln, und der andere Teil des Paares fühlt sich nicht verstanden. Ein Blick, ein Nicken zu viel in die eine Richtung bietet viel Interpretationsspielraum für den anderen Teil des Paares. (Im Idealfall diese Gefahr gleich zu Beginn ansprechen und darum bitten, ein Signal zu geben, falls man nicht mehr unparteiisch ist und zu sehr auf eine Seite rückt.)

Wer kann schon immer ideal. Aber gut, angenommen, ich spüre, dass etwas nicht stimmt.

Entweder dein innerer Widerstand oder der Widerstand des Paares (einer oder beide) sind gute Barometer dafür, dass etwas nicht stimmt. Widerstand im systemischen Denken heißt lediglich, dass es eine Bedürfnisinformation ist. Also einer aus dem Dreiersystem hat ein anderes Bedürfnis als das, was gerade passiert.

Und was mach ich dann?

Ansprechen und korrigieren. Da, wo du hineingeraten bist, kannst du auch wieder herausgeraten.

Konkrete Fragen:

- »Ich vermute, ich war zu schnell.«
- »Ich spüre Ihren Widerstand / Ihre Skepsis / Ihr Zögern ... Kann es sein, dass ich falsch liege?«
- »Frau P., Sie sind viel stiller als in der letzten Stunde. Was ist los?«

Angenommen sie sagt: »Ich habe das Gefühl, dass Sie meinen Mann viel besser verstehen«, frag nach, woran sie das festmacht. »Bei ihm nicken Sie öfter / bei ihm lachen Sie mehr / bei ihm ergänzen Sie weniger als bei mir ...« Was auch immer da kommt, ist berechtigt. »Danke, dass Sie mich darauf hinweisen. Das tut mir leid, dass Sie es so empfinden. Ich werde darauf achten / werde es im Blick behalten ...« Da musst du deine eigenen Worte finden. Pass nur auf, dass du nicht in eine Verteidigungshaltung gehst, nimm es an und bedanke dich für den Mut der Ehrlichkeit.

Fallvignette

Stell dir ein Paar in den Fünfzigern vor, die beinahe erwachsenen Kinder sind fast ausgezogen und das Paar beginnt darüber zu reden, was sie nach deren Auszug machen wollen. Der Mann träumt von einer Auszeit, Reisen mit einem Wohnmobil oder davon, in eine andere Gegend zu ziehen. Ans Meer. Während er träumt, lächelt er vor sich hin. Die Frau sagt immer nur: Nein. Nein. Sie hat super rationale Gründe für ihre Ablehnung, dafür, warum das alles nicht gehen wird, und der Mann reagiert immer frustrierter. Wortkarger. Alles im Zimmer wird eng. Die Gesichter, die Atmung, der Fokus.

Mein erster Gedanke war, einen wertfreien Raum für beide zum Träumen und Wünschen zu eröffnen, den Realitätscheck für eine halbe Stunde auszuklammern und eher zu schauen, wie sie sich in Zukunft wieder fühlen wollen. Doch bei der Frau biss ich auf Granit. Mit zusammengebissenen Zähnen sagte sie dann, dass sie das nicht kann. Sie habe in den vielen Jahren ihrer Ehe so viel getragen, ausbalanciert, finanziert und wenn die Kinder aus dem Haus sind, soll es endlich mal wieder um sie gehen. Nicht um ihn und seine spinnerten Träume, die sie wahrscheinlich wieder finanzieren muss.

Da war ich viel zu schnell an der Seite des Mannes und habe mich aufgrund meiner eigenen positiven Auszeit-Lebenserfahrungen in Nullkommanichts mit seinen Visionen verbunden. Manchmal muss man das Ganze sehen, um zu verstehen. Nicht nur den winzigen Auszug innerhalb einer Therapiestunde.

Toni: Und wie bist du weiter mit ihnen vorgegangen?

Ich war so ehrlich, wie ich nur konnte. Die Frau musste ja so richtig sauer auf mich gewesen sein, da ich seine Träumereien sofort gepusht habe. Viel zu schnell bin ich auf seine Ideen von alternativen Lebenskonzepten angesprungen. Also bin ich zurückgerudert.

»Tut mir leid, Frau D., da habe ich wohl nur die Spitze vom Berg zu sehen bekommen und bin zu schnell auf die Zukunftsvision Ihres

Mannes eingestiegen.« Und an ihn gewandt: »Ist das in Ordnung für Sie, erst mal in der Gegenwart zu bleiben? Vielleicht auch Vergangenes anzuschauen und dann erst in die Zukunft zu blicken?«

Bei diesem Paar ging es in den nächsten Stunden zunächst um eine Art Ausgleich und Anerkennung für das, was in den vergangenen Jahren passiert war. Wir konnten uns wieder verbinden. Doch es hätte auch sein können, dass die Frau ihr Vertrauen verloren und die Therapie abgebrochen hätte.

Verstehe, das muss man als Therapeutin dann alles irgendwie gleichzeitig checken. Mich selbst im Blick behalten, den Mann und auch die Frau.

Genau. Wir dürfen alle Fehler machen und wir dürfen sie auch wieder korrigieren. Das macht Menschlichkeit aus.

Aber du weißt ja, das A und O ist ein guter Kontakt. Keine Methoden anwenden, bevor die Chemie nicht stimmt. Bei jungen Therapeuten erlebe ich oft, dass sie zu schnell eine Übung aus ihrem Therapeutenkoffer zaubern, um sich und dem Paar zu beweisen, dass sie was können. So verständlich! Dennoch: Lieber noch in einem vertrauten Gespräch bleiben, bis ganz viel Ja im Raum ist.

Fazit

Toni: Im Grunde geht es in den ersten anderthalb Stunden darum, einen guten Kontakt und eine entspannte Stimmung herzustellen. Dem Paar Orientierung zu geben, Erwartungen abzuholen und abzugleichen sowie die Themen einzusammeln. Ach ja, und gleich in der ersten Einheit ein Thema anpacken, in die Tiefe gehen. Nicht nur plänkeln. Ist schon 'ne Menge, oder?

Klingt viel. Aber es ist wie beim Autofahrenlernen. Am Anfang konzentrierst du dich auf jeden Schritt einzeln: Kupplung treten, Gang einlegen, bremsen, Gas geben, schalten. Später denkst du nicht mehr darüber nach, alles fließt harmonisch zusammen. So ist es auch, wenn du mit Paaren arbeitest. Erst checkst du alles einzeln und später spürst du, ob du alle und alles im Blick hast.

An dem ersten ausgewählten Thema, dem ersten echten Auftrag an uns, hangeln wir uns dann entlang. Das ist der rote Faden für die Vertiefung.

Bestenfalls wäre noch, wenn das Paar nach dem ersten Termin bei einer Paarberatung etwas Neues mitnimmt. Das muss kein großer Hokuspokus sein.

Meistens reicht es schon, die Erfahrung zu ermöglichen, dass nichts bewertet wird, dass es genug Raum gibt, alles auszusprechen, dass die Therapeuten schönere, optimistische Worte in ihrer Zusammenfassung finden, für das, was gerade los ist. Einen passenden, neuen Rahmen anbieten. Als gute Therapeuten sollten wir empfänglich sein für die Gefühle der Klienten, aber nicht daran festhalten, es sind nicht die eigenen.

Das heißt, du rahmst das Ganze am Ende einer Therapieeinheit neu, im Sinne von Reframing?

Nur, wenn es passt.

Gut. Dann lass uns mal ans Eingemachte gehen, den Mittelteil der Therapiestunde, den Vertiefungsprozess.

Am besten erzähle ich anhand von kleinen Fallbeispielen, was mehr als einmal funktioniert hat, die Paare wieder in Bewegung zu bringen.

Und wir Therapeuten wollen weniger als das Paar!

Unbedingt. Sie sollten wollen.

Teil II: Vertiefung

Vorweg ...

... noch einmal eine kleine Zusammenfassung, was Paartherapeuten, unabhängig vom bereits beschriebenen Erstkontakt, für eine gute Paararbeit brauchen. Gemeint ist hier der ganze Prozess, dass muss keinesfalls alles am Anfang klar sein:

- oberstes Ziel: ins Gespräch und in einen guten Kontakt kommen
- Wir schauen auf das gemeinsame Ziel des Paares und unter diesem Dach auf die unterschiedlichen Ziele und Themen.
- Wir schauen nach dem Paar- und Familiensystem, dem aktuellen Lebenskontext.
- Wir brauchen den Beginn des Paares, den Magic Moment, denn im Schöpfungsmythos ihrer Beziehung kann der Schlüssel zum Verständnis ihrer Entwicklungsgeschichte liegen. Wir fragen nach dem Kontrakt: Was war das (unausgesprochene) Versprechen? Die Verlockung? Wozu haben beide Ja gesagt?
- Wir forschen gemeinsam: Was ist das Geschenk? Was ist die Chance?
- In welche Themen wird man durch die Partnerin zurückgeschickt? Was ist der Liebesdienst?
- Wir beachten, dass viele Menschen mit etwas Fehlendem in die Partnerschaft kommen, einem hungrigen oder nicht ausgebildeten Teil, mit Sehnsüchten, die aus der Kindheit kommen.
- Wir haben einen Blick auf das Ausgeblendete.
- Wir arbeiten die Bedeutung des Konflikts heraus: Wofür steht er?
- Danach erfolgt die Integration des Neuen, des Ausgeblendeten.

Für all die Themen und Unterthemen gibt es mehr als eine Handvoll verbale und nonverbale Übungen, Metaphern und Haltungen. Im Vertiefungsteil stelle ich eine Auswahl der Interventionen vor, die ich am häufigsten anwende und die es dem Paar ermöglichen, ins Gespräch zu kommen.

12 Stärker als Erklärungen – Metaphern

Es gibt Therapeuten, die lieben das Arbeiten mit Metaphern und Bildern, andere können nichts damit anfangen. Da Bilder besser und vor allem länger im Gedächtnis haften bleiben als abstrakte Gedanken oder einzelne Sätze, lohnt es sich, Metaphern einzuführen. Zu testen, ob die Paare damit etwas anfangen können. Manche springen sofort auf die Bildersprache an und andere schauen bei dem Vorschlag, als hätten sie aus Versehen in eine Essiggurke gebissen statt in den erwarteten Keks. Und eine dritte Gruppe versucht, dem Therapeuten zuliebe, es mal zu probieren und findet dann nach und nach Geschmack an der Sache.

»Nur mal angenommen, eure Liebe, eure Beziehung wäre ein Bild, ein Sinnbild, ein Filmtitel ... was würdet ihr mir erzählen? Wie sähe das Bild momentan aus?«

Manche sprudeln sofort los:

- (aus der Natur) Ein Ozean mit großen Wellen. Ein schöner Garten mit einer Fallgrube. Ein renoviertes Haus mit verschlossenen Türen.
- (Film-, Buchtitel) Das Glück wohnt auf der anderen Seite. Nicht ohne meine Mutter. Einer flog über das Kuckucksnest.

Wenn sich das Paar bemüht, aber nichts Adäquates findet, kann man es mit einer Vorlage versuchen: »Angenommen, eure Liebe wäre eine Topfpflanze (ein Möbelstück, ein Fahrzeug oder Ähnliches ...) und würde hier zwischen euch stehen. Wie geht es der Pflanze momentan?« Mit einer Topfpflanze können in der Regel alle etwas anfangen und es kommen Antworten wie: »Auf meiner Seite blüht die Pflanze, auf der anderen Seite ist sie schon ganz schön vertrocknet.« Oder: »Es ist ein Kaktus, der überlebt alles.« »Es ist keine Topfpflanze, es ist eine Kübelpflanze, die zu lange im Winterquartier war.« Wunderbare Bilder, mit denen es sich gut weiterarbeiten lässt.

Konkrete Fragen:

- »Was muss passieren, damit die Pflanze ganz sicher stirbt?«
- »Soll sie in Ruhe gelassen werden?«
- »Was braucht sie?«
- »Wer kümmert sich ab heute? Wie?«

Hier noch ein paar andere Beispiele von Bildern und Metaphern aus der Paartherapie-Praxis und daran anknüpfende Fragen. »Unsere Beziehung ist aktuell wie:

- eine leuchtend-strahlende Kugel mit einem schützenden Film drumherum, der Film hat momentan leider ein Leck [Jan, 34 Jahre].« (»Was ist sichtbar um das Leck herum? Wovor schützt der Film?«, »Wonach sehnt sich die Kugel?«)
- ein ausgewachsener, verschlungener Baum mit neuen zarten Trieben [Johannes, 45 Jahre].« (»Wohin streben die neuen Triebe? Was will gelebt werden?«)
- wertvolles Silberbesteck, was zu oft im Geschirrspüler war, jetzt ist es leider angelaufen [Ricarda, 39 Jahre].« (»Heißt das, das Silberbesteck muss jetzt einzeln gesichtet und poliert werden? Einzeln berührt werden? Wie wäre das?«)
- ein alter dreckiger Pick-up [Vanessa, 33 Jahre].« (»Ist das denn guter Dreck? Schützt der?«, »Soll er weg oder besser dranbleiben?«, »Wohin geht die Reise des Pick-ups?«)
- ein schwankender Leuchtturm [Karla, 48 Jahre].« (»Ist der Leuchtturm kurz vor dem Umkippen? Soll er stabilisiert werden? Wenn ja, womit?«)
- ein Bach mit zu vielen Wasserläufen [Christian, 52 Jahre].« (»Was ist zu viel daran?«, »Wovon mehr, wovon weniger?«)
- ein Himmel, der immer da ist, aber momentan ist es leider stark bewölkt [Sarah, 48 Jahre].« (»Sind es bedrohliche Wolken? Was bringen sie mit? Was bedecken sie?«)
- ein dreiköpfiges Chaoswesen [Lisa, 32 Jahre].« (»Zu viele Köpfe oder zu viel Chaos?«, »Wie ist die Seele von diesem Wesen?«, »Wonach sehnt es sich?«)
- ein Buch mit kuschligen Außenseiten, doch es gibt noch sehr viele leere Seiten [Ulrike, 37 Jahre].« (»Welches Kapitel ist dran? Welche Seite soll mit Inhalt gefüllt werden?«, »Kennst du schon das Ende vom Buch?«)

Wenn klar ist, dass das Paar überhaupt nicht darauf anspringt, ist es eine unpassende Intervention, das falsche Therapeuten-Werkzeug. Und bevor sich alle Beteiligten weiter durch die Bilder quälen, lassen wir lieber das Werkzeug fallen und suchen andere Wege, ins Gespräch zu kommen.

Toni: Ich liebe das ja mit den Metaphern, scheue mich aber immer ein bisschen, damit zu arbeiten, weil ich denke, mir fällt keine passende weiterführende Frage ein. Wir haben möglicherweise ein Bild aus unseren Hirnen gequetscht, schlimmstenfalls sogar zwei, und dann weiß ich nicht weiter. Das wäre ja peinlich. Waren deine Beispiele von einer Person oder dem Paar gemeinsam?

Das waren Einzelantworten, die die jeweiligen Partner mitgehört haben. Zunächst sucht immer jeder sein ganz eigenes Bild. Das heißt, du lädst wieder zur Unterschiedlichkeit ein, um anschließend nach dem Verbindenden zu suchen. Wenn dir keine originellen Fragen einfallen, dann gib die Aufgabe ruhig an das Paar zurück.

Fallvignette

Eva und Caro, beide Frauen in ihren Vierzigern, haben stimmige Bilder zu ihrer aktuellen Beziehungssituation gefunden: Auf der einen Seite gibt es das Bild von einem kühlen Bergsee und auf der anderen Seite das eines brodelnden Vulkans.

Du könntest also die Frage nach dem, was die beiden Bilder verbindet, was sie miteinander zu tun haben, direkt an das Paar weiterleiten. (Denn das ist die Suche: einerseits das Trennende, andererseits das Verbindende und die Suche nach einer Brücke.) Du könntest fragen: »Was wollen die beiden unterschiedlichen Naturphänomene voneinander? Gibt es etwas, was sie verbinden könnte?« Und dann warte ab, was sie erzählen werden.

Bei dem Beispiel sagte Eva, dass sie gerne alles ausspucken würde, was in ihr brodelt, und dass die Lava sich dann liebend gern im kühlen Bergsee beruhigen könnte. Aber Caro hätte leider so viel Abwehr und Angst vor ihrer Hitze. Weil Eva Caros Angst spürt, hält sie sich zurück, was alles noch schlimmer macht. Sie könne nicht immer so rational und nüchtern diskutieren wie ihre Freundin.

Übrigens, jedes Mal, wenn du merkst, dass eine von beiden dir zu viel erzählt, unterbrich sie und bitte die beiden, sich anzuschauen: Sag es ihr!

Das klingt dann sofort anders: »Caro, hab keine Angst vor meiner Hitze. Da ist mehr Schein als Sein. Vielleicht dürfen einige meiner zu heißen Lavabrocken in deinen kalten See fallen, dann würde sich der See endlich mal ein bisschen erwärmen.« Caro: »Aber nicht zu viele Brocken, es soll schließlich kein pupswarmes Mittelmeer aus meinem schönen Bergsee werden.«

Dann haben sie gelacht und zusammen überlegt, wie das im Alltag aussehen könnte. Welche Brocken dürfen »noch heiß« auf den Beziehungstisch und welche Brocken sollen lieber etwas abkühlen, ehe sie zur Sprache kommen.

Toni: Und lässt du die Paare manchmal ein gemeinsames Bild finden, so als Übung?

Das geht meist ganz gut. Sinn der Metaphern ist ja, über die Bilder ins Gespräch zu kommen. Du könntest auch thematisch etwas vorgeben. Für manche ist das leichter. »Schließt für einen Moment die Augen und stellt euch eine Landschaft vor, in der es Bäume oder Sträucher gibt. Wenn ihr zwei Baume wärt, wo würdet ihr stehen? Wie dicht beieinander? Wie weit entfernt? Wie dick ist der Stamm, die Krone, die Wurzeln ...?« Du imaginierst mit ihnen diese gemeinsame Landschaft und anschließend reden beide darüber.

Ich erinnere mich an ein Paar, da hatte die Frau von zwei gleich großen, starken Bäumen gesprochen, die im Wurzelbereich miteinander verwoben waren, ausladende Kronen hatten und in gutem Abstand nebeneinanderstanden.

Ihr Mann hatte einen großen starken Baum vor Augen und unter der mächtigen Krone des Baumes wuchs in seinem Schutz ein kleinerer, sehr hübscher Baum heran.

Da hatten die beiden dann ein Thema, oder?

Er hatte scheinbar einen ihrer Entwicklungsschritte verpasst. So, wie es in seinem Bild aussah, hatten sie sich kennengelernt. Sie bewunderte ihn, er beschützte sie. Das war ihr Anfangskontrakt. Aber inzwischen bewunderte sie ihn weniger und brauchte auch weniger Schutz. In dieser Phase kamen sie in die Beratung. Manchmal rappelt es gewaltig, wenn das Leben einen Gang höher schaltet.

Aber am Ende sollte doch bei aller Bildersprache immer etwas Alltagstaugliches herauskommen, oder?

Ich mag es sehr, wenn am Ende etwas herauskommt, was das Paar ganz konkret und praktisch probieren kann. Manche Therapeuten lassen die Bilder so stehen und vertrauen auf die Kraft ihrer Entfaltung. Das geht natürlich auch.

Bei dem eben genannten Paar ging es darum, beide in ihre neuen Rollen zu begleiten. Er musste lernen, seinen Beschützerblick öfter mal beiseitezuschieben und zu schauen, wer seine Frau noch ist. Wer sie inzwischen geworden ist.

Sie wollte weniger aggressiv und ablehnend sein, wenn er es doch vergessen sollte und sie aus alter Gewohnheit wieder beschützen wollte. Ihre Idee war, ihren Mann spontan zu küssen, wenn er ihr auf Augenhöhe begegnete.

Coole Idee von ihr. Positive Verstärkung!

Ja, ihre Wut und Ablehnung hat die beiden nicht weitergebracht, sondern Unverständnis und Distanz gefördert.

Bei der Arbeit mit Bildern und Metaphern geht es neben dem Wunsch, spielerisch ins Gespräch zu kommen, auch darum, ein neues Etwas in das Blickfeld des Paares zu rücken. Etwas, worauf sie schauen können. Etwas, was gepflegt, repariert oder beschützt werden muss: ihre Beziehung.

13 Externalisieren

Externalisieren bedeutet schlicht, etwas nach außen zu verlagern. Auch bei Paaren kann man sehr gut mit diesem systemischen Werkzeug, dem Externalisieren, arbeiten. Alles Mögliche kann nach außen verlagert werden: die Beziehung, die Umstände, die Sexualität, der Stress, die Schwere und vieles andere mehr. Externalisieren ist ein wunderbarer Vorwurfsunterbrecher, da sich der Fokus sofort weg vom »Du bist launisch!«, »Du hast mich betrogen!«, »Du bist immer so kalt!« hin zu »der Beziehung«, »der Wut«, »dem Stress« verlagert. Hier zwei kleine Beispiele.

Die »Beziehung« externalisieren

Fallvignette

Herr und Frau F. sind seit 17 Jahren verheiratet, beide arbeiten in einer Arztpraxis, die Herr F. aufgebaut hat und leitet. Streitpunkt ist eine Kollegin. Frau F. unterstellt ihrem Mann, eine Außenbeziehung mit ihr zu haben. Innerhalb kürzester Zeit schreien sie sich mit dem immer gleichen Wortlaut an. Sie: »Du betrügst mich! Ich weiß es!« Er: »Nein, verdammt noch mal!« Beide versuchen mich von ihrer Sicht der Dinge zu überzeugen, wenden sich an mich mit den Worten: »Wissen Sie, es ist so …« Aufgrund der Lautstärke zucke ich kurz zusammen. »Machen Sie sich keine Sorgen, sie ist Sizilianerin, bei uns ist es immer so laut«, sagt der Mann zu mir. Ehrlich gesagt, beruhigt mich das etwas und ich hoffe, dass sich die Kollegen und Wartenden in der Praxis keine Sorgen machen.

Frau F. verlangt, dass er der Kollegin kündigt. Zu lange schon würde sie in der Ehe mitmischen. Sie würde das nicht mehr aushalten, brüllt sie ihn an. »Gut. Ich kündige ihr. Total ungern, sie ist so wichtig für die Praxis. Aber bitte! Dir zuliebe kündige ich ihr. Zufrieden?«

»Sehen Sie«, wendet sie sich zu mir. »Total ungern. Sagt er.«

Ich nehme das Erstbeste, was ich im Raum entdecke, eine weiße zusammengelegte Decke, und werfe sie zwischen beide. Bei dem Paar muss alles mit etwas mehr Schwung passieren, sonst nehmen sie es nicht wahr. Plötzlich sind sie still. Schauen auf die Decke. Schauen fragend zu mir. »Das ist Ihre Beziehung. Wenn Sie die retten wollen, sollten Sie langsam überlegen, wie. Wenn Sie sich die nächste halbe Stunde weiter so anbrüllen und mit Vorwürfen bombardieren, gehen Sie genauso nach Hause, wie Sie gekommen sind.« Sie lehnen sich zurück, schauen auf die Decke, ihre Ehe. »Lass sie mal machen«, sagt Frau F. zu ihrem Mann, als er gerade ansetzt, etwas zu erklären.

Konkrete Fragen:

- »Was braucht Ihre Ehe momentan am dringendsten?«
- »Wenn Ihre Ehe für sich sprechen könnte, was würde sie sagen?«
- »Wie sieht sie überhaupt aus? Wir wissen nur, dass sie 17 Jahre alt ist.«
- »Wonach sehnt sie sich?«
- »Was macht sie krank? Bringt sie um?«
- »Was kann jeder von Ihnen beitragen, dass sie am Leben bleibt?«

Seitdem die Decke zwischen ihnen lag, wurden sie ruhiger und einigten sich darauf, dass ihre Ehe vor allen anderen Dingen wieder Vertrauen brauche. Das Wort Vertrauen (auf einer Karteikarte) lag nun auf der Decke. Herr F. beteuerte, dass er der Kollegin kündige, das würde er für seine Ehe tun. Aus seiner Sicht ein großes Opfer für die Praxis. Sie sagte, sie wolle ihm wieder vertrauen. Die Frau solle kein Thema mehr sein. »Ich brauche Zeit mit dir, Schatz. Lass uns was überlegen, das nur uns beiden gehört.« Durch die Decke, das nach außen Verlagern ihrer Beziehung, war es erst möglich, in eine ruhigere Gangart zu kommen und die Vorwürfe zu unterbrechen.

Toni: Schön, dass sie zu ihm sagte: Lass sie mal machen. Dann lag der Ball ja bei dir.

Das stimmt. Der lag nur kurz bei mir, bis ich endlich ihre Aufmerksamkeit hatte. Mit der Frage, was ihre Beziehung am dringendsten brauchen könnte, war der Ball wieder bei ihnen.

»Wut« externalisieren

Neben gemeinsamen Themen können auch individuelle Themen externalisiert werden, die dann, wenn sie aufeinanderprallen, etwas Gemeinsames erzeugen. Zum Beispiel: die Wut des einen, die Wut des anderen und die gemeinsame Eskalation. Die Lust des einen, die Unlust des anderen und die gemeinsame Unlust.

Fallvignette

Lars und Nico sind seit sechs Jahren ein Paar und je länger sie zusammen sind, umso stärker eskalieren die Konflikte, erklären sie. Aus leichtem Ärger wird ganz schnell Wut und wenn beide Wutseiten aufeinandertreffen, werde daraus schnell Aggression.

Wir externalisieren die Wut von jedem einzeln, zwei extra Stühle oder Kissen können sinnbildlich dazugenommen werden, um immer wieder darauf zeigen zu können. Die Menschen sind nicht ihre Wut. Es ist eine Seite von vielen, die sich in bestimmten Kontexten zeigt:

- »Lars, wie sieht deine Wut aus?«
- »Wie zeigt sie sich, wenn sie voll da ist?«
- »Woran merkst du vorher, dass sie im Anmarsch ist?«
- »Wann ist sie noch der kleine Ärger?«
- »Was befeuert sie?«
- »Was würde sie besänftigen?«
- »Was braucht sie von dir?«
- »Was wäre ihre Botschaft, wenn sie zu dir sprechen könnte?«

Die gleichen Fragen an Nico.

Lars beschreibt seine anfängliche Wut wie ein leichtes Erdbeben. Ein Grummeln. Nur die Gläser im Schrank würden leicht klirren, mehr nicht. Aber wenn sie auf Nicos Wut trifft, bebt die Erde so, dass große Häuser wie Streichhölzer umknicken. Danach wäre überall verbrannte Erde. Die Botschaft seiner Wut an ihn wäre: Lass dir nichts gefallen. Steh zu dir!

Nico sagt, seine Wut würde vergifteten Pfeilen ähneln. Er hätte einen Korb auf dem Rücken und je nachdem, was los ist, könnte er entscheiden: einfach nur einen Pfeil abschießen und piksen oder einen Pfeil, der richtig wehtun würde, oder auch einen vergifteten Pfeil. Er wäre sehr gut im Treffen, sehr zielsicher. Die Botschaft seiner Wut an ihn wäre: Alles abwehren, was nicht zu dir gehört!

Mit den beiden Bildern der Wut lässt es sich gut weiterarbeiten und die grundsätzliche Frage/Aussage für beide wäre: »Wenn ihr nun wisst, was die Botschaften eurer Wut sind, wie könnt ihr eure Bedürfnisse auf einer anderen Ebene verhandeln, ohne euch zu vernichten? Lars, wie kannst du zu dir stehen, ohne verbrannte Erde zu hinterlassen? Nico, wie kannst du in die Abwehr gehen, ohne giftige Pfeile einsetzen zu müssen?«

Dann diskutieren sie. Überlegen, was an welcher Stelle etwas Neues wäre, und auch, was sie vom anderen brauchen, um nicht in die vollständige Vernichtung zu gehen.

Lars: »Ich müsste mich schon bemerkbar machen, wenn ich das leichte Grummeln merke. Ich warte ja immer und schlucke und hoffe, dass alles nicht so schlimm wird.«

Nico: »Und ich könnte ja erst mal Testpfeile schicken und ihm ein Zeichen geben, dass es jetzt losgeht und ich keinen Giftpfeil ziehen möchte.«

Lars: »Schick mir als Test lieber einen Liebespfeil.«

Nico: »Mach ich, mal sehen, ob du den Unterschied überhaupt mitbekommst.« Sie lachen und sobald etwas Leichtigkeit in die schweren Themen kommt, sind die Paare auf einem guten Weg.

14 Tauscht die Plätze! – Perspektivwechsel

Fallvignette

Alexander, 44, und Kerstin, 43, sind seit zehn Jahren ein Paar und Eltern eines neunjährigen Sohnes. Wir treffen uns das dritte Mal und ihr heutiges Thema ist das vorherrschende Chaos zu Hause. Beide haben unterschiedliche Toleranzgrenzen, was Ordnung und Unordnung angeht und kommen regelmäßig darüber ins Streiten. Jedes Mal, wenn Alexander den Praxisraum betritt, sagt er: »Hier ist es so schön aufgeräumt. So schön klar.« Kerstin verdreht genervt die Augen und schon sind wir mitten im Thema.

Sie wirft ihm vor, dass er phlegmatisch sei und alles an ihr hinge. Wenn sie nicht die Initiative ergreife, würde gar nichts passieren.

Er wirft ihr vor, dass er keine Chance hat, nach der Arbeit Luft zu holen. Schon würde sie mit ihrer To-do-Liste dastehen und dann hätte er keine Lust mehr. Er würde viel lieber ein Event aus dem Aufräumen machen, kein Muss!

Ich beobachte die Diskussion eine Weile und finde ihre Körperhaltungen beachtenswert. Kerstin sitzt weit nach vorn gebeugt auf ihrem Sessel und springt ihren Mann fast an. Alles an ihr ist unter Spannung, alles an ihr kommuniziert. Alexander dagegen sitzt zurückgelehnt in seinem Sessel, Arme und Hände ruhen auf den Lehnen. Alles an ihm ruht. Je mehr sie redet, umso stiller wird er. Je stiller er wird, umso mehr redet sie.

Nach einer Weile, als sich die Argumentation der beiden stetig wiederholt und fast nur noch Kerstin redet, stoppe ich sie und sage: »Tauscht bitte für einen Moment die Plätze und auch die Rollen.« Dann hocke ich mich neben Kerstin, die jetzt auf dem Platz ihres Mannes sitzt, und bitte sie, die Augen zu schließen. »Stell dir vor, du bist für einige Minuten Alexander, bist 44 Jahre alt, Vater eines Neunjährigen. Du arbeitest als freiberuflicher Bauingenieur in einem Gemeinschaftsbüro. Wenn du nach Hause kommst, erwarten dich das alltägliche Chaos und deine Frau mit einer sehr langen To-do-Liste. Sie freut sich, dass du endlich kommst, um ihr zu helfen. Aber eigentlich ist dir nach Pause. Eigentlich wünschst du dir eine aufgeräumte Wohnung. Nicht steril aufgeräumt, aber wenigstens eine kleine Ecke in der Wohnung oder der Küche.«

Dann wechsle ich auf die andere Seite, hocke mich neben Alexander, bitte ihn, die Augen zu schließen, und sage: »Du bist für einen Moment Kerstin, 43 Jahre ... du arbeitest halbtags in einem Büro und kümmerst dich viel um euren Sohn. Bringst ihn mehrmals in der Woche von A nach B, machst Hausaufgaben mit ihm, gehst einkaufen und versuchst, die Dinge, die zu erledigen sind, der Reihe nach abzuarbeiten. Manchmal wächst dir alles über den Kopf und du würdest dir so wünschen, dass dein Mann mal die Ärmel hochkrempelt und sagt: Los, heute räumen wir zusammen die Küche auf! Doch nur aufgrund deiner Initiative wird überhaupt aufgeräumt.«

Ich ermuntere beide, für einige Minuten ganz in die Haut des anderen zu schlüpfen, ganz einzutauchen. Die Luft des Partners, der Partnerin zu atmen. Die Perspektive mit allen Sinnen zu wechseln.

Meistens picke ich das aktuelle Streitthema heraus, bei den beiden war es die Küche, die seit Monaten aufgeräumt werden sollte und bitte sie, weiter darüber zu reden, nur mit vertauschten Rollen.

Der stille Alexander (in der Rolle von Kerstin) saß nach wenigen Minuten vorne auf der Sesselkante und redete auf sein Gegenüber ein: »Du könntest auch mal ... nur weil ich nicht voll arbeite, mache ich ganz viel, wenn ich nicht die Initiative ergreifen würde, würde zu Hause gar nichts passieren ... wenn dir die Scheißküche so am Herzen liegt, dann räum sie doch endlich selbst auf ...«

Nach kurzer Zeit mussten beide herzhaft lachen und Kerstin sagte: »Gott, wie furchtbar, wenn ich wirklich so bin. Ich fürchte, ich bin so.«

Kerstin (auf dem Stuhl und in der Rolle von Alexander) saß wie vorher ihr Mann zurückgelehnt und fast ruhig in ihrem Sessel. »Du hörst mir sowieso nicht zu, also rede ich auch kaum noch mit dir. Wir hatten ja auch mal überlegt, ob ich ausziehe und mir meinen eigenen Raum schaffe. Ich weiß gar nicht, ob du das überhaupt gehört und ernst genommen hast.« Plötzlich war es mucksmäuschenstill zwischen den beiden. Kerstin, in der Rolle ihres Mannes nahm mutig ein angstbesetztes Thema wieder auf. Doch Alexander (in der Rolle von Kerstin) meinte, dass es schöner wäre, noch nicht aufzugeben.

Ich ermunterte beide, weiter darüber zu reden und in den anderen Rollen zu bleiben. Zwischendrin fragte ich, was der Körper macht. Herzschlag, Atmung, Puls.

Alexander (als Kerstin) meinte, dass er sich auf ihrem Stuhl kraftvoller fühle, aber auch überfordert. »Was würdest du dir am meisten von deinem Mann wünschen?« »Initiative, konkrete Vorschläge«, sagte er (als Kerstin), ohne viel nachzudenken.

Und Kerstin (als Alexander) sagte, dass sie auf seinem Stuhl ruhiger wäre, ungewöhnlich ruhig, so würde sie sich gern öfter fühlen. Auf die Frage, was sie sich (als Alexander) am meisten von seiner Frau wünsche, sagte sie: »Dass sie sich mal zurücklehnt und mich mal machen lässt, auch wenn ich es total anders mache.«

Dann wechseln beide wieder auf ihre ursprünglichen Plätze. Meistens schauen sich die Paare danach anders an, eine Spur verständnisvoller, weicher. Mit den Ideen und neuen Perspektiven im Gepäck suchen wir zusammen nach Lösungen. Als Therapeutin habe ich die Wünsche im Ohr und lasse diese noch einmal wiederholen.

»Wendet euch einander zu und sprecht (hier bezogen auf die Küche) die Wünsche noch einmal aus. Alexander, du zuerst, bitte.«

»Ich möchte, dass du mir zuhörst, wenn ich einen Vorschlag mache. Ich würde das Aufräumen gern als etwas Schönes erleben. Ich stelle mir vor, dass wir am Wochenende, nach dem Frühstück, Musik anmachen, alle Utensilien auf den Boden legen und neu einsortieren. Dabei könnte ich dir von meinen neuen Rezepten erzählen und vielleicht geht das alles nicht zack, zack, vielleicht dauert es eine ganze Weile. Na, und?«

Kerstin holt schon tief Luft, hört ihm aber zu Ende zu. Dann antwortet sie ihm: »Ich kenne Aufräumen zwar nicht so, wie du dir das vorstellst, aber wir können es ja probieren. Ich habe Angst, dass es danach noch schlimmer aussehen könnte als vorher, weil wir zwischendrin die Lust verlieren.« Nach einer kleinen Pause, stiller, den Blick auf ihre Hände gerichtet, ergänzt sie: »Ich möchte nicht, dass du ausziehst. Das wäre ganz furchtbar.«

»Kerstin. Schau ihn an und sag den letzten Satz noch einmal. Sag es ihm.«

Toni: Puh, ganz schön viel hin und her. Rollentausch, andere Sprache, anderes Denken, und als Therapeutin muss man gut den Überblick behalten. Das ist eher was für Fortgeschrittene, oder?

Aber nein. Es ist nur nicht so einfach zu beschreiben. Ähnlich wie bei Familienaufstellungen schlüpft jemand anderes in die Rolle von XY.

Bei Paaren orientiere ich mich beim Rollentausch an dem Verhalten von Virginia Satir: Wechsle ständig meinen Platz, gehe immer an die Seite desjenigen, der gerade spricht, und erinnere ein bisschen. »Du bist Kerstin. Du bist Alexander.«

»Du bist enttäuscht. Du wartest auf ihn.«

Hast du den beiden noch etwas Konkretes an die Hand gegeben?

Ja. Im Grunde ist es gut, auf die Wünsche zu hören und genau diese mit der »Hausaufgabe« zu unterstützen: ihr Wunsch nach Zurücklehnen, sein Wunsch nach Initiative. Dafür muss sie ihn aber mal lassen und ihre Vorstellungen von Aufräumen beiseitelegen. Nur so kommt er zum Zug. Und wenn sie es schafft, sich zurückzunehmen, sollte er aktiv werden.

Kerstin bekam also die Aufgabe, sich bezüglich der Küche zurückzulehnen und auf die Initiative ihres Mannes zu warten. Mehr nicht. Sagt er nichts, passiert auch nichts.

Alexander soll den Startschuss für das Aufräumen der Küche geben, soll festlegen, an welchem Tag, an welchem Wochenende es stattfinden soll. Sagt er nichts, passiert auch nichts. Er soll alles so gestalten, wie er es sich wünscht (Stimmung, Musik), und Kerstin folgt ihm und seinen Vorstellungen. Wie beim Tanzen: Er führt, sie folgt.

Und? Hast du sie wiedergesehen? Ist er ausgezogen oder geblieben?

Er ist nicht ausgezogen und die Küche ist aufgeräumt. Kerstin meinte sogar, sie hätte fast Spaß daran gehabt, und ihr sei aufgefallen, wie wenig sie »im Moment« sein könne, ständig wäre sie in Gedanken bei dem, was noch zu tun wäre. Das könne ihr Mann viel besser.

Ich überlege, mit welchem Paar ich das mal ausprobieren könnte, ohne mich zu verheddern.

Der Perspektivwechsel/Rollentausch ist gut, wenn Paare in ihren Vorwürfen feststecken und wenig Verständnis für die Sicht des anderen haben. Vielleicht könnte dein erstes Ziel nur das Erweitern des Verständnisses füreinander sein. Mehr nicht. Später kannst du weitergehen, sie Lösungsvorschläge aus der anderen Perspektive machen lassen. Aber für den Anfang: über den Tellerrand schauen, Blickwinkel erweitern, mehr Verständnis schaffen.

Das kann ich mir vorstellen. Was ist, wenn ich merke, beide oder auch nur einer von beiden kommt nicht in die Rolle des anderen?

Lade sie gleich von vornherein so ein, dass es schiefgehen darf. »Wir probieren mal einen kleinen Wechsel. Keine Sorge, wenn es geht, wunderbar. Wenn es nicht geht, machen wir was anderes.«

Du weißt ja, manchmal passt das Werkzeug des Therapeuten nicht zum Bedürfnis der Klienten.

> *Ich weiß und Widerstand ist lediglich eine Bedürfnisinformation. Das finde ich immer so beruhigend. Wenn Klienten von mir im Widerstand sind, ist das wie ein Wegweiser und ich frage ganz ruhig nach, was los ist.*

15 Ich bin nicht deine Mutter! – Übertragungen auflösen

Es gibt in einigen Therapierichtungen die Hypothese, dass man sich unbewusst seinen Partner oder seine Partnerin aussucht, um sich weiterzuentwickeln. Jemanden, der dich früher oder später an deine wunden Punkte bringt. Selbst dann, wenn man sich erst mal das vermeintliche Gegenteil gesucht hat.

Bei dem Punkt, sich das Gegenteil zu suchen, denke ich immer an eine junge Frau, die schon als älteste Schwester immer stark sein musste, da ihre Mutter schwach war (ihre Worte). Sie musste früh im Leben viel halten, tragen und organisieren. In ihren Zwanzigern verliebte sie sich in einen sehr großen, starken Mann. Sie hoffte, sich endlich einmal anlehnen zu können. Weniger Kraft haben zu dürfen, nicht mehr alles allein managen zu müssen. Dann bekommen sie ihr erstes Kind, der Kleine ist sehr aktiv, schläft lange nicht durch und es gibt auch wenig unterstützendes Netzwerk. Was passiert? Beide kommen an ihre Grenzen, wie viele junge Eltern, aber ihr Mann verfällt in eine depressive Verstimmung. Wochenlang. Nichts geht mehr und sie ist mit den alten Themen ihrer Herkunftsfamilie konfrontiert: Wieder muss sie die Starke sein. Es gibt niemanden auf der Welt, der ihr etwas abnimmt. Und das Schlimmste: Sie hat begonnen, ihn für seine Schwäche zu verachten.

Toni: Demzufolge verachtet sie auch ihre eigene Schwäche. Er ist wie ein Spiegel für sie.

Ich konnte die Enttäuschung der Frau so gut nachfühlen. Da sucht sie sich einen Bär von einem Mann und innen ist er ganz zartbesaitet.

Und was wäre ihre Entwicklung?

Zunächst sich selbst in all ihren Facetten zu mögen. Wenn sie ihre eigene erschöpfte Seite mehr akzeptieren könnte, müsste sie diese nicht so stark beim Partner abwerten. Beide könnten in ihren Rollen stark/schwach mehr variieren.

Sind sie zusammengeblieben?

Nein. Sie hat sich von ihm getrennt. Sobald Verachtung in der Beziehung auftaucht, wird es schwierig, weiter in Liebe verbunden zu bleiben.

Aber, worauf ich hinauswill: Wenn die Paare im Vorwurf und Gegenvorwurf feststecken, kann man sie ermutigen, ihren größten Vorwurf herauszufiltern, um mit dem zu arbeiten.

Fallvignette

Kathi und Michael, seit acht Jahren ein Paar. Die drei Kinder sind acht, sechs und drei Jahre alt. Beide sitzen seit einer Weile kerzengerade in ihren Sesseln und giften sich an.

Sie: »Du bist mit deiner Firma verheiratet, und wenn es zu Hause anstrengend wird, verkrümelst du dich in deine Depressionen. Gehst in die Klinik! Und ich?« Er legt genervt den Kopf in den Nacken und blickt an die Decke. »Kathi, das hatten wir schon tausend Mal. Das mache ich doch nicht mit Absicht. Depression ist eine Krankheit. Außerdem achte ich doch schon viel besser auf meine Kräfte als vor einem Jahr. Du holst den ganzen alten Mist wieder raus. Nie kannst du verzeihen. Du bist über ein Jahr fremdgegangen, ich muss dir auch irgendwie verzeihen.«

Ich nutze den Moment der Stille und unterbreche die Vorwurfsschleifen. »Könntet ihr kurz überlegen und mir sagen, was der größte Vorwurf an den anderen ist? Der, der über allen anderen steht.« »Sie liebt mich nicht«, sagt Michael leise. »Er sieht mich nicht. Er sieht gar nicht, wer ich bin. Er ...«

»Okay, es soll ein kurzer knackiger Satz in Du-Form sein. Ich weiß, entgegen allen Kommunikationsregeln.«

Michael an Kathi: »Du liebst mich nicht!«

Kathi an Michael: »Du siehst mich nicht!«

»Dann rückt noch ein Stück zusammen, schaut euch an und wiederholt die Sätze immer abwechselnd. Bitte nichts anderes dazunehmen. Wir überprüfen etwas.«

»Du liebst mich nicht!« »Du siehst mich nicht!« »Du liebst mich nicht!« »Du siehst mich nicht.«

Die Sätze werden ein paar Mal wiederholt, bis sie Kraft haben. Bis sie wirken. Das Paar sitzt sich weiterhin gegenüber, schaut sich bei den Sätzen an.

»Dann schließt für einen Moment die Augen und Kathi, ich fange mit dir an. Stell dir vor, hinter Michael stehen deine Eltern. Visualisiere sie vor deinem inneren Auge. Wer steht links, wer rechts. Schieb Michael ein Stück beiseite und überprüfe, wo dein Satz noch hingehören könnte: Du siehst mich nicht.« Tränen laufen über ihre Wangen. »Der Satz gehört zu beiden Eltern. Sie haben mich beide nicht gesehen. Aber am meisten zu meinem Vater.« Jetzt weint sie lautstark, wischt sich das Gesicht ab und lehnt sich erschöpft zurück.

»Michael, das Gleiche für dich. Lass die Augen noch geschlossen und stell dir vor, deine Eltern stehen hinter Kathi. Wer steht wo? Wie schauen sie dich an? Hol sie dir in den Raum. Schieb Kathi ein Stück beiseite und überprüfe deinen Satz: Du liebst mich nicht.« Michaels Finger umklammern die Sessellehnen. Seine Knöchel werden weiß. »Meine Mutter, ganz klar. Für sie war immer mein Bruder der Lieblingssohn.« Er holt ganz tief Luft, sackt in die Erinnerungen.

Je nachdem, wohin die Reise gehen soll, kann man an dieser Stelle als Therapeutin entscheiden, ob man in die frühere Geschichte mit der Herkunftsfamilie einsteigt oder das Thema auslagert. Ich entscheide mich oft für das Auslagern, damit ich nicht in Zeitstress komme.

»Jetzt wisst ihr erst einmal, wo die Themen noch hingehören. Bevor wir weitermachen, schaut euch bitte erneut in die Augen und wiederholt die Sätze.«

Sie rücken ein Stück zusammen und sagen sich die Sätze ein weiteres Mal. »Du liebst mich nicht«, schluchzt nun auch Michael, der in Kathis verweintes Gesicht schaut. »Und du siehst mich nicht«, antwortet sie ohne Groll. Beide sind aufgewühlt, wärmer im Kontakt miteinander und nach einer kurzen Pause arbeiten wir weiter.

Das eine ist das Aufspüren der alten Themen mit der Frage, woher man sie kennt. Wer hat dich früher nicht geliebt, nicht gesehen, nicht gehört? Wer hat dich früher nur für dein akkurates Aussehen und deine Beherrschung geliebt, nicht aber für dein Versagen, deine Angst, dein Chaos? In langen Beziehungen wird man wieder in die alten Verletzungen »geschickt« und verrutscht in kindliche Verhaltensmuster. Von einem Kollegen habe ich seit Ewigkeiten den Satz im Ohr: Man kotzt immer in der gleichen Kurve. Immer und immer wieder, bis man endlich gelernt hat, anders damit umzugehen. Erwachsener und gelassener. Weniger mit dem Verhalten aus der Kindheit, was damals sicher sinnvoll war, aber heute eher Kontakt verhindert. Um bei dem Bild zu bleiben: Erst braucht man eine Kotztüte, irgendwann wird einem nur noch schlecht und viel später erinnert man sich nur noch daran, dass einem da immer mulmig wurde.

Bei der Einführung zu Teil II tauchte das Wort »Liebesdienst« auf. Was ist der »Liebesdienst« der Partner und Partnerinnen aneinander? Was ist das »Geschenk«?

Das »Geschenk« ist, immer wieder in die alten Themen geschickt zu werden, um daran zu wachsen. Selbst wenn die beiden sich trennen würden, kämen sie höchstwahrscheinlich mit neuen Menschen an ihrer Seite wieder an diese Punkte, an denen sie aktuell gelandet sind. Wahrscheinlich so lange, bis sie selbst einen anderen Umgang damit gefunden haben, unabhängig vom Partner.

Deshalb kann man bei dem oben genannten Paar Kathi und Michael auch die Fragen umdrehen: Sieht Kathi sich (und ihre Bedürfnisse, ihren Wert) selbst inzwischen genug? Denn wenn sie sich selbst genug sehen könnte, was nichts anderes heißt, als auf sich zu achten, bräuchte sie es weniger von ihrem Partner (oder anderen Menschen).

Und auf der anderen Seite taucht die Frage auf: Liebt Michael sich genug? Mag er sich so, wie er ist? Bei ausreichend Selbstliebe ist er weniger abhängig davon, wer ihn noch liebt.

Beide haben die letzten Fragen verneint und wir haben zum Schluss der Stunde nach Ideen gesucht, die sie zu Hause probieren können, um die neu gelegten Pfade zu betreten und auszutreten. Die Frage an Kathi war: »Wenn du es bereits draufhättest, dich absolut im Blick zu behalten, was würdest du mehr tun?« Ihre Antwort kam schnell: »Ich würde mehr aussprechen, was los ist. Weniger runterschlucken, um Michael zu schonen. Und ich würde wieder regelmäßig zum Sport gehen. Montags.« Ihr Blick geht zu Michael. Er nickt.

»Und du, Michael, wenn du es draufhättest, dich genau so zu lieben, wie du bist, wenn du ein positives Selbstbild von dir hättest, woran würdest du es merken?« Er überlegt länger. »Hm, den Zustand kenne ich gar nicht. Ich denke, ich wäre schon beim Aufstehen gut gelaunt.« Er lächelt. »Kann ich mir gar nicht vorstellen.«

Bevor ich die »Hausaufgaben« mitgebe, frage ich noch über Kreuz: »Kathi, woran würdest du merken, dass Michael sich mag, so wie er ist?«

»Er wäre tatsächlich ausgeglichener. Würde mehr Witze machen und das Leben nicht als Belastung sehen. Manchmal ist das schon so, aber sehr selten. Leider.«

»Und Michael, woran würdest du merken, dass Kathi sich selbst im Blick hat?«

»Sie hätte ihre Wahnsinnsantennen, die wirklich alles mitbekommen, nicht ständig bei mir. Sie würde sich um sich kümmern. Das macht sie ja manchmal, dann ist sie zufriedener und sieht auch mal über Dinge hinweg, die liegen geblieben sind. Manchmal summt sie sogar vor sich hin. Dann weiß ich, heute ist alles gut.« Beide hören sich genau zu, der Blick hängt an den Lippen des anderen.

»Dann folgende kleine Aufgabe für euch: Michael, du tust an manchen Tagen so, als würdest du dich lieben. Als wärst du der liebenswerteste Mann auf Erden. Überspitze es ruhig. Du entscheidest morgens, ganz still, nur für dich, ob das heute so ein Liebes-Tag ist, und gehst so durch den Tag. Wenn du die Haltung verlierst, hol sie dir zurück. An einem anderen Tag entscheidest du, dass es ein Tag wie immer ist.« An Kathi gewandt: »Kathi, du bekommst eine ähnliche Aufgabe. Du entscheidest ebenfalls morgens, still für dich, ob du heute einen Tag hast, an dem du gut auf dich achtest. Soweit es dein Alltag zulässt, beachte deine Bedürfnisse, und deine Wahnsinnsantennen, wie dein Mann sagt, dürfen nur auf dich gerichtet sein. Du bist der Mittelpunkt des Tages, alle anderen Menschen kommen nach dir. Auch hier: überspitze es, mach dich zum Dreh- und Angelpunkt deines Tages. An anderen Tagen entscheidest du, dass es ein Tag wie immer ist.«

Beide nicken, lächeln sich erleichtert an. »Und am Wochenende tauscht ihr euch aus und erratet, wann der andere wohl welchen Tag hatte. Behaltet euch selbst, aber auch den andern im Auge. Viel Spaß. Bis in vier Wochen.«

Toni: Bevor wir weiterreden, habe ich doch noch ein, zwei oder auch drei Fragen. Wer legt den Turnus der Treffen fest? Alle drei Wochen, alle vier Wochen, jede Woche?

Das bespreche ich mit dem Paar und manchmal entscheidet es auch der Geldbeutel. Da Paartherapie keine Krankenkassenleistung ist, denn niemand ist im eigentlichen Sinne krank, zahlen die Paare ihre Stunden selbst. Einmal im Monat 1,5 Stunden können sich die meisten leisten. Die kosten in der Regel zwischen 120 und 180 Euro, zumindest in Berlin.

An der Stelle, wo es kurz in die Herkunftsfamilie ging und die Eltern atmosphärisch mit im Raum waren. Was ist, wenn es keine typische Vater-Mutter-Kind-Familie gab?

Entweder weiß ich schon etwas über die Herkunft und beachte das. Dann könnte da auch der Stiefvater, der Onkel, die Großmutter oder der Lehrer stehen. Oder ich frage: Zu wem passt das Thema noch, fehlt jemand? Wenn die Vorwürfe zu niemandem gehören, haben wir es überprüft und sind nicht fündig geworden. Dann war das eine Sackgasse.

Okay. Bei Sackgassen muss man umdrehen oder rückwärts wieder rausfahren. Und dann noch die Frage: Wenn du im Prozess spürst, dass einer der beiden oder beide noch ein fettes Thema mit ihren Eltern haben und Partner oder Partnerin nur stellvertretend damit zu tun haben, bietest du Einzelstunden innerhalb der Paarberatung an?

16 Einzelstunden in der Paarberatung – sinnvoll oder nicht?

Die Frage ist wichtig, deshalb an dieser Stelle ein kleines Extrakapitel. Oberstes Gebot ist, wenn du etwas anbietest, müssen sich alle damit wohlfühlen: die Therapeutin genauso wie das Paar.

Einige Paartherapeuten lehnen Einzelstunden innerhalb der Paartherapie konsequent ab und verweisen an Kollegen. Somit gibt es eine saubere Trennung von individuellen Themen und Paarthemen.

Oft ist es auch so, dass Therapeuten mit einem Klienten im Einzelkontakt beginnen, und die Partnerin wird zu bestimmten Themen dazugebeten. Auch das muss für alle in Ordnung sein und die Frage, ob es sich nur um eine Ausnahme-Einheit mit dem Paar handelt oder ob es dann grundsätzlich mit Paarberatungen weitergeht, muss besprochen werden. Denn derjenige, der einzeln da war, verliert dann »seinen« Therapeuten.

Die Variante, dass Therapeuten mit jemandem einzeln arbeiten und für Paarthemen zu einem Paartherapeuten schicken, ist am gängigsten.

Ein wichtiges Ziel in der Paartherapie ist ja, wie schon öfter erwähnt, den Kontakt und die Verbindung zwischen den beiden Partnern (wieder) zu intensivieren. Wenn ich das Gefühl habe, dass es für die beiden sinnvoll sein könnte, sich auch mit den Verletzungen aus ihren Herkunftsgeschichten zu zeigen, und es für alle in Ordnung ist, biete ich auch Einzelarbeiten innerhalb der Paarberatung an. Aber nicht nur ich sollte das gute Gefühl haben, dem Paar wird die Idee natürlich vorgestellt, und nur wenn beide einverstanden sind, gehen wir in das Einzelsetting. Wenn nur einer nicht einverstanden ist, lassen wir die Idee fallen und suchen nach Alternativen.

Wenn das Einzelsetting stattfindet, ist der oder die jeweils andere mit im Raum und im Zuge der Gleichberechtigung biete ich das dann auch für den, der gerade passiv dabei ist, ebenfalls an. Bisher haben die Paare bei dieser Vorgehensweise von der gegenseitigen Transparenz und Offenheit profitiert. Oft fühlt es sich an, als ob derjenige, der sich mit seinem ureigenen Thema zeigt, eine Lage Ballast ablegt. Der darunterliegende Schatz, der dann für die Partnerinnen sichtbar wird, wurde bisher immer wertgeschätzt. Das pure, ungeschönte Vertrauen in den anderen, rührt beide oft zu Tränen.

Toni: Das heißt, du arbeitest dann nur mit dem Mann oder nur mit der Frau wie in der Einzeltherapie und der andere ist dabei?

Ja. Wenn Michael vom eben geschilderten Paar sagen würde, dass er sich das Thema mit seiner Mutter noch einmal in Ruhe anschauen möchte, wäre das so ein Beispiel. Wir sitzen dann etwas anders, mein Fokus wäre auf Michael gerichtet, Kathi würde außerhalb unseres Blickfeldes sitzen.

Die Frage, der wir nachspüren, wäre dann: Was gibt es an dieser Stelle, im Setting von Michael und seiner Mutter, noch zu tun? Was will er ihr sagen und aus welcher Perspektive (als Erwachsener? Als Kind?)? Was gehört in jene Zeit und nicht in seine heutige Partnerschaft? Wir öffnen diesen Raum, betreten ihn zusammen mit dem Klienten und lassen uns führen. Der rote Faden in unserem (Therapeuten-)Hinterkopf ist die Frage, was er in seiner Partnerschaft wiederholt und was es für ihn zu lernen gibt. Nicht, was seine Partnerin lernen sollte.

17 Nähe, Distanz und Grenzen

Erinnern wir uns an die fünf Phasen in der Liebe. In der dritten Phase geht es unter anderem um die unter allem liegende Frage: Wie nah darf ich dir sein, ohne mich zu verlieren? Nähe und Distanz, Bindung und Atemraum, wie viel von allem passt zu uns beiden? Mit diesen Themen kommen viele Paare in die Paartherapie und stoßen an ihre Grenzen, hängen in festgezurrten Rollen fest. »Du klammerst! Du schiebst mich weg!«

In einer lebendigen Beziehung wechseln die Rollen und das Nähe- und Distanzbedürfnis. Nichts ist für immer festgelegt. Spätestens, wenn derjenige, der sich immer weggeschoben fühlt, aufgibt und in den Rückzug geht, bekommt das Paar ein weiteres Problem. Rückzug ist ein erster Schritt in Richtung Trennung. »Ich will nicht mehr. – Bleib weg.« »Ich kann nicht mehr. – Nicht mehr so.«

Dann geht es darum, sich zu schützen. Nichts mehr vom anderen zu wollen. Sich keine weiteren Enttäuschungen mehr abzuholen. Und viele geraten in den Strudel der destruktiven Fragen: »Was stimmt mit mir nicht? Was stimmt mit uns nicht?«

Wie nah darf ich dir sein?

Fallvignette

Freddy und Clarissa sind seit acht Jahren ein Paar und haben zwei kleine Kinder im Kindergartenalter. Bei der Themensuche landen wir schnell bei den Nähe-und-Distanz-Themen. Clarissa hat begonnen, sich zurückzuziehen und keine Nähe, keine Intimität, keinen Sex mehr von ihrem Mann Freddy einzufordern. »Ich habe keine Lust mehr auf diese Zurückweisungen. Wann immer ich zu ihm komme, dreht er den Kopf weg, hangelt sein Handy raus. Hat andere wichtige Dinge zu tun oder stellt plötzlich, nachdem es uns wirklich gut ging, die alles vernichtende Sinnfrage: ›Leben wir so, wie wir wollen? Wirklich wollen?‹ Spätestens dann könnte unsere Distanz nicht größer sein. Nur wenn er von sich aus zu mir kommt, findet Nähe statt.« Beim Erzählen kommen ihr die Tränen.

Freddy sagt, dass es ihm wirklich leidtut, aber er könne nicht anders. »Das ist mir dann oft zu viel, engt mich ein. Nimmt mir die Luft zum Atmen.«

Irgendwann sind genug Beispiele erzählt, »wie es immer ist« und ich schlage vor, vom Reden ins Erleben zu kommen. (Therapeutisches Ziel hier: Verlangsamen und sortieren.)

Beide zeigen mir in einem Standbild ihren Alltagsabstand. Zwischen ihnen liegt ein Seil zur Abgrenzung der individuellen Räume. Links Clarissas Raum, rechts Freddys Raum. Ich bitte Freddy, stehen zu bleiben, und Clarissa soll sich langsam auf ihn zubewegen. Schritt für Schritt. Bei jedem Schritt halten wir inne und überprüfen Freddys Körperreaktionen (Herz, Atmung, Puls). Als Clarissa den Fuß über die Grenze (Seil) setzt, weicht Freddy zurück. Geht einen Schritt rückwärts, seine rechte Hand wandert zum Brustkorb, legt sich über sein Herz, als ob er sich schützen müsse. »Sorry«, flüstert er leise und schaut Clarissa an. Sie hat sich erschreckt, ist ebenfalls zurückgewichen.

Die Langsamkeit verdeutlicht in Zeitlupe, was zwischen beiden passiert. Freddy räumt ein, dass er unendliche Grenzverletzungen in seiner Kindheit erlebt hat. »Ich kann mich nicht genau erinnern, was wann mit wem passiert ist, aber ich kenne die körperlichen Gefühle: erschrecken, Luft anhalten und erstarren.«

Clarissa versteht, dass sein Zurückweichen, wenn sie auf ihn zukommt, nichts mit ihr persönlich zu tun hat. Sie ist der Auslöser für alte Gefühle, die reaktiviert werden.

Freddy sagt, dass er nicht in der Vergangenheit rumwühlen will. Und so stehen die beiden vor der Frage, wie sie zukünftig damit, mit diesem Thema, umgehen wollen.

Clarissa hilft ihm: »Wenn du diese Geste machst, die Hand auf die Brust legst und leise sorry sagst, kann ich das besser ertragen, als wenn du dich abwendest. Bleib im Blickkontakt mit mir.« Freddy nickt. »Das kann ich dir versprechen.«

Toni: Da ist noch nichts gelöst, aber sie haben eine andere Art des Umgangs gefunden. Haben sie eine Aufgabe mitbekommen? Und was passiert, wenn Freddy sich nicht mit den alten Geschichten auseinandersetzen mag?

Die Aufgaben sind:

- Clarissa wird sich weiter mit ihrem Nähewunsch zeigen. Kein Rückzug mehr. Sie haben ja die neue Vereinbarung, dass sie im Kontakt bleiben, auch wenn Nähe gerade nicht möglich ist.
- Freddy weiß, dass seine übliche Reaktion das Abwenden der Nähe ist. Er soll in Zukunft versuchen, nicht sofort wegzugehen, sondern einen Moment länger zu bleiben, und mit der neuen inneren Haltung in Verbindung gehen: Hier bin ich sicher.

Und zu deiner anderen Frage: Wenn Freddy sich nicht mit der Vergangenheit auseinandersetzen kann oder will – was auch immer für ihn zutrifft, dann müssen die beiden aushandeln, wie sie zukünftig mit dem Thema umgehen wollen. Bleibt es so, dass Freddy derjenige ist, der die Nähe und Distanz reguliert? Kann Clarissa das zulassen? Schafft Freddy es, mit der neuen inneren Haltung umzugehen und Clarissa weniger wegzuschicken? Schafft er es, Ursache und Auslöser zu trennen?

Wie weit weg muss ich gehen?

Beim Thema Nähe, Distanz und Grenzen lohnt es sich, die Seile zum Verdeutlichen hinzuzuziehen und sehr langsam zu werden. Was passiert? Bei welchem Abstand? Ein Schritt vor, ein Schritt zurück. Wir können die Paare auffordern, da stehenzubleiben, wo es eine körperliche Veränderung gibt, wo der Herzschlag schneller wird, die Atmung kürzer, der Puls in die Höhe schießt. Manches Mal kommt Schwindel dazu, zittrige Beine, schweißnasse Hände. Alles verschwimmt und das in der Distanz klar definierte Ich wird bei zu viel Nähe zu einem unguten Wir. Einer Konfluenz, die es in der Paartherapie gilt, wieder aufzulösen. Wenn es nicht aushaltbar ist, darf in der Übung jederzeit der Schritt in die Distanz gemacht werden. Der Körper gibt Antworten, auch wenn noch völlig unklar ist, weshalb er so reagiert.

Für die Paare ist hilfreich zu verstehen, dass sie ihre Päckchen aus der Vergangenheit zu tragen haben und ihre Erfahrungen mit Nähe, zu viel Nähe, Grenzüberschreitungen oder großer Distanz bis hin zu fehlender körperlicher Nähe gemacht haben. Auch wenn es möglicherweise eine große Sehnsucht nach Nähe und Verschmelzung bis hin zu symbiotischen Ansprüchen gibt, ist dies für viele nicht so einfach umsetzbar. Meistens pendeln sich die Paare auf einem für beide aushaltbaren Level ein und bleiben dennoch mit der Sehnsucht verbunden, es anders haben zu wollen. Ein bisschen näher. Ein bisschen mehr Distanz.

Andersherum kann es auch sein, dass die schlechten Launen des einen in die gute Stimmung des anderen grätschen. Paare schwingen miteinander, ob sie wollen oder nicht. Bei diesem Beispiel wäre die Frage, wie weit muss ich weggehen, sodass mich die Stimmung des anderen nicht mehr tangiert? Bei manchen reicht das andere Zimmer, andere gehen in ihren eigenen Wohnraum und wieder andere schlafen eine Nacht bei Freunden. Eine Frau erzählte, dass sie einen Naturort im angrenzenden Wald hätte, den sie dann aufsuchen würde, wenn sie sich nicht mehr sicher wäre, ob das Kneifen in der Magengrube ihr eigenes wäre oder das ihrer Partnerin.

Für die eigene gute Stimmung, die Regulation der eigenen Emotionen ist jeder selbst verantwortlich. Nicht der Partner. Nicht die Kinder. Deshalb ist es manchmal notwendig, aus dem gemeinsamen Schwingen herauszutreten, um sich selbst wieder regulieren und erden zu können. Ein Mann sagte einmal zu seiner Partnerin: »Lass mir doch meine Schwere. Ich bin kein ewig lächelnder Sunnyboy. Ich komme aus meinen Verstimmungen alleine wieder heraus, aber ich will mich nicht auch noch um dich sorgen müssen.« Die Frau erwiderte: »Das ist doch mal Klartext. Ich dachte immer, ich muss irgendetwas tun oder sagen, damit es dir wieder besser geht.«

18 Arbeiten mit Räumen

Da wir gerade beim Sortieren waren, passt thematisch das Arbeiten mit und in den verschiedenen Räumen ganz gut. Es ist eine schöne visuelle Arbeit, um sichtbar zu machen, in welchem Raum es etwas zu verändern gibt. Viele sind neben einem Liebespaar auch Eltern, Freunde, Kollegen, Kinder oder Schwiegerkinder und nicht zuletzt Individuen, die ihren ganz eigenen Raum für sich selbst brauchen. Was sich bei Paaren, die in Therapie kommen, fast immer feststellen lässt, ist das Kleinerwerden oder gar Wegfallen des Paar-Raumes. Die Zeit, die man sich füreinander nimmt, die Zeit, in der es intim und nah werden darf. Ungestörte Erwachsenenzeit.

Wie geht's eigentlich eurem Paar-Raum?

Wie geht es eurem Wir? Das sind zwei typische Fragen, wenn es darum geht, diesen intimen Raum zu beleuchten. Auch hier spielen die Nähe- und Distanzthemen eine große Rolle.

Fallvignette

Martin (42) und Ferdinand (35) leben seit sechs Jahren mit der vierjährigen Tochter von Ferdinand zusammen. Da sie auch gemeinsam eine Castingagentur betreiben, sind sie zusätzlich zu ihren Rollen als Eltern, Paar, Freunden auch Kollegen. Das bedeutet, dass sie sich täglich in verschiedenen Räumen, in unterschiedlichen Rollen begegnen.

Martin beginnt die Paarberatung mit den Sätzen, dass er einfach nicht mehr kann. Ständig würden sie nur noch darüber reden, wie schlecht die Welt sei, dass alles den Bach runterginge, dass es eine Schande wäre, weitere Kinder in die Welt zu setzen. Er würde in letzter Zeit öfter an Trennung denken, da ihm das Leichte in der Beziehung fehle.

Sein Partner Ferdinand beschreibt die Situation aus seiner Sicht und erzählt, dass er sich sehr für Politik interessiert, und seit seine Tochter auf der Welt sei, lebe er in Angst um die Welt und engagiere sich auf politischer Ebene, wann immer er es zeitlich schaffe. Was er da mitbekäme, würde ihn so wütend machen. »Man muss doch etwas tun!«, sagt Ferdinand und blickt aufgebracht in Richtung seines Partners. Martin dreht sich sofort weg, setzt sich auf seine Hände und erwidert mit zusammengepressten Lippen: »Ich kann es einfach nicht mehr hören! Das macht mich krank. Auch wenn die Welt morgen untergehen sollte, möchte ich es heute schön haben. Dein Denken zermürbt mich. Zieht mich runter!«

Ich lasse die beiden noch eine Weile diskutieren, um die Brisanz zu erfassen, und sehe, wie Martin irgendwann energisch die Arme vor der Brust verschränkt und nicht mehr antwortet. Er zieht sich zurück. Gibt auf. Kommt gegen den Enthusiasmus seines Partners nicht an. Ferdinand hat sich in Rage geredet und schaut Hilfe suchend zu mir. »So ist das immer. Irgendwann spricht er einfach nicht weiter.«

Da vermehrter Rückzug und Mauern (neben den zwei anderen Beziehungskillern Kritik und Verteidigung) zu den vier Vorboten einer Trennung gehören, den vier apokalyptischen Reitern nach John Gottman (2014, 2019), entscheide ich mich, sehr direkt nachzufragen, was der Auftrag für diese Therapieeinheit ist.

»Martin, das Wort Trennung ist von deiner Seite aus öfter gefallen. Deshalb frage ich sicherheitshalber nach: Wird das heute eine Trennungsberatung?« Ich sehe und fühle sein Erschrecken. »Wenn es noch irgendeinen anderen Weg gäbe, sodass wir wieder mehr zusammenkommen könnten, wäre mir das lieber. Ich würde gerne bleiben.«

»Wir könnten zusammen schauen, ob ihr euch Räume schaffen könnt, wo das Politische nichts zu suchen hat. Wie steht es eigentlich um euren Paar-Raum?« Verlegen drucksen sie herum und ich schlage vor, aufzustehen und auf den Teppich im Raum zu gehen. Sie zeigen mir die aktuelle Größe ihres Paar-Raumes anhand von einem Seil. »Redet ruhig darüber, einigt euch. Wie groß oder klein ist er gerade?« Ich beobachte, wie sie das Seil immer kleiner schnüren, am Ende liegt da ein sehr, sehr kleiner Kreis. Da hätte höchstens eine Schnecke Platz. »Setzt euch ruhig rein«, schlage ich mit einem Augenzwinkern vor. Letztendlich sitzen die beiden um den kleinen Kreis, der ihren Paar-Raum symbolisiert, und ich lade sie ein, darüber zu reden.

Konkrete Fragen und in Klammern ihre Antworten:

- »Fragt euch, was mit dem Raum werden soll. Soll er so bleiben? Soll er ganz weg? Soll er größer werden?« (Er soll größer werden.)

- »Was soll dort stattfinden?« (Kuscheln, gemeinsam Filme schauen, vielleicht mal wieder Sex, über uns reden, über uns beide)
- »Was soll dort nicht stattfinden?« (Keine Politik! Nicht über die Tochter und den ganzen Alltagskram reden, kein Organisationskram, keine To-do-Listen)

Nach dem Einsammeln der Wünsche frage ich weiter: »Überlegt in Ruhe, was jeder von euch beiden dazu beitragen kann, dass der Paar-Raum wieder mit Leben gefüllt wird. Ferdinand: Was kannst du dazu beisteuern, dass der Raum wiederbelebt wird?« Ferdinand: »Ich könnte eine Babysitterin arrangieren und auch bezahlen, vielleicht immer um die gleiche Zeit, sodass wir wirklich freie Zeit haben.«

»Martin, und du, was könnte dein Part sein?« Martin: »Wenn ich sicher bin, dass Politik und das Leid der ganzen Welt draußen bleiben, würde ich beginnen, wieder mehr von mir zu erzählen.«

Beide reden noch eine Weile miteinander und ich achte darauf, dass es konkret wird. Wann, wo, wer kümmert sich worum? Mit einem Ohr habe ich registriert, dass Martin daran zweifelt, ob sie das hinbekommen. Also frage ich nach dem nächsten kleineren Schritt: »Martin, ich hake bei dir mal genauer nach. Ich habe verstanden, dass es da noch eine Spur Zweifel gibt, ob du dem Versprechen, dass es keine politischen Themen in eurem Paar-Raum geben wird, vertrauen kannst. Vielleicht hast du noch eine ganz andere Idee.« Nach kurzem Überlegen sagt er. »Nein, ich habe keine andere Idee und ich möchte Ferdinand vertrauen. Sonst können wir es gleich lassen.«

Als alles festgezurrt ist, wirkt Ferdinand ganz bedrückt. Auf Nachfragen sagt er: »Mit wem soll ich jetzt über Politik reden, wenn nicht mit meinem Mann?« Martin platzt der Kragen. »Wir haben nie über Politik geredet. Du hast Monologe gehalten. Dafür stehe ich nicht mehr zur Verfügung. Dein Monologisieren hat uns auseinandergebracht. Ferdi, das muss aufhören. Wir brauchen einen neuen Dreh, oder wir müssen uns trennen.« Ferdinand schaut ihn erschrocken an. Beide schweigen betreten. Schauen Hilfe suchend zu mir.

»Ich fasse noch mal zusammen, was ich gehört habe: Ihr wollt einen weiteren Versuch starten, eure Beziehung fortzusetzen. Habt überlegt, wie das gehen könnte. Habt eine Idee entwickelt, euren Paar-Raum neu zu beleben. Deshalb kann es nicht sein, dass ihr mehr von dem Alten macht. Ferdinand, wenn du deinen Mann ganz sicher wegschicken willst, fang einen politischen Monolog an. Verstehst du? Wollt ihr zusammenbleiben, lagere das Thema aus. Such dir Gleichgesinnte dafür.«

Martin nimmt Ferdinands Hand: »Mehr Paar-Zeit, Baby. Ab morgen!« Ferdinand atmet wieder.

Toni: Das bedeutet, dass Ferdinand zwar auf etwas verzichten muss. Aber er bekommt auch etwas geschenkt. Vielleicht hat er ja Angst vor der Nähe und der Intimität, die dann mehr Platz haben wird.

Das mag sein, aber dann hat das Paar ein nächstes Thema, was vielleicht schon lauernd darauf wartet, mal freigelegt zu werden. Ein neues Level. Doch Vorsicht: Schritt für Schritt, im Tempo des Paares.

Sagst du das dir oder mir?

Uns beiden. Du bist auch schnell im Kombinieren. Das Beispiel zeigt, wie überfordernd die Annahme sein kann, dass eine Paarbeziehung alle Themen dieser Welt bedienen muss.

Paare mit kleinen Kindern – Durchhalten!

Wenn Paare Kinder bekommen, rückt oft die Elternschaft in den Vordergrund und das Paarleben, ungestörte Zeit füreinander, Lust auf den anderen und Intimität treten für eine Weile in den Hintergrund. Die Paar-Zeit sollte nicht einschlafen, denn wenn sie ganz wegfällt, kann es später schwerer sein, sich wieder nahezukommen.

Wenn ich mit Paaren arbeite, die kleine Kinder haben, erlebe ich sie oft am Rande ihrer Kraft. Fast immer im Vorwurfsmodus und im Aufrechnen dessen, wer wann was vergessen hat, zu erledigen. Gefühlt alle Konten sind im Minus, die Akkus leer und einer hat immer das Gefühl, mehr zu investieren als der andere. Das Gefühl des Mangels hat das Kommando übernommen. In dieser Zeit gibt es oft zu wenig Schlaf, einer von beiden wird mehr arbeiten gehen müssen als der andere und die Frage nach dem Wert dessen, was getan werden muss, um als Familie zu überleben, ist eine uralte. Viele Paare bemühen sich um Gleichberechtigung, versuchen den Wert der Arbeit außer Haus genauso einzustufen wie den Wert der Arbeit im Haus. Doch es gelingt ihnen nicht. Die Dienstreise des Mannes wird gleichgesetzt mit individueller Freizeit. »Wieder bist du nicht da. Ich würde auch gerne mal verreisen. Nur für mich!«, lautet der

Vorwurf der Frau. Und die Zeit zu Hause mit den Kindern, Einkauf und Haushalt wird ebenfalls gleichgesetzt mit individueller Freizeit für die Frau. »Aber die Kinder sind doch vormittags in der Kita, da hast du doch Zeit für dich.« Jeder neidet dem anderen sein Leben und sehnt sich nach dem, was der andere vermeintlich hat. Zeit zu Hause, mit den Kindern aufwachen, sie von der Kita abholen. Eine Dienstreise, Himmel, muss das schön sein.

Dennoch, es muss eingekauft, aufgeräumt, gekocht und Wäsche gewaschen werden. Jeden Tag aufs Neue sieht die Wohnung chaotisch aus, auch wenn abends alles weggeräumt wurde. Kein Vergleich zu früher, als nur zwei Erwachsene die Wohnung geteilt haben. Es gibt kaum Zeit für sich selbst, geschweige denn für die Beziehung. Alles muss funktionieren und die Kinder stehen im Fokus der Familie. Parallel nimmt in dieser Zeit die eigene berufliche Entwicklung einen hohen Stellenwert ein. Schlimmstenfalls trifft der eigene Frust auf den Frust des Partners und wenn der eigene Stress auf den Partner projiziert wird, kracht es gewaltig. Nicht wenige Trennungen passieren in dieser Phase oder sind auf diese Phase zurückzuführen.

Paare, die in dieser Lebensphase in Beratung kommen, brauchen es, den Fokus mit der Therapeutin konsequent auf die Ressourcen zu legen. Auf etwas, was stärkt. Eigentlich sollte der Paar-Raum eine Tankstelle für gestresste Eltern sein, doch meistens gibt es den nicht mehr und er muss erst wiederbelebt werden.

Nützliche Fragen sind:

- »Was funktioniert momentan gut? Was soll so bleiben?«
- »Braucht ihr Stärkung auf der Elternebene oder der Paarebene?«
- »Was haltet ihr davon, wieder einzuführen, dass ihr euch neben dem Part als Eltern auch wieder als Mann und Frau sehen könnt?«
- »Wollt ihr wieder Komplimente und ein ehrlich gemeintes Danke hören?«
- »Wollt ihr schauen, dass ihr aus dem Minusgefühl wieder in ein Plusgefühl kommt?«

Fallvignette

Lea, 31, und Tom, 34, haben zwei kleine Kinder. Ein Baby, noch kein Jahr alt, und eine Dreijährige. Lea versucht, von zu Hause aus zu arbeiten. Sie ist selbstständige Grafikdesignerin und Tom ist Angestellter im mittleren Management. Das bedeutet, er hat lange Arbeitstage und verdient das Haupteinkommen der Familie. Lea sagt, sie schafft es gerade gar nicht zu arbeiten und ist darüber sehr frustriert. Beide sehen müde aus, versuchen vor mir die Fassung zu bewahren, doch lange halten sie nicht durch. Werfen sich gegenseitig vor, was nicht funktioniert. Werfen sich vor, wie es zu Hause aussieht. Werfen sich vor, dass der andere nicht sieht, was man alles macht.

Ihr Wunsch für die Paartherapie ist, wieder freundlicher miteinander umzugehen, und auch, dass sie wieder – wie früher – mehr Freunde sein können. »Früher«, sagte Lea, »war Tom mein bester Freund. Ich konnte ihm alles erzählen. Wie es mir geht, was gut war, was nicht gut war. Und heute habe ich das Gefühl, wenn ich ihm erzähle, wie schlecht es mir geht, muss er sofort einen draufsetzen und mir sagen, wie schlecht es ihm geht.« Und Tom erwidert: »Lea erwartet von mir etwas, was ich ihr nicht geben kann. Ich bin völlig ausgelaugt, wenn ich nach einem langen Arbeitstag nach Hause komme, und wenn ich mir dann noch anhören muss, wie schlecht es ihr gerade geht, platzt mir der Kragen und wir streiten. Ich würde gerne mit ihr tauschen, doch wir brauchen meinen Job. Jedenfalls momentan, irgendwann fasst Lea vielleicht Fuß und verdient viel mehr als ich, aber im Moment ist das kein Thema.« Beide nicken erschöpft.

Toni: Jetzt hast du nicht gesagt, dass sie sich anschauen sollen. Sie haben es dir erzählt, oder? Wann ist der richtige Zeitpunkt dafür, dass du sie aufforderst, sich anzuschauen und zu reden?

Wenn es sehr frustrierend ist, was sie erzählen, sollen sie es ruhig der Therapeutin sagen. Es sich sozusagen von der Seele reden. Jemand Drittem erzählen, denn wenn sie es schon wieder einander erzählen würden, wäre es das Gleiche wie immer. Ich erwidere höchstens: »Da geht es euch also ganz ähnlich. Ihr seid erschöpft, erwartet etwas vom anderen, was sie oder er euch gerade nicht geben kann, seid darüber frustriert und kommt aus diesem Mangel-Erleben nicht heraus.« Oft ernten wir dann ein Nicken. Erinnere dich an das Yes-Set. Viel Ja im Raum herstellen. Ja, so ist es gerade.

Okay. Wenn es um Lösungen geht oder der Kontakt wieder weicher wird, können sie auch wieder direkt miteinander reden.

Ja. Wenn zwei Menschen nur noch sehen, was alles nicht geht und was alles Kraft nimmt, fehlt die andere Seite des Pendels. Was ist gut? Was bekommen wir trotzdem hin? Das versuchen wir gemeinsam wieder zu etablieren, denn irgendwann haben sie sich mit diesen Augen gesehen: Du bist toll. Dich will ich.

Meistens sind das Sätze wie: »Ich glaube, ihr braucht beides. Einmal, euch davon zu erzählen, wie anstrengend der Tag war. Vielleicht könnt ihr dafür eine Zeit festlegen und dafür den Timer im Smartphone aktivieren: 15 Minuten, 5 Minuten, 2 Minuten für jeden? Und der andere hört nur zu. Nickt vielleicht, nimmt die Hand. Wie früher, als ihr noch mehr befreundet wart als jetzt. Aber nicht antworten, nur präsent sein. Und wenn ihr es euch erzählt, sagt es ohne Erwartungen an den anderen. Nur von der Seele reden. Das ist Punkt eins.«

»Fünf Minuten höchstens«, sagen beide wie aus der Pistole geschossen. »Viereinhalb?« Lea zwinkert Tom zu. Immerhin haben sie ihren Humor nicht verloren und sind neugierig auf Punkt zwei. »Andererseits, wenn du dabei meine Hände nimmst, kann es auch fünfzehn Minuten dauern.« Tom grinst Lea an.

»Also, zuerst Zeit finden, das Anstrengende von der Seele zu reden, und dabei im Kontakt sein, über die Augen, die Hände, was immer euch einfällt. Dann erzählt euch, wofür ihr dem anderen dankt, dass er es trotzdem (trotz der Anstrengungen) geschafft hat: einzukaufen, den Müll wegzubringen, die Kinder bettfertig zu machen. Was auch immer. Sagt mehr Danke. In dieser Phase des Lebens braucht ihr Komplimente, davon kann es nicht genug geben.«

Die Übungen müssen alltagstauglich sein, deshalb frage ich sehr genau nach, wann und wo das stattfinden kann. Wo gibt es Raum für sie beide? Lea und Tom haben lange gesucht und sich auf Freitag geeinigt. Da hat Tom früher Schluss von der Arbeit und sobald die Kinder im Bett sind, wollen sie die Zeit für sich reservieren. Sie haben sich darauf geeinigt, dass es als fester Termin in ihrem Kalender steht. Paar-Zeit. Tom und Lea.

Mit der Intervention hast du gleich zwei Räume gestärkt, den Wir-sind-Freunde-Raum und den Paar-Raum. Obwohl im Paar-Raum sicher noch mehr gehen könnte.

Du weißt ja, Step by Step. Sie haben ihre alte Freundschaft so betont, deshalb sollten sie sich erst wieder mehr als Freunde erleben. Manchmal sind die jungen Eltern so gestresst, dass als alltagstaugliche Intervention nur die Umarmung abgenickt wird. Einmal am

Tag bis zur Entspannung umarmen. Halten und gehalten werden. Ich dränge dann immer auf die mindestens 30 Sekunden, Tendenz länger, da dann erst das Bindungshormon aktiviert wird. David Schnarch (2019) sagt, dass eine echte Umarmung bis zur Entspannung schwerer vorzutäuschen ist als Lust beim Geschlechtsverkehr.

Arbeiten in Als-ob-Räumen

Wenn es um Themen geht wie: Wollen wir Kinder haben oder nicht? Sollen wir zusammenziehen oder nicht? Offene Beziehung leben oder nicht? Also immer, wenn Paare mit ihren Überlegungen nicht weiterkommen, alles hundertmal besprochen und durchdacht haben, können wir in den Therapiestunden einen neuen Erfahrungsraum öffnen. Räume, in die sie eher hineinspüren können als hineindenken.

> *Toni: Ganz kurz. Was ist mit denen, die nicht so gut ins Fühlen kommen, den rationalen Denkern?*

Die kannst du auch einladen, in diese Räume zu kommen, dann eben denkend. Wenn ihr ein gutes Verhältnis habt, kannst du auch ein bisschen provozieren: »Komm, tu so, als ob du dich da einfühlen könntest.« Das geht natürlich nur, wenn es liebevoll-provozierend gemeint ist und dein Gegenüber das auch so annehmen kann. Aber die Grundidee ist, Räume zu öffnen, wo alles da sein darf. Ob denken oder fühlen, alles darf sein.

Fallvignette

Michael, 51, und Marina, 37, sind seit zwei Jahren ein Paar. Als Michael die jüngere Marina kennenlernte, sagte er ihr gleich zu Beginn, dass Kinder in seiner weiteren Lebensplanung nicht vorgesehen seien. Wohl wissend, dass er sie wahrscheinlich direkt wieder verlieren könnte, wenn sie sich Kinder wünschen würde. »Ich wollte von Anfang an ehrlich sein.« Marina hatte für sich aufgegeben, einen passenden Partner zu finden, und das Kinderthema war ebenso weit weg. Das Glück, nun doch noch einen Menschen wie Michael gefunden zu haben, mit dem sie auf Augenhöhe durchs Leben gehen könnte, stand über allem. Sie lernten sich weiter kennen und beschäftigten sich doch immer mal wieder mit dem Kinderthema.

Selbst Michael kam mit seiner festen Absicht, keine Kinder in die Welt zu setzen, ins Schwanken.

Als sie in der Praxis saßen, war klar, dass sie wirklich alle Optionen durchgesprochen hatten. Zwei sehr reflektierte Menschen, die so ehrlich zu sich und zueinander waren, wie man es sich oft ersehnt, alles durfte sein. Nach dem Wunsch für die 1,5 Stunden gefragt, antworteten sie: »Wir wollen noch mal mit jemand Drittem in alle Ecken leuchten. Vielleicht haben wir etwas übersehen«, so Marina. »Und vielleicht können wir am Ende sagen, jetzt sind wir noch klarer, ohne dass heute eine Entscheidung fallen muss«, ergänzte Michael. Ich fragte nach, wie der aktuelle Stand mit dem Kinderthema sei. Michael sagte, dass er es sich nun doch vorstellen könne, mit Marina ein Kind zu haben, obwohl er so spät im Leben nie Vater werden wollte. Marina sagte, sie könne sich beides vorstellen. Ein Leben mit Kind, ein Leben ohne Kind.

Beide waren offen für alle Wege. Doch sie wollten die Entscheidung nicht dem Schicksal überlassen, indem sie zum Beispiel einfach die Verhütung weggelassen hätten. Dann hätte »Gott« oder wer auch immer »da oben« entschieden, ob Marina schwanger würde oder nicht. Sie wollten selbst entscheiden, welchen Weg sie einschlugen.

Also haben wir Als-ob-Räume erschaffen. Einen Raum für ein Leben mit Kind, den anderen Raum für ein Leben ohne Kind. Meistens hat man keine zwei realen Räume zur Verfügung, dann kann man den Praxisraum aufteilen in zwei oder mehr Bereiche. Je nachdem, was noch gebraucht wird (zum Beispiel ein Schicksals-Raum).

Die beiden entschieden sich, zuerst in den Ja-mit-Kind-Raum zu gehen. Mit einem Seil trennten sie den Bereich vom Rest des Raumes ab. Der Eintritt in den Raum wurde etwas zelebriert. So, als ob sie eine echte Entscheidung getroffen hätten. Meistens sage ich Sätze wie:

»Schließt für einen Moment die Augen und stellt euch vor, ihr geht nachher aus der Tür und habt euch ganz klar für ein Leben mit einem Kind entschieden. Fühlt es, das Ja in euch. Lasst euch darauf ein und erlaubt euch, für die nächste halbe Stunde in ein volles Ja zu gehen.« Während ich rede, nehmen sie sich an die Hand. Ein Lächeln huscht über ihre Gesichter, Marina rutscht näher zu Michael und er legt den Arm um sie. Beide antworten auf die Frage, wie es ihnen geht, dass sie froh sind, dass es endlich eine Entscheidung gibt, und ja, es würde sich gut anfühlen.

»Dann tretet ein in den Raum, denn in diesem Raum gibt es ein Kind. Nehmt stellvertretend ruhig ein Kissen für das Neugeborene und schaut mal, wo es seinen Platz zwischen euch findet.« So gehe ich mit ihnen durch zwei bis drei Lebensphasen. Wenn wir Platz haben, laufen sie den Lebensweg vorwärts, entlang an einem Seil. Wenn der Raum zu klein ist, rutschen sie nur wenige Zentimeter nach vorne und stellen sich alles vor ihrem inneren Auge vor. »Es ist fünf Jahre später. Schließt die Augen, wie seht ihr euch? Was tauchen für Bilder auf? Welche Themen? Was machen Herzschlag und Atmung? Wie geht's dem Körper?« Es geht um innere Bilder, Vorstellungen, Ängste und der Fokus geht auch immer wieder zum Körper, denn oft sind die inneren Bilder und das Körperwissen klüger als unsere Gedanken.

Bei den beiden zeigte sich schnell, dass das Glück in ihren Gesichtern vom Anfang bei jeder Etappe weniger wurde. »Es fühlt sich an wie ein gemeinsames Projekt, was wir schon irgendwie schaffen, aber ich habe die ganze Zeit meinen Blick auf Michael, als müsste ich mich auch um ihn sorgen«, bringt Melanie es auf den Punkt. Michael ergänzt: »Mir geht es ähnlich. Klar, wir rocken das Ganze, aber es fühlt sich nach Durchhalten an und meine Sorge ist auch immer, ob wir beide genug Raum für das Eigene haben.« Im letzten Schritt gehen wir in die Annahme, dass ihr Kind nun seinen eigenen Weg gehen wird und bleiben bei realistischen zwanzig Jahren. Beide atmen erleichtert auf. Es ist also zwanzig Jahre später. Michael wäre nun 71 Jahre und Melanie 57 Jahre.

In dem anderen Raum, dem Ja-für-ein-Leben-ohne-Kind-Raum beginnen wir ähnlich. »Stellt euch vor ... schließt die Augen, was tauchen für Bilder auf ...« Melanie weint erst einmal und sagt, dass sie eine sehr große Erschöpfung fühlt. »Es fällt so viel von mir ab. Dieses ganze Hadern, ob es richtig ist oder nicht. Endlich haben wir uns entschieden. Da ist einerseits eine große Erleichterung, aber auch eine große Trauer, weil ich mich davon verabschiede, eine Mutter zu sein.« Michael, der schon strahlt und viele Ideen hat, was sie nun beide zusammen machen werden, rudert zurück. Er sieht, dass seine Freundin gerade nicht mit neuen Ideen in die Welt ziehen kann. Melanie setzt sich hin, sie kann sich gerade nicht weiterbewegen. Michael setzt sich dazu. Pause. Sie können die Trauerphase nicht überspringen. Schritt für Schritt, erst das eine, dann das andere, und wie immer, der Körper ist klug. Die Seele ist klug. Melanies aufgestaute Tränen suchen sich ihren Weg und so weint sie erst einmal.

Beim nächsten Schritt: »Stellt euch vor, es ist drei Jahr später ...« ist sie längst wieder voller Energie und beide sehen sich mit funkelnden Augen an. An der Stelle zeigt sich, was manche Paartherapeuten die Projektphase nennen: Wenn in einer Beziehung alle Grundbedürfnisse erfüllt sind (Sicherheit, Verbundenheit, Liebe) braucht das Paar in der Regel etwas gemeinsames Drittes.

Bleiben wir noch ganz kurz bei Melanie und Michael. Sie überlegten an der Stelle, worauf sie Lust hätten, und sammelten Ideen (ein Jahr reisen, unterwegs arbeiten, etwas Gemeinsames aufbauen ...). Sie hatten tausend Ideen und wirkten im Vergleich zu dem anderen Weg viel lebendiger.

Toni: Heißt das, sie haben sich gegen ein Kind entschieden?

Na ja, sie nennen es anders. Sie haben sich für ein Leben ohne ein gemeinsames Kind entschieden. Das Kind gibt es ja noch gar nicht. Obwohl Michael meinte, dass er mit der kleinen Flamme, die da ganz weit hinten doch leuchtete, noch etwas machen muss. Sich verabschieden von der Idee, als Familie zu leben. Melanie nickte zu seinen Worten, sie ergänzte: »Ich muss mich auch verabschieden. Nicht muss, ich möchte. Ein Kind zu bekommen, wäre nicht meine Erfüllung. Nach dem Trauerprozess wird es sich leichter anfühlen. Aber ich brauche noch Zeit.«

Sie verabschiedeten sich mit der Idee, alles sacken zu lassen, dann endlich zu entscheiden und auch bei der Entscheidung zu bleiben. Das ewige Hin und Her würde ihnen alle Energie rauben. Jetzt hätten sie wirklich in alle Ecken geleuchtet.

Und weißt du, wie es weiterging? Ihre Entscheidung war ein Ja für das Leben ohne Kind. Und meinst du nicht, sie hat es ein kleines bisschen ihm zuliebe so entschieden?

Oh, nein. Melanies Gefühle in den beiden Als-ob-Räumen waren so authentisch und ehrlich, das nehme ich ihr alles ab. Nach dem ersten glücklichen Lächeln in ihren Gesichtern, als sie sich vorstellen sollten, sie hätten ein Baby, war ich mir so sicher, dass sie sich für den Weg mit einem Kind entscheiden würden. Pustekuchen, immer unsere Vorannahmen. Nur weil ich oder andere es lieben, Mutter zu sein, heißt das noch lange nicht, dass es für andere gilt. Unsere Werte und Vorstellungen sind Nebenschauplätze, um die geht es nicht. Erinnerst du dich noch an die weiße Wand vom Anfang? So ging es mir bei dem Paar. Immer, wenn ich in eigene Vorstellungen und Annahmen rutschte, holte ich mir die weiße Wand vor Augen. Nichts weiß ich über die beiden. Sie zeigen mir, wo es langgeht. Ich begleite sie nur. Ich erzähle gern dieses Beispiel, weil es mich so wunderbar herausgefordert hat, im Nichtwissen zu bleiben.

Das ist echt eine Herausforderung. Ich würde die ganze Zeit denken, dass es doch nicht sein kann, dass sie sich für ihn verbiegt.

Glaub mir, Melanie ist keine Frau, die sich verbiegt. Wäre in dem Prozess deutlicher geworden, dass sie ein Kind möchte und er nicht, hätten sie einen Weg gefunden. Sie hätte nicht darauf verzichtet.

Noch eine letzte Frage zum Fallbeispiel. Bist du mit Absicht nur in die beiden Räume gegangen? Du hättest ja auch einen Ambivalenz-Raum aufmachen können.

Gute Frage, manchmal macht das Sinn, aber die beiden wollten keinen dritten Raum, da sie schon so lange mit der Ambivalenz leben und wissen, wie sich das anfühlt.

Das heißt, du besprichst das mit dem Paar?

Ja, ich mache Vorschläge und schaue, was sie möchten. Manchmal ist es ja auch gut, noch in der Ambivalenz zu bleiben.

Wann denn?

Zum Beispiel, wenn ein langer Rattenschwanz an zusätzlichen Veränderungen an der Entscheidung hängt, weil man bei einer Entscheidung den anderen verlieren könnte, weil es Umzug bedeutet, weil es bedeutet, weniger Geld zu haben. Was auch immer. Schlicht, weil der Preis zu hoch sein könnte.

Und dann?

Ich finde, alles, was Paare auf den Tisch geholt und von allen Seiten beleuchtet haben, ist nicht mehr so bedrohlich. Meistens ist dann die Idee nützlich, Zeiten zu begrenzen. »Dann bleibt noch eine Weile in dem Zustand wie jetzt. Ihr wisst, was es bestenfalls bedeutet, sich zu entscheiden, und ihr wisst, was es schlimmstenfalls bedeutet. Wie viel Zeit wollt ihr euch noch geben? Zwei Monate? Ein halbes Jahr?«

Und dann überlegen sie, was es für ihr Leben heißt, und erst, wenn sie auch mit Schlechtestenfalls leben könnten, werden Entscheidungen getroffen.

Okay. Wenn also mein Freund unbedingt ein halbes Jahr reisen will und ich nicht, sollten wir den Mut haben, das Thema mal anzufassen? Bisher umschiffen wir es gekonnt.

Aber ja. Was ist deine Angst?

Dass er sich sauwohl fühlt. Ohne mich!

Du hast Angst, ihn zu verlieren.

Ja, und ich glaube, er hat die gleiche Angst. Aber du hast recht, diese Angst lauert sowieso in allen Ecken und wir sollten mal anfangen, darüber zu reden. Ich glaube nämlich, dass er längst unterwegs wäre, wenn es mich nicht gäbe. Nun gut, da werde ich meiner Angst mal ins Gesicht schauen.

19 Das gemeinsame Dritte – ein Dialog

Toni: Du warst vorhin kurz bei dem gemeinsamen Dritten stehengeblieben. Was hat es damit auf sich?

Am Ende der zweiten Phase einer Beziehung, du erinnerst dich?

Aber ja! Erst kommt die noch leicht instabile Verliebtheitsphase. Man geht im anderen auf und glaubt, sein passendes Pendant gefunden zu haben. Ich bin du! Du bist ich! Wir sind eins. Aber es ist noch unklar, wie alles weitergehen wird. Es gibt noch keine Sicherheit.

Danach, nachdem man die rosarote Brille abgesetzt hat, spürt man die ersten Macken des anderen. Blickt wieder nüchterner in die Welt und Phase zwei beginnt. Ach ja, sie heißt: Du bist anders! Wenn zwei Menschen es schaffen, die Andersartigkeit des anderen anzunehmen, oder sie zumindest als nicht so störend erleben, dass sie gleich wieder auseinandergehen, kommt der Wunsch nach einem nächsten Schritt.

Die Erweiterung der Partnerschaft

Es ist, als würde man sich immer weiter prüfen, und wenn erneut ein Ja entsteht, breitet man sich sozusagen aus. Die Partnerschaft wird um etwas Drittes erweitert. Etwas Drittes und Verbindendes.

Ein Grundthema in dieser Zeit der Beziehung ist die Entscheidung, ob die Paarebene um die Elternschaft erweitert und eine Familie gegründet werden oder die Paarbeziehung weiterhin exklusiv im Mittelpunkt des weiteren Lebens stehen soll.

Wird keine Familie gegründet oder ist es aus unterschiedlichen Gründen nicht möglich, kommen andere Überlegungen ins Spiel, die das gemeinsame Dritte verkörpern. Das können Reisen sein, ein Engagement in der Politik, Kultur, ein Ehrenamt, gemeinsame Fortbildungen, das Gründen einer Firma, das Anschaffen eines Hundes. Paare, die sich in ihrer Beziehung sicher, frei und verbunden fühlen, entwickeln oft äußerst kreative Ideen. Sie sprudeln förmlich.

Toni: Du sagst ja oft, wenn die Grundbedürfnisse, die man in einer Beziehung sucht, erfüllt sind, geht meistens was Neues los.

Stimmt, sonst wird es ja auch ein bisschen langweilig, oder? Und die Grundbedürfnisse sind oft Sicherheit, genug Freiraum für sich selbst und genug Liebe und Verbindendes.

Okay. Mich interessiert noch, was wichtig für den Beratungsprozess ist. Worauf sollten wir in der Rolle als Therapeuten achten?

In der Paartherapie sehen wir in der Regel die Paare, die unterschiedliche Auffassungen über die weitere Lebensplanung haben und keine gute Lösung dafür finden. Paare, bei denen es genau an dieser Stelle knirscht.

Unterschiedliche Lebenspläne ohne eine zündende Idee der Verbindung können bitter sein. Wenn der eine, zum Beispiel, davon träumt, im Ausland zu leben, und der andere sich das gar nicht vorstellen kann, bleibt oft nur die Trennung. Manche Paare versuchen das Unmögliche. Der, der eigentlich ins Ausland will, bleibt dem anderen zuliebe zu Hause oder andersherum. Der, der gar nicht wegwollte, stimmt dem Leben im Ausland zu. Oft verbiegt sich der eine, der nachgegeben hat, und zahlt womöglich einen zu hohen Preis, um die Beziehung zu retten. Der andere fühlt sich auch nicht wohl, wohl wissend, nun in der »Schuld« des anderen zu stehen.

Das fühlt sich schon beim Erzählen unfrei an. Das meinst du wahrscheinlich mit faulen Kompromissen?

Ja. Viele hoffen lange, bleiben weiter zusammen, weil der andere sich ja vielleicht doch noch für die eigene Idee umstimmen lässt. Arrangieren sich mit faulen Kompromissen. Nach dem Motto: Ich halte jetzt eine Weile mit dir im Ausland durch, aber dann kommst du mit mir nach Hause.

Verlorene Jahre, wenn du mich fragst.

Tja, du weißt ja, die Seele ist klug. Wenn beide sich nicht trennen können oder wollen, wird das Zusammenbleiben wohl einen (uns unbekannten) Sinn machen. Und: Entscheidungen treffen, wenn es um so wichtige Dinge wie die Liebe geht, fällt vielen Menschen schwer. Die Angst vor Veränderung, dem Verlust, dem Risiko. All die kleinen und großen Entscheidungen, die zusammen ein Leben ausmachen, wollen wohlüberlegt sein. Entscheidungen haben ihre eigene Geschwindigkeit, wir können nichts heraufbeschwören. Nichts verlangsamen oder beschleunigen. Alles wird zu gegebener Zeit passieren und manchmal kann man nur annehmen, was geschieht.

Ergänzend noch ein anderer Gedanke: Der Wunsch nach dem gemeinsamen Dritten klopft auch manchmal energisch an, obwohl es zum Beispiel Kinder (etwas Gemeinsames) gibt.

Ich erinnere mich an ein Paar, da waren die Kinder 12 und 14 Jahre alt. Die Frau, ich nenne sie mal Nina, war Ende dreißig und ihr Mann, Holger, Mitte vierzig, beide voll berufstätig. Ich erinnere mich nur noch daran, dass beide sagten, dass Nina in letzter Zeit so unzufrieden wäre. Unausgeglichen, schimpfte viel, stritt mit ihrem Mann bei jeder sich bietenden Gelegenheit. Beide wussten nicht so recht, was los war. Nina überlegte, ob sie sehr früh in die Wechseljahre käme und die Stimmungsschwankungen damit einhergingen. Sie probierte es mit Yoga, Meditation, meldete sich zu Weiterbildungen an und schmiss genervt alles wieder hin. Langsam ahnte ich, dass sie vielleicht etwas Neues mit ihrem Mann suchte, nicht nur für sich allein.

Ich stellte den beiden meine Hypothese vor und erklärte die Sache mit dem verbindenden Dritten. Sie nickte sofort und strahlte darüber, dass ihre Nörgelei nun einen Namen hatte. Er war zuerst erschrocken und dann dagegen. Etwas Neues mit ihm? Nein! Er liebte seine neue Freiheit, seit die Kinder größer waren. Endlich wieder genügend Zeit für sich selbst haben. Was für ein Luxus!

Und schon war es nicht mehr nur ihr Thema, ihre Unzufriedenheit, ihr Nörgeln. Wenn die Beziehung lebendig bleiben soll, müssen beide schauen, was sie mit ihren unterschiedlichen Bedürfnissen anstellen. Seinen Wunsch nach dem eigenen Freiraum und ihren Wunsch nach gemeinsamen Aktivitäten gilt es, unter einen Hut zu bringen.

Das heißt, hier war es aus therapeutischer Sicht wichtig zu erkennen, worum es gehen könnte.

Es war hilfreich zu wissen, was bei den beiden anstehen könnte. Welcher nächste, neue Schritt. Von wegen Wechseljahre!

Haben sie es hinbekommen?

Ja, sie haben lange gerungen, um aus dem Entweder-oder ein Sowohl-als-auch zu machen. Er hat eingewilligt, an einem Tanzkurs teilzunehmen, und für sie war es in Ordnung, dass er in der Woche mehr Zeit für sich haben würde als vorher. Der Tanzkurs war auf drei Monate begrenzt. Entweder sie fangen beide Feuer, lernen andere Tanzwütige kennen und entwickeln daraus ein neues Hobby, oder sie haben nach drei Monaten das Thema erneut auf dem Tisch.

Du sagst, manche kommen auch zur Paarberatung im Sinne von etwas gemeinsamem Dritten? Was heißt das?

Na ja, nicht, dass sie es so nennen würden. Aber ich erlebe oft, dass die Entscheidung, gemeinsam eine Paartherapie zu beginnen, der erste Schritt in Richtung »Wir machen was zusammen« ist oder auch dahingehend genutzt wird, das unsichtbare Dritte zu überprüfen.

Das unsichtbare Dritte

Was unbedingt zu dem gemeinsamen Dritten gehört, ist nicht nur die Erweiterung der Beziehung, also etwas Drittes dazuzunehmen, sondern auch der Blick darauf, auf welchem Boden das Ganze steht: das unsichtbare Dritte, denn ohne dieses unausgesprochene Einvernehmen wären zwei Menschen gar nicht zusammen.

Stell dir zwei Tennisspieler und ihr gemeinsames Spielfeld vor. Es wäre so, als würden wir uns zusammen in die Mitte begeben und schauen, was das gemeinsame Commitment der beiden Spieler ist. Sind sich beide einig, akzeptieren die Regeln, läuft das Spiel. Steigt einer aus dem ursprünglichen (in Beziehungen oft unausgesprochenen) Kontrakt aus oder ändert die Regeln, ändert sich alles. Ihr ganzes Leben. Der Boden bebt nicht nur, es kann zu tektonischen Verschiebungen kommen. Angenommen, ein Paar hat sich darauf geeinigt, monogam zu leben. Soweit beide das einhalten, ist alles gut. Doch dann steigt einer aus, meistens heimlich, weil die Regel ja Monogamie besagt. Beginnt eine Nebenbeziehung, hat sich in jemand anderen verliebt und schon fängt sich der gemeinsame Boden an zu verändern und der Ausgang ist ungewiss. Das Thema kann übrigens sehr schön in dem Film *American Beauty* (1999) von Sam Mendes mitverfolgt werden.

> *Toni: Alles klar. Ich glaube, zu diesem Thema habe ich keine weiteren Fragen mehr. Das Thema im Hinterkopf behalten, als Hypothese im Sinne von: »Kann es sein, dass …« anbieten. Bestenfalls kommt das Paar darüber ins Gespräch, sie handeln einen guten Kompromiss aus, oder sie machen so weiter wie bisher oder sie trennen sich. Und das mit dem gemeinsamen Boden oder Kontrakt ist auch noch mal wichtig zu wissen. Im Grunde kann man da immer wieder hingehen, um zu prüfen, ob der Boden noch trägt.*

Ja, wir können immer wieder in die Mitte des Spielfeldes gehen, um bei dem Bild zu bleiben. Bei diesem »Weitermachen wie bisher« ist der neue kleine Unterschied, dass sich beide ganz bewusst dafür entscheiden. Nicht: ES, das Leben macht mit uns, sondern WIR machen es (das Leben).

Meistens lohnt es sich, das »Wie bisher« zeitlich zu begrenzen:

- »Wie viel Zeit gebt ihr euch?«
- »Wie lange soll alles so bleiben wie bisher?«
- »Wann wollt ihr erneut draufschauen?«

Sie einigen sich auf ein Datum und dann prüfen sie später erneut, wie es ihnen mit den Themen geht. Das entspannt oft ungemein und sollten sie sich doch trennen, haben sie zumindest alles probiert, was ihnen eingefallen ist. Sich sogar Hilfe bei einem Therapeuten geholt.

20 Altlasten: Das habe ich dir nie verziehen!

Bei jedem Paar und jedem Termin können wir neu entscheiden, auf welcher Zeitebene wir arbeiten wollen. In der Vergangenheit, im Hier und Jetzt oder in der Zukunft. Manchmal sagen es die Paare direkt: Da gibt es noch ein Thema von früher, darüber würden wir gern reden. Dann ist die Zeitebene für die Therapeutin klar benannt.

Doch manchmal ist es nicht so offensichtlich und wir müssen genau zuhören und selbst den Vorschlag machen, das alte Thema hervorzuholen. Denn erst, wenn die alte Verletzung angeschaut wurde, gesäubert und versorgt ist, darf sich die Wunde schließen und heilen. Echtes Verzeihen ist etwas sehr Intimes. Darüber zu reden, was uns verletzt hat, öffnet den Selbstschutz und die inneren Grenzen. Wir zeigen uns unserem Partner, auch mit all unseren Schattenseiten.

Ähnlich wie in der Traumatherapie soll aus den alten Verletzungen des Paares eine erzählbare Geschichte entstehen, die ganz selbstverständlich zur Entwicklung des Paares gehört.

Lebensflussmodell – zurück ins Damals

Fallvignette

Peter, 53 Jahre, und Susanne, 51 Jahre. Sie sind seit zwanzig Jahren ein Paar, waren vor zehn Jahren für ein Jahr getrennt, haben diverse Krisen allein gemeistert und sich immer wieder zusammengerauft. Ihre zwei gemeinsamen Kinder sind 17 und 13 Jahre alt. Als sie sich für eine Paartherapie angemeldet haben, waren beide erschöpft, und Susanne sagte, dass sie jemand Drittes bräuchten, der ihre Diskussionen steuert. Sie wären beide müde von den ewig gleichen Themen. Die Hauptvorwürfe, die wir in der zweiten Stunde herausgearbeitet hatten, waren folgende:

- Susanne an Peter – »Wenn es drauf ankommt, bist du nicht da!«
- Peters Vorwurf an Susanne – »Du verstehst mich nicht!«

Aktuell ging es darum, dass Peter wegen immer wiederkehrender Rückenschmerzen arbeitsunfähig war. Seine Idee, sich eine Pause zu gönnen und eine Weile zu verreisen, brachte Susanne auf die Palme.

Peter: »Susanne, das ist kein Vorschlag, der gegen dich geht, sondern einer für mich. Ich brauche Tapetenwechsel, muss mal raus, will das Ganze mit Massagen, Bewegung, Rückenübungen kombinieren. Zu Hause komme ich zu nichts und ...«

»Was? – Und?«, blitzt sie ihn an.

»Ich habe große Angst, nicht mehr gesund zu werden. Nie mehr.« Peter lehnt sich nach dem letzten Satz zurück, drückt die aufschießenden Tränen weg und weiß nicht, wohin mit seinen Händen. Mal setzt er sich darauf, mal spielt er mit einem Stift.

Susanne seufzt. »Totschlagargumente. Was soll ich jetzt noch sagen? Natürlich musst du nun diese Reise machen. Immer dann, wenn auch bei mir was ansteht, bist du nicht da. Lässt mich alleine. Immer bist du wichtiger!« Aufgewühlt lehnt sie sich ebenfalls zurück. »Ich weiß, das klingt ungerecht«, sagt sie zu mir. »Der arme Mann ist ja krank.«

»Was steht bei dir an, Susanne«, frage ich nach. »Ich habe mich für eine Weiterbildung angemeldet, die auch Reisen beinhaltet. Ich interessiere mich für Archäologie. Ausgrabungsstätten und so Zeugs. Aber wenn Peter jetzt wegfährt, kann ich nicht auch noch wegfahren. Immerhin haben wir noch zwei Kinder und ich habe keine Argumente für mein Reisen, außer dass es mich interessiert.« Ihre Emotionen wechseln zwischen Wut auf Peter und Tränen für sich selbst hin und her.

»Susanne, du sagtest vorhin den Satz: Immer bist du wichtiger? Was meinst du damit?« Sie seufzt und winkt ab. »Alte Geschichten.« Die beiden wechseln Blicke und Peter schaut verschämt nach unten.

»Was ist mit den alten Geschichten? Manchmal muss man noch mal zurück und das Alte anschauen, mit dem Ziel, es zu verabschieden. Es gut sein zu lassen. Zu verzeihen.« Peter nickt. Susanne weint.

»Ich würde euch gern zu einer Übung einladen, die das Vergangene mit dem Aktuellen und der Zukunft verbindet. Lasst uns aufstehen und im Raum Platz machen. Wir brauchen viel Platz.« Die beiden stimmen zu und scheinen froh zu sein, etwas tun zu können.

»Sucht euch aus dem Haufen Seile jeder eins aus und dann geht zeitlich zum Beginn eurer Beziehung. Wo im Raum soll der Beginn sein? Welches Jahr haben wir dort? Gut, ihr startet im Jahr 1999. Und dann stellt euch vor, die Seile symbolisieren eure Beziehung. Legt sie so nebeneinander, wie nah oder fern ihr euch in eurer Beziehung damals gefühlt habt. Von Beginn an, bis jetzt. Das ist der erste Schritt. Ihr dürft euch austauschen, aber nicht dem anderen zuliebe die Abstände verändern. Bleibt bei euch.« Während die beiden anfangen, markiere ich im Raum die Stelle, wo das Hier und Jetzt ist. In der Regel kommen die Paare gut ins Reden, erinnern sich und legen parallel die Seile. »Nein, das war später. Echt, so weit weg legst du das Seil? Hier waren wir uns wieder nahe. Also, ich habe mich wieder näher gefühlt. Oh je, hier war unsere Trennung.« Wenn sie im aktuellen Jahr angekommen sind, ermuntere ich sie, zurückzublicken und kurz innezuhalten. »Die ganzen Jahre habt ihr schon gemeistert. Ihr seht, es gab Zeiten, da wart ihr euch sehr nahe, und Zeiten, da wart ihr weit voneinander entfernt. Jetzt geht euer Seil noch einmal ab und markiert die Stellen, wo es noch alte Verletzungen gibt, die noch nicht verheilt sind. Da, wo es immer noch schmerzt, wenn ihr daran zurückdenkt. Die Stellen, die auch ins heutige Leben hineinspielen. Ihr müsst nicht darüber reden, sie nur markieren. Mit einem Zettel, einem Stein, einem Taschentuch, mit allem, was ihr im Raum findet.«

Susanne markiert drei Punkte mit Steinen auf dem Seil, Peter einen.

»Meine Einladung ist, über einen der Steine zu reden. Welchen? Welcher hat mit dem aktuellen Thema zu tun?« Sie schauen sich an, fast schüchtern. »Die ersten Steine auf dem Seil«, antwortet Peter und nimmt Susannes Hand. »Da haben wir ja beide einen liegen und ich glaube, jetzt schaffen wir das.« Susanne nickt.

»Dann lasst uns dahin gehen. Stellt euch gegenüber, jeder auf seine Seite des Seiles. Schließt für einen Moment die Augen und erinnert euch. Holt euch die Zeit noch einmal her. In welchem Jahr seid ihr? Wie habt ihr gelebt? Wie ausgesehen? Und dann erzählt euch abwechselnd, was damals los war, was euch beschäftigt hat, was eure Sehnsüchte waren, und erzählt nur von euch. Davon, wie es euch ging. Erzählt es dem anderen und benennt den Schmerz. Benennt die Verletzungen. Wer fängt an?« Sie einigen sich darauf, dass Susanne beginnt. Sie erzählt, dass sie gar nicht lange nachdenken muss, die Situation ist sofort da. Sie war jung, hatte gerade den Kontakt mit ihren Eltern abgebrochen, war seit einigen Monaten mit Peter zusammen und schwanger. Obwohl der Geburtstermin feststand, hatte Peter eine Indienreise angetreten und war zur Geburt nicht da.

»Da hast du mich das erste Mal im Stich gelassen.« Sie schaut ihm offen ins Gesicht. »Ich war so allein wie selten in meinem Leben.« Sie schluchzt bei der Erinnerung. Ihr Körper schüttelt sich, zittert. Peter kommt auf ihre Seite und nimmt sie in den Arm. Als sie sich beruhigt hat, geht er zurück auf seine Seite des Seiles, in seine damalige Welt und erzählt. Davon, wie jung er war, süchtig danach, diese Reise mit seinem Vater, einem erfahrenen Journalisten, zu machen. »Ich wollte so sein wie er, mehr als alles andere. Es tut mir so leid, Susanne. Das war der größte Fehler meines Lebens. Das würde ich heute anders entscheiden, auch wenn mein Vater das nicht verstehen würde. Damals wartete ich ständig auf seine Anerkennung, die dann doch nie kam.«

Sie bleiben noch eine Weile so stehen, lassen die Emotionen abklingen. Ich frage, ob es noch mehr zu dem Teil ihrer Geschichte zu erzählen gibt. Etwas, was der andere wissen soll. Sie verneinen und dann kommt der letzte Teil der Aufgabe: »Peter. Kannst du Susanne anschauen und sie bitten, dir zu verzeihen?« Es fällt ihm schwer, aber nach einer Weile schafft er den Satz. »Susanne, ich weiß, es war falsch. Wirklich falsch und ich kann es nicht mehr rückgängig machen. Bitte. Kannst du mir diesen Fehler verzeihen?« Sie schauen sich in die verweinten Augen. Ich wende mich an Susanne. »Susanne, und nur, wenn du ihm ehrlichen Herzens verzeihen kannst, kannst du bei seiner Bitte mit Ja antworten.« Sie schließt die Augen, atmet tief ein und aus. Dann sucht sie seinen Blick. »Ja, heute kann ich dir das verzeihen.« Sie nehmen sich noch einmal in den Arm, weinen beide und ich frage sie, ob sie die beiden Steine von der Beziehungslinie wegnehmen können, ob das schon passt. Ob sie einen Punkt zu diesem Thema machen können? Oder nur ein Komma? »Ich versuche den Punkt«, sagt Susanne. »Irgendwann muss es auch mal gut sein.«

Abschließend gehen wir aus der Vergangenheit zurück in den Hier-und-Jetzt-Raum.

»Und wenn ich ihm das nicht hätte verzeihen können?«, fragt Susanne später nach. »Dann wäre die nächste Frage, was du brauchst, um mit der Geschichte, die zu eurem Leben gehört, Frieden schließen zu können. Und wenn du sagen würdest, dass du das nie und nimmer verzeihen kannst, wäre die nächste Frage an euch beide, ob ihr damit leben könnt. Wenn man nicht verzeihen kann, bleibt der andere, also Peter, ewig in deiner Schuld. Verzeihen öffnet den Weg zu einer Weiterentwicklung und nur so könnt ihr die euch blockierenden Rollen von Opfer und Täter verlassen.«

»Peter ist kein Täter«, sagt Susanne milde und sucht den Blick ihres Mannes.

Erst nach diesem Prozess ist es möglich, auf das aktuelle Thema zu schauen, ohne die Last des Vergangenen mitzuschleppen. Nun gilt es, für die aktuelle Situation einen guten Kompromiss zu finden.

Die Methode ist angelehnt an das Lebensflussmodell von Peter Nemetscheck (Nemetschek u. Theuretzbachner 2009), das in seinen Büchern ausführlich und mit vielen Praxis-Beispielen beschrieben wird. Es kann wunderbar für Paare abgewandelt werden. Die Seile verdeutlichen bildlich die Beziehungsjahre im Raum. Vom Hier und Jetzt ausgehend, kann man in die Zukunft schauen und »nach vorne« arbeiten, bei den aktuellen Themen im Jetzt bleiben oder einen Blick in die Vergangenheit werfen.

Toni: Das war jetzt aber keine Ressourcenarbeit, oder?

Nein. Das war Aufräumen! Nur wenn die alten Themen von den neuen entkoppelt werden, finden die Paare einen Umgang damit. Die Last, die sie mit sich herumschleppen, wird leichter und das neue aktuelle Thema, um das gestritten wird, ist dann nur das neue Thema – ohne die Altlasten.

Das leuchtet ein, denn was damals war, müsste eigentlich im Damals geklärt werden. Das haben sie verpasst und so schleppen sie das Alte immer mit sich herum und es wirkt im Untergrund weiter.

Das stimmt. Nicht darüber zu reden, heißt nicht, dass es nicht da ist und wirkt. Aber zu deiner Frage nach den Ressourcen. Man kann auch mithilfe der Seile und dem Blick zurück danach fragen, wie sie das geschafft haben. Was war hilfreich? Wer war hilfreich? Und schon hast du die Ressourcen mit dabei.

Und noch eine Frage zu Gerechtigkeit und einem Schuldenausgleich in Paarbeziehungen. Meinst du, alles gleicht sich irgendwann aus?

Gute Frage und schwierig zu beantworten. Bei Arnold Retzer (2005, 2019) habe ich (sinngemäß) gelesen, dass es in intimen Beziehungen kein objektives Maß für die Größe der Schuld und die Größe des Ausgleichs gibt. Das verhandelt das Paar und oft erleben wir Paarberater bei unserer Arbeit, wie bitter und vehement Paare um vermeintlich berechtigte Ansprüche streiten, spätestens nach der Trennung. Offensichtlich geht es dann zwar um die Kinder, den Unterhalt, das Geld, die Möbel, das Auto, Immobilien. Weniger offensichtlich geht es um verletzte Emotionen. Angst, Hilflosigkeit, Enttäuschung, Trauer, Ohnmacht. Doch die Furcht, sich diesen Emotionen zuzuwenden, ist so groß, dass es leichter ist, in den Kampf zu ziehen. Kämpfen ist etwas Aktives, da habe ich etwas in der Hand. Wenn ich kämpfe, kann ich wirksam sein.

Vielleicht ist es umso wichtiger, in den Paartherapien mindestens einmal den Blick zurückzuwerfen. Eher präventiv, als Standardfrage, um es nicht zu vergessen. Dadurch können in einigermaßen guten Zeiten die alten Verletzungen heilen.

Gute Idee. Alles, was heilen darf, ist gut. Immer. Ansonsten bleiben wir auf ungute Weise an die Vergangenheit gefesselt.

Der Weg des Verzeihens

Verzeihen in Paarbeziehungen ist ein komplexer psychologischer Prozess und der Verzicht auf Vergeltung. Ich verzeihe dir, sollte man sagen, wenn man bereit ist, das Geschehene ruhen zu lassen und neu anzufangen. Wenn ich anderen verzeihen möchte, muss ich zunächst mir selbst verzeihen können. Michel Cöllen (2017) beschreibt fünf Schritte, die ein ehrliches Verzeihen braucht, denn oft reicht es nicht aus, Blumen mitzubringen, »Sorry« zu murmeln und zur Tagesordnung überzugehen:

1) den Schmerz benennen
2) erkennen, wie es zur Verletzung gekommen ist
3) über Kränkungsmuster aus der Kindheit reden
4) den anderen um Verzeihung bitten
5) kreative Veränderung (anderes Verhalten).

Natürlich hat Verzeihen auch Grenzen. Wenn jemand immer wieder fremdgeht oder wiederholt gewalttätig wird, ist es wichtig, nicht zu verzeihen und stattdessen eine klare Grenze zu ziehen. Wenn ich feststelle, dass ich so verletzt wurde und meine Integrität und Identität Schaden genommen haben, muss ich mich trennen, um gesund zu bleiben.

Die Praxis der Vergebung

Bleiben wir bei Arnold Retzer (2005, 2019), denn von ihm stammt folgende Übung zum Thema Vergeben, die ich gerne in der Praxis anwende. Vergeben kommt von Gabe. Der Vergebende macht dem »Schuldigen« ein Geschenk.

Die Klienten schreiben bis zum nächsten Termin auf, welche Ansprüche sie an ihren Partner haben. Sozusagen ein Schuldenregister.

Viele Klienten beschreiben, wie erschreckend und gleichzeitig erhellend es ist, das einmal aufzuschreiben. Es befreit noch nicht von der Annahme, dass der eine dem anderen etwas schuldig ist, doch es führt vor Augen, wo man selbst steht. An welchen Situationen man festhält, welche man loslassen kann.

Die Idee ist, das später zu vernichten, zu verbrennen, zu vergraben, in einen Fluss zu setzen. Retzer gibt den Klienten den Impuls mit, dass sie schon spüren werden, wenn es soweit ist, das Aufgeschriebene zu vernichten. Er betont, dass Zaudern und Zögern notwendig sind, weil völlig offen bleibt, was danach passieren wird. Vielleicht ist es das Ende der Beziehung, vielleicht ist es ein Neuanfang. Die Autonomie der Entscheidung soll unterstrichen werden, denn die Verknotung von Schuld, Sühne, Wiedergutmachung und Rache wird aufgehoben.

Mit dieser Übung kann sehr viel variiert werden:

1) Jeder macht sie für sich.
2) Beide erzählen sich davon, auch davon, was sie schon loslassen können, was noch nicht.
3) Die Ansprüche können in drei »Körbe« verteilt werden:
   - Korb 1: Da kann ich großzügig sein. Ist vergeben und vergessen. Kann ausgesprochen werden oder auch nicht.
   - Korb 2: Das möchte ich wenigsten einmal aussprechen. Ich brauche nur sein Zuhören.
   - Korb 3: Das kann ich nicht vergeben und verzeihen. Hier muss ich schauen, was ich da brauche.

Die Klienten sind kreativ, manche behalten einen Teil des Zettels, der andere Teil wird vernichtet. Manches wird vergeben. Manches (noch) nicht. Es ist eine hilfreiche Übung, um über die Kunst des Vergebens ins Gespräch zu kommen. Und die Frage, was die eigene Seele zum Verzeihen braucht, führt wunderbar zurück in die Selbstverantwortung.

Toni: Da fällt mir gleich ein Paar ein, mit dem ich die Übung machen kann. Sie haben zwei kleine Kinder, gehen beide arbeiten und die Frau ist eine Perfektionistin, er ist eher der Surfer-Typ, so ein freier, wilder. Ich weiß nie, wie ich ihr klarmachen soll, dass sie zu viel will. Zu viel von den Kindern, von ihrem Partner, von sich selbst. Ständig hält sie ihm vor, was sie alles machen muss, und er würde das Leben genießen.

Da scheint auch noch ein anderes Phänomen der aktuellen Zeit mit drinzustecken: Die Eltern überfordern sich gnadenlos mit eigenen Ansprüchen. Zum Entladen ihrer inneren Anspannung schießen sie dann in die Richtung des Partners. Du musst gut schauen, ob die »Schuldschein-Übung« momentan Öl ins Feuer gießen oder den beiden Entspannung bringen könnte. Und du solltest auch aufpassen, dich nicht zu sehr an die Seite des Mannes zu stellen. Es klingt so, als ob du ihn mehr verstehen kannst.

Ja, ihn verstehe ich gut, momentan besser als sie. Es wechselt immer wieder. Aber du hast recht. Ich fürchte, die Übung würde aktuell Öl ins Feuer gießen, und ich glaube, sie ahnt, dass ich ihn bei den aktuellen Diskussionen besser verstehe. Das heißt, ich muss gut schauen, wann so eine Übung passt.

Ja, und verzeihen oder vergeben können, ist ein reifer Akt, denn er bedeutet, dass ich meine Ansprüche an den anderen und an mich selbst aufgebe. Das geht nicht so leicht in der Lebensphase mit kleinen Kindern, wenn das Leben so vollgepackt ist. Probiere den Perspektivwechsel, lass sie in die Rolle des anderen schlüpfen und Vorschläge zur Entspannung machen. Oder erkläre ihnen die Übung auf einer Metaebene, dann können sie selbst entscheiden, ob sie sie machen möchten. Aber ganz wichtig, vor allen Methoden: Du brauchst einen guten Draht zu beiden. Und manchmal sind es die zutiefst menschlichen Kommentare, die hängenbleiben, nicht die Methoden. Sätze wie:

- »Da kann ich gut mitfühlen.«
- »Was du beschreibst, klingt wirklich nach einem Zuviel.«
- »Das kann ich gut verstehen.«
- »Puh, erst mal durchatmen.«
- »Was für ein Schicksalsschlag.«

Das stimmt, das kann ich ihr auch geben.

Und noch eine andere Frage, das beobachte ich gerade bei meinen Eltern: Meine Mutter hat das starke Gefühl, dass sie jetzt dran ist zu leben, denn sie hat sich für Familie und die Karriere ihres Mannes ein Leben lang zurückgenommen. Eigentlich müsste mein Vater sie jetzt ziehen lassen, oder?

Wenn das ihre Abmachung war, wäre es nur gerecht.

Aber jetzt ist er arbeitslos geworden, depressiv und sie traut sich nicht, ihn alleine zu lassen. Das Leben ist in ihren Augen so verdammt ungerecht, oder? Er schuldet ihr doch wirklich etwas. Wie kommen sie da raus? Ich habe Angst, dass der Hass auf die Ungerechtigkeit (und auf ihn) meine Mutter zerfrisst, und nie im Leben könnte sie ihren Anspruch einfach loslassen und ihm vergeben.

Deine Mutter hat dennoch verschiedene Möglichkeiten. Zuerst müssten beide darüber reden, Krankheit hin oder her. Sich mit ihren Bedürfnissen zumuten. Und dann könnte deine Mutter schauen, wie sie sich trotz der Depression deines Vaters ihre Freiräume nimmt. Nicht Entweder-oder, er oder ich, sondern wieder Sowohl-als-auch, er und auch ich. Die große Kunst ist es, sein Lebensglück nicht an verpasste Träume zu hängen. Ich weiß, das ist nicht so einfach. Doch sie ist jetzt gefordert, dem »Schicksal« nicht ihre weiteren Lebensjahre in die Hand zu geben, sondern zu sprechen.

21 Kompromisse: Der Beziehung zuliebe

Oft heißt es: Beziehungen sind ein ewiges Abgleichen, ob es sich lohnt, den eigenen Bedürfnissen zu folgen, oder ob der Beziehung zuliebe auf das Eigene verzichtet wird. Wenn ich heute Abend ohne Absprache ausgehe, ist das für den anderen in Ordnung? Ich werde dieses Mal nicht mit zu seinen Eltern fahren. Liebt er mich trotzdem? Am Wochenende würde ich so gerne einen Tag abhängen, Serien schauen und im Schlafanzug bleiben. Macht er dann seine Radtour alleine, hat er einen Freund, der einspringt? Wie sieht er mich dann?

Meinungsverschiedenheiten sind in einer Beziehung nichts Außergewöhnliches, denn es gibt keine zwei Menschen, die genau gleich denken und fühlen, die stets und ständig die gleichen Bedürfnisse haben, und das ist auch gut so.

Kompromisse einzugehen, ist für eine Partnerschaft essenziell, und wenn die Mischung aus Geben und Nehmen stimmt und sich beide auf Augenhöhe begegnen, klappen die Kompromisse wie von selbst. Und ja, es ist eine Kunst, eine gute Balance zwischen dem Eingehen eines Kompromisses (der Beziehung zuliebe) und dem Durchsetzen der eigenen Bedürfnisse (mir zuliebe) zu finden.

Gute Kompromisse

Die Kompromissbereitschaft ist entgegen der weitverbreiteten Annahme, dass Frauen schneller Kompromisse eingehen als Männer, keine Frage des Geschlechts, sondern der Persönlichkeit. Die Harmonie in der Partnerschaft hängt maßgeblich davon ab, wie ausgeprägt das Dominanzverhalten beziehungsweise die Großzügigkeit beider Partner ist. Im Idealfall finden sie eine Lösung, die beide zufriedenstellt, auch wenn sie auf etwas verzichten müssen. Keiner von beiden bleibt dem anderen etwas schuldig.

Aber ist das dann noch Liebe? Es klingt wie ein Tauschhandel: Wenn du verzichtest, verzichte ich auch. Ein ewiges Halbe-halbe. Der Volksmund sagt: Liebe schenkt. Vernunft tauscht.

Viele Menschen ersehnen sich eine Liebesheirat, keine Vernunftehe, doch an dieser Stelle hilft schon ein kleiner Haltungswechsel, den wir zur Verfügung stellen können: »Vielleicht können Sie es folgendermaßen sehen: Bei einem Tauschgeschäft wird mal Ihr Wunsch erfüllt und mal der Ihrer Frau. Aber ganz wichtig: die darunterliegende Botschaft ist, dass Ihnen Ihre Ehe so wichtig ist, dass Sie auch mal verzichten. Das ist Liebe.«

Wir bauen eine Brücke. Wertschätzen das Vernünftige und betten es in Liebe.

Schlechte Kompromisse

Bei schlechten Kompromissen geht es einem von beiden oder beiden nicht gut. Man hat sich dem anderen zuliebe zu sehr verbogen, sich zu sehr von den eigenen Bedürfnissen entfernt.

Fallvignette

Laura und Tim sind seit zwei Jahren ein Paar. Sie ist Ende zwanzig und er ist Mitte dreißig. Beide hadern damit, schon so früh in ihrer Beziehung zu einer Paartherapie gehen zu müssen, doch sie stecken fest und brauchen einen neuen Impuls. Laura kommt mit Tims penibler Ordnung in seiner Wohnung nicht klar und umgedreht findet Tim Lauras Wohnung zu unaufgeräumt. Beide fühlen sich in dem jeweils anderen Wohnraum nicht wohl.

»Wenn ich in deine Wohnung komme, halte ich vor Anspannung, irgendeine Dreckspur zu hinterlassen, die Luft an«, sagt Laura zu Tim und er kontert: »Bei dir weiß ich gar nicht, wo ich mich hinsetzen soll, alles ist voller Klamotten. In der Küche stapelt sich das schmutzige Geschirr. Ich muss abwaschen, wenn ich eine Tasse Kaffee mit dir trinken will.«

Erstaunlich ist, dass sie sich so angiften, dass man glauben könnte, das Ende der Beziehung stehe unmittelbar bevor. Doch im nächsten Augenblick lächeln sie sich wieder an.

Ihre vergangene Lösung war, dass Laura sich mehr bei Tim aufgehalten hat, da es bei ihr wirklich zu chaotisch sei, wie sie einräumte. Tim war das nach mehreren Wochen zu viel, da Laura inzwischen Berge von Klamotten in seine Wohnung geschleppt hatte und er jedes Mal viel Zeit in das Aufräumen investieren musste, bis die Räume wieder seine Klarheit hatten. Er hatte sie gebeten, weniger zu ihm zu kommen, und Laura fühlte sich weggeschoben. Ihrer

Meinung nach war das schon ein Zugeständnis an ihre Beziehung, dass sie ständig zu ihm gekommen sei, obwohl sie sich bei ihm nicht wohlfühle. Seiner Meinung nach hatte er es jetzt lange genug ausgehalten, ihr Chaos zu ertragen. Beide hatten also schon Zugeständnisse gemacht und trotzdem fühlten sie sich nicht wohler. Seit mehr als drei Wochen hatten sie sich gegenseitig nicht besucht. Sie hatten sich verrannt.

Beide haben zwar auf etwas verzichtet, doch der Verzicht hat nicht zur Lösung des Problems beigetragen. Ein schlechter Kompromiss. Beider Wunsch in der Therapie war, eine andere Lösung zu finden, da sie deswegen, wegen dieser blöden Ordnungsgeschichte, wie sie sagten, ihre Beziehung nicht aufs Spiel setzen wollten.

Auf therapeutischer Ebene ist es wichtig, die Unterschiedlichkeit noch einmal zu betonen und den Raum für Kompromissangebote zu öffnen. »Beim Thema Ordnung–Unordnung steht ihr also an sehr unterschiedlichen Polen. Lasst uns symbolisch etwas aus dem Raum für eure Beziehung finden, das stellen wir dann zwischen euch.« Das Externalisieren der Beziehung soll verdeutlichen, dass es neben den individuellen Wünschen etwas braucht, was die Beziehung am Leben hält. Beharren beide auf ihren Standpunkten, stirbt die Beziehung. Sie entscheiden sich für ein buntes Kissen und legen es zwischen sich.

Um den Wunsch des anderen zu fühlen, kann es sinnvoll sein, die Plätze und die Perspektive zu wechseln. Doch die beiden konnten sich gut in das Bedürfnis des anderen einfühlen, sodass sie gleich in die Diskussion einstiegen.

»Stellt euch vor, dieses bunte Kissen braucht, um nicht zu verblassen, eine Idee von euch. Was könntet ihr in Bezug auf euer Thema Ordnung–Unordnung vorschlagen? Worauf könntet ihr verzichten? Was würdet ihr, dem anderen und der Beziehung zuliebe, anbieten?« Wir starren alle drei eine Weile auf das bunte Kissen, ihre Beziehung.

Laura: »Ich könnte versuchen, eine Woche bei Tim zu leben und die Wohnsituation einfach mal auszuhalten. Ich glaube, bei mir geht es im Leben immer wieder um das Aushalten. Ich renne zu schnell weg.«

Tim: »Sorry, Laura. Ich will nicht, dass du dich quälst. Mein Angebot wäre, Zonen in der Wohnung zu markieren, wo du dich ausbreiten kannst und wo nicht.«

Laura: »Ich könnte versuchen, in meiner Wohnung wenigstens die Küche in Ordnung zu halten, oder mir endlich einen Geschirrspüler kaufen.« Sie überlegt: »Oder ist es sinnvoller, lieber das Schlafzimmer in Ordnung zu halten? Also einen Raum in meiner Wohnung, der aufgeräumt ist.«

Tim: »Ich weiß, du hast wenig Geld. Ich würde den Geschirrspüler sponsern, da hätten wir beide was davon.«

Sie hatten unendlich viele Ideen und einigten sich darauf, die Variante mit den freien Zonen für den anderen auszuprobieren und einen Geschirrspüler zu kaufen. Da beide auch eine gute Portion Humor hatten, wurde das Thema wieder leichter.

Toni: Du hast nicht nachgeforscht, weshalb er so superordentlich ist und sie so chaotisch-unordentlich und auch nicht, was es mit dem Aushalten auf sich hat.

Nein, das war nicht der Auftrag. Nicht ihr Wunsch. Diese Themen kamen irgendwann in späteren Stunden. Sie brauchten zunächst eine Idee für jetzt. Sofort. Einen lebbaren Kompromiss. Tim sagte, dass seine Eltern nie etwas weggeschmissen hätten. Alles war voller Zeugs. Er wäre fast erstickt. Deshalb seine Sehnsucht nach Klarheit, Ordnung und Minimalismus. Laura erzählte, dass sie in ihrem Leben immer alles durchorganisieren musste. In ihr herrsche große Klarheit und sie empfindet ihr Zuhause als einen Ort des Loslassens, ein für sie notwendiges Gegenprogramm.

Ich nehme an, wenn beide mehr verstehen, warum der andere so tickt, wie er tickt, wächst das Verständnis füreinander?

Sie kamen gut klar mit dem Kompromiss, den sie gefunden hatten, und dennoch wird es ein Thema für die beiden bleiben, einfach deshalb, weil sie da so unterschiedlich sind. Und wichtig finde ich noch den Gedanken, dass Kompromisse von Zeit zu Zeit überprüft werden müssen. Stimmen sie noch? Passt das noch, was wir vor Jahren abgesprochen haben? Es ist gut, die Paare zu ermuntern, sich ihre Absprachen anzuschauen und anzupassen.

Wo sollten Paare besser keine Kompromisse eingehen?

Besser keine Kompromisse

Es ist notwendig, genau hinzuschauen, wo man kompromissbereit ist und wo nicht, und jeder Mensch entscheidet allein, wie weit er sich von dem eigenen Ideal entfernen möchte. In folgenden Bereichen darf man kompromisslos sein:

1) *bei der eigenen Persönlichkeit*
   Beispielsweise bei dem, wie sich jemand anzieht, wie er lacht, wie laut sie ist, wie sie tanzt, wie wenig er diskutiert. Alles, was zu sehr in die Veränderung des eigenen Wesens geht, darf abgelehnt werden. Und nicht selten fallen völlig berechtigte Sätze wie: So bin ich nun mal. Da werde ich mich nicht verändern.
2) *beim Beruf, der Berufung, Hobbys*
   Wenn jemand eine Stelle gefunden hat, die ihn ausfüllt, die ihm große Freude bereitet und vielleicht noch einen guten Verdienst einbringt, sollte man gut überlegen, das aufzugeben. Ich denke an einen Musiker in einem Sinfonieorchester. Er sagte seiner Frau, die er spät im Leben kennengelernt hatte, dass er seine Musik liebte wie ein Familienmitglied und alles für sie tun würde. Er ging diesbezüglich keinerlei Kompromisse ein. Setzte keine Proben aus, zog nicht mit der neuen Frau an den Stadtrand und schon gar nicht in eine andere Stadt. Sie hatte es sich leider zur Aufgabe gemacht, mit seiner Liebe zur Musik zu konkurrieren und seine Liebe zu ihr daran zu messen, ob er die Musik vernachlässigte. Das Paar trennte sich und er sagte traurig zu ihr: »Schade, dass du mir die Musik nicht lassen konntest. Sie ist schon so lange in meinem Leben. Du erst seit einem Jahr.«
3) *bei der Unabhängigkeit*
   Alles, was einen Menschen zu sehr in die Abhängigkeit bringt, darf abgelehnt werden. Ein kleines Beispiel: Zwei Frauen sind seit Kurzem ein Paar. Caro muss sehr viel arbeiten, um ihren Lebensunterhalt zu bestreiten und ihr Kind zu versorgen. Birgit hat Geld geerbt, einen gut situierten Job und bietet ihrer Freundin ein monatliches »Gehalt« an, damit sie weniger arbeiten muss und entspannter das Leben genießen kann. »Wir hätten alle etwas davon. Mir tut es nicht weh, du könntest mal

Luft holen und wir alle drei hätten mehr Zeit miteinander, als Familie.« Birgit gibt alles, ihre Freundin zu überzeugen. »Ich kann nicht. Tut mir leid, ich weiß, du meinst es gut. Aber ich würde mich ewig in deiner Schuld und auch unfrei fühlen. Es wäre immer dein Geld, das ich ausgebe.« Caro hat es sich wirklich gut überlegt. Beide haben lange über den Wert des Geldes diskutiert: Wofür steht es? Wo behindert es? Kann man es einfach so nehmen? Für Caro ging es nicht, ihre Unabhängigkeit hatte oberste Priorität.

4) *bei Familie und Freunden*
»Dein Bruder oder ich.«
»Deine Freundin Tina braucht hier nicht noch mal klingeln.«
Solche Sätze sollten gut überlegt sein, da sie den Partner in Loyalitätsschwierigkeiten bringen. Auch bei Familie und Freunden darf man kompromisslos sein.

5) *bei Zukunftswünschen/Lebenswünschen*
Zum Beispiel bei dem Wunsch nach einem Kind. Wenn jemand vom Partner immer wieder hingehalten wird – erst der Job und die Karriere, dann noch eine Eigentumswohnung kaufen, dann eine lange Reise, die Fortbildung usw. – darf man sich entscheiden zu gehen und zu seinem Lebenswunsch »Ich wünsche mir ein Kind!« stehen.

Was Menschen oft im Wege steht, um in einer Beziehung klar zu ihren Wünschen zu stehen und faire Kompromisse auszuhandeln, ist ihr emotionaler Hunger. Wer in der Liebe nie satt wurde, trägt schmerzliche Gefühle von Anspruch und Versagensangst mit sich herum. Bin ich beziehungsfähig? Erwarte ich zu viel oder zu wenig? Werde ich je bekommen, was ich verdiene? Bin ich gut genug, um Ansprüche zu stellen? Doch wie erkenne ich, wann der Spatz in der Hand eben nicht besser ist als die Taube auf dem Dach, sondern einfach zu klein? Die Antwort ist simpel, oft meldet sich ein Grummeln im Bauch, eine leise Stimme, die immer wieder überhört wird. Tief in uns wissen wir, was zu tun ist.

Toni: Diese ganze Kompromissgeschichte leuchtet mir total ein, obwohl es nicht gerade sexy klingt. Bei den kleineren Themen im Alltag wie Haushalt, Einkaufen, Kochen bekommen es Paare sicher leichter hin, einen Kompromiss zu finden, als bei den Lebensthemen. Oft hatte ich in den Beratungen das Thema Geld, das gehört dann wohl zum Punkt Abhängigkeit–Unabhängigkeit. Zwei Situationen: Eine ist ähnlich wie dein Beispiel: Der ältere Partner der Frau hatte deutlich mehr Geld als sie. Er hatte ihr angeboten, die Miete komplett zu übernehmen, damit sie sich nicht so abrackern müsse. Sie konnte es nicht annehmen und ich, als ihre Beraterin, dachte die ganze Zeit: Nimm es! Nimm es! Dann kannst du mehr deinen Traum leben und Gesangsunterricht nehmen. Er hatte eine wirklich gute Einstellung zum Geld, eine, die ich ihm abgenommen habe. Er betonte, dass er so froh sei, sie in seinem Leben zu haben, das, was sie ihm schenkte, wäre mit Geld nicht auszugleichen. Doch sie konnte nicht.

Und deine Frage?

Hätte ich mehr mit ihr daran arbeiten müssen, dass sie es annehmen kann? Ich war genauso enttäuscht wie er, als sie ablehnte, und konnte erst mal gar nichts sagen.

Na ja, das passiert. Man rutscht innerlich zu sehr an die Seite des einen, den man gerade besser versteht. Wichtig ist nur, dich selbst wieder zurückzuholen, an deinen (Therapeutinnen-)Platz. Erinnere dich: Es ist ihr Leben, ihre Bühne. Und du folgst ihnen. Wenn es für die Frau nicht stimmig ist, kann sie das Angebot nicht annehmen.

Ja, das hat sie auch gut begründet. Schon der Gedanke daran würde ihr inneren Stress bereiten und den Druck erhöhen, jetzt aber richtig gut sein zu müssen und mit ihrer Musikkarriere durchzustarten. Immerhin hatte sie etwas geschenkt bekommen.

Bei meinem zweiten Beispiel geht es darum, dass der Mann eine gut bezahlte Stelle in einer großen Vertriebsfirma hat, sein Traum ist allerdings, weniger zu arbeiten, mehr zu Hause zu sein, mehr Zeit mit den Kindern zu verbringen. Seine Frau startet nach der Geburt der Kinder erst wieder in ihren Beruf und verdient nicht so viel Geld, dass er weniger arbeiten könnte. Während ich das Beispiel erzähle, höre ich schon die Antwort: Das Paar muss aushandeln, was möglich ist. Ich als Therapeutin forciere das Thema, öffne den Raum zur Diskussion und alles andere bleibt bei den beiden. Danke fürs Gespräch. Toni lacht und lehnt sich zurück.

Zusammengefasst bleibt anzumerken, dass wir Paartherapeuten einen Blick auf die Kompromisse haben und die Paare ermutigen sollten, sie sich ehrlich anzuschauen. Was ein Paar aushandelt und ob es gerecht oder ungerecht ist, können wir nicht beurteilen.

Hilfreiche Fragen können die nach den Auswirkungen sein:

- »Wie ist das für dich, wenn dein Mann da so an seinen Prinzipien festhält?«
- Antwort zum Beispiel: »Ich werde sauer und könnte alles hinschmeißen.«
- An den Partner gewandt: »Angenommen sie schmeißt alles hin, was heißt das dann für dich?«
- »Was kann jeder von euch anbieten, um zu einem guten Kompromiss zu finden?«
- »Deine Frau sagt, sie wäre bereit, die Kinder morgens zur Schule fertigzumachen. Du musst nicht aufstehen, sie weiß, wie schlecht du momentan schläfst. Was kannst du ihr anbieten?«

Es hat sich bewährt, alle getroffenen Absprachen für einen begrenzten Zeitraum festzulegen und dann zu überprüfen.

22 Lieben und Streiten

- »Wir wollen besser streiten lernen!«
- »Wir können nicht streiten!«
- »Bei jedem Streit hängt sofort die Trennung in der Luft.«
- »Normalerweise sind wir ein gutes Team, aber wenn wir unterschiedlicher Meinung sind, brennt die Luft.«
- »Nur nach heftigen Streitereien schaffen wir es, uns nahe zu sein.«
- »Wir fahren nicht mehr zusammen in den Urlaub, dort streiten wir dermaßen, dass danach jeder zwei Wochen allein seiner Wege geht.«
- »Warum streiten wir überhaupt?«

So oder so ähnlich lauten die Aussagen der Paare, die sich in ihren unterschiedlichen Streitkulturen festgebissen haben und zu einer Paartherapie anmelden. Streit ist häufig Ausdruck ungelöster Meinungsverschiedenheiten oder unterschiedlicher Wünsche und Bedürfnisse. Oftmals ist man sich der eigenen Wünsche und Bedürfnisse selbst noch nicht so klar, durch einen Streit oder das Verhalten des Partners rücken sie erst deutlicher ins Bewusstsein. Von einem guten Kompromiss sind beide dann noch meilenweit entfernt.

Zur Erinnerung: Jede längere Paarbeziehung ist einem steten Wandlungsprozess ausgesetzt und jede neue Phase bringt anderen, herausfordernden Konfliktstoff mit sich. Bestenfalls entwickelt sich das Paar mit jeder Auseinandersetzung weiter, betritt Neuland, ruckelt sich auf einer neuen Ebene zurecht und die Positionen und Ansichten klären sich.

Es ist möglich, die Paare in drei Gruppen einzuteilen:

- Paare, die den Streit vermeiden und die Probleme in sich hineinfressen
- Paare, die den Streit zwar führen, ihn aber zu einem destruktiven Zustand von Verletzungen verkommen lassen
- Paare, die den Streit zwar emotional und aufbrausend, aber immer noch rücksichtsvoll und mit konstruktivem Ende führen.

Die Auflistung hilft zu erkennen, mit welchen Paaren wir es gerade zu tun haben. Manchmal mischen sich auch die Rollen innerhalb eines Paares. Während einer aufbraust und destruktiv ist, versucht der andere, Lösungen zu finden und konstruktiv zu bleiben. Oder einer schweigt und vermeidet jede Auseinandersetzung, während der andere immer hilfloser wird.

Nirgendwo anders kann man das Thema Streit so ausgiebig erkunden wie in der Liebe, denn beim Streiten zeigen wir unser unverblümtes Gesicht, begegnen uns unverhüllt und treffen unweigerlich auf unsere Schattenseiten: Ängste, Wut, Aggressionen, Unverständnis, Dichtmachen. Im Streit zeigt sich auch, ob wir mit dem richtigen Partner zusammen sind: Vernichten wir uns oder bleiben wir kompromissbereit? Gleichzeitig spiegelt sich beim Streiten alles wider, was wir in unserer Herkunftsfamilie übers Streiten gelernt haben. Die gewaltfreie Kommunikation gehört meistens nicht dazu.

Streiten – das Gelernte

Fallvignette

Marion und Juliane berichten, dass sie in letzter Zeit so häufig und heftig streiten wie noch nie zuvor. Beiden geht es in der Beziehung nicht mehr gut. Als die kleine Tochter sich das erste Mal die Ohren zuhält und weint, bleiben ihnen nur noch die beiden Optionen: Trennung oder Paartherapie. »Eigentlich wollen wir zusammenbleiben«, sagt Marion, Julianes Blick suchend. »Eigentlich kommen wir gut klar.« Juliane nickt. Eigentlich.

Wie drei Adler umkreisen wir den Auftrag, picken uns ein typisches Beispiel heraus und zerkleinern die Vorwürfe und darunterliegenden Wünsche in verständliche Häppchen. Marions Wunsch ist, dass Juliane aufhört zu schreien und Monologe zu halten. Juliane wünscht sich, dass Marion sich nicht immer so schnell zurückzieht und sie mit Schweigen straft.

Auf der Suche nach dem, was sie übers Streiten gelernt haben, erzählt Juliane sofort: »Das Motto meines Vaters war, dass ich lernen muss, standhaft bei meiner Meinung zu bleiben. Wir übten Argumentieren und es gab nie die Option, dass ich einfach sage: Ist gut, du hast recht. Dann hatte ich verloren. War eine Versagerin. Ich habe gelernt, den anderen an die Wand zu quatschen und dabei laut zu sein. Alles andere war Mumpitz. Nichts wert.«

»Super!«, antwortet Marion. »Und ich habe ein Wechselbad der Gefühle bei jedem Streit. Erst diskutiere ich noch mit, versuche, Juliane zu verstehen. Wenn ich merke, dass sie lauter wird und Monologe hält, mach ich dicht. Habe regelrecht Angst vor ihr. Entweder schaffe ich es, wegzugehen. Dann flippt sie jedes Mal noch mehr aus, oder ich bleibe da und schalte auf Durchzug. Beide Wege machen mich gleichzeitig traurig und aggressiv. Ich habe bei ihr einfach keine Chance, gehört zu werden. Früher bei uns zu Hause habe ich mich verdrückt, unsichtbar gemacht, wenn mein Vater laut wurde. Genauso fühle ich mich mit ihr.«

Angelehnt an ihren Auftrag (weniger laut sein, weniger Monologe führen, mehr dableiben), schließt sich die Frage an, was es für beide in ihrer Beziehung zu lernen gibt. Und wieder ist es hilfreich, nicht auf den anderen zu zeigen, sondern bei sich selbst zu schauen. Zusammenfassend verdeutliche ich ihnen, was ich verstanden habe, zeige auf, was sie früher gelernt haben und nun in ihrer Beziehung anwenden:

»Juliane, du scheinst gelernt zu haben, nur wenn du die Menschen an die Wand argumentierst, bist du was wert. Richtig?« Sie nickt, lehnt sich mit einem tiefen Ausatmen zurück. Eine Hand fährt über die Augen.

»Marion, du scheinst gelernt zu haben, dass es klüger ist, unsichtbar zu sein, wenn dein Vater laut wurde. Heftiges, lautstarkes Streiten machen dir Angst. Richtig?« Auch sie nickt. »Ich werde wieder fünf Jahre alt und kann nicht reagieren. Bestehe nur aus Angst.«

Juliane: »So runtergebrochen klingt das schrecklich. Ich will so nicht sein. Echt nicht.« Sie stützt die Ellbogen auf die Oberschenkel, beugt sich vornüber und kämpft mit ihren Emotionen.

»Wenn ihr zusammen etwas Neues entwickeln wollt, sollte jeder seinen Beitrag dazu leisten. Marion darf lernen, erwachsen zu bleiben, und Juliane darf den ›inneren Argumentator‹ (so nannte sie diese Seite) in den Griff bekommen. Ihr scheint beide in eure Kinderrollen zu verrutschen und auf der Erwachsenenebene gibt es keine Verbindung mehr. Jede versinkt in ihren Überlebensmodus von früher. Doch jetzt scheint etwas Neues anzustehen, ihr braucht neue Strategien der Auseinandersetzung. Auch eurer Tochter zuliebe.«

Da beide auch eine sehr humorvolle Seite haben und gut auf Bilder und Metaphern angesprungen sind, schlage ich ihnen folgende Übung als zukünftigen Musterunterbrecher vor:

»Marion, kannst du beim nächsten Streit, wenn Juliane laut wird oder Monologe hält, auf einen Stuhl steigen? Groß bleiben, im wahrsten Sinne des Wortes, und mit ihr im Kontakt bleiben?« Beide lachen verlegen, stellen sich die Szene vor und Juliane ergänzt: »Ich glaube, wenn sie da auf den Stuhl klettert, muss ich sofort lachen. Guter Cut!«

»Und Juliane, allerspätestens, wenn Marion auf den Stuhl steigt, solltest du eine direkte Frage an sie richten, damit aus deinem Monolog wieder ein Dialog wird. Ihr braucht Blickkontakt. Denn wenn sie hochgestiegen ist, warst du wahrscheinlich wieder zu sehr im Kampfmodus. Sie ist nicht deine Feindin, die bekämpft werden muss.«

Toni: Also, eine Therapeutenbrille kann die sein, zu schauen, was man in der Herkunftsfamilie übers Streiten gelernt hat?

Ja, um dann weiter zu forschen, ob beide bereit sind, etwas zu verändern. Hätte Juliane gesagt, dass sie nun mal so ist und das auch nicht ablegen kann und will, hätte Marion schauen müssen, was das für sie bedeutet. In der Regel ist es der erste Aha-Effekt, wenn beide verstehen, was sie da wiederholen.

Hier hast du auch ihr Kind erwähnt, als Ressource und Motivation, nehme ich an?

Wie bei allen Wertevermittlungen ist es oft hilfreich zu fragen: Was wollt ihr eurer Tochter übers Streiten beibringen? Soll sie zum Beispiel lernen, sich rauszuhalten, soll sie gut argumentieren können, soll sie diplomatisch sein? Diese Fragen regen oft einen neuen Blickwinkel beim Diskutieren an.

Hat den beiden im Fallbeispiel die Übung geholfen?

Sie mussten sie nur einmal anwenden, ansonsten hat gereicht, wenn Marion aufgestanden ist und den Stuhl zurechtgerückt hat. Die Musterunterbrechung ist das eine, der nächste Schritt ist ja, herauszufinden, worum es beim Streiten noch geht. Das eigentliche Thema tritt oft in den Hintergrund.

Streit, Konflikt und Aggression – Worum geht es?

Eckhard Niederhaus (2016) unterscheidet zwischen Streit, Konflikt und Aggression. Um herauszufinden, worum es bei einem Paar gerade geht, kann man ihnen diese Unterscheidung anbieten:

1) Bei einem Streit gibt es oft einen hohen emotionalen Anteil. Die eigene Komfortzone und die emotionale Ruhe werden kräftig durcheinandergewirbelt. Der sachliche Grund des Streits tritt in den Hintergrund. Und wir wissen, emotional trifft dich nur der Mensch, der dich und dein System emotional berühren darf.
2) Beim Konflikt ist es umgekehrt. Der sachliche Grund steht im Vordergrund, der emotionale Anteil ist geringer. Konflikte können auf der Sachebene gelöst werden, die Bezugsperson ist unerheblich. Konflikte können wir mit allen Menschen haben.
3) Aggression ist eine destruktive Form der Auseinandersetzung. Hier geht es fast ausschließlich um die Befriedigung des eigenen Egos, des Rechthabens und der Sättigung der eigenen inneren Leere und der Unterdrückung der unangenehmen Gefühle. Meistens geht es weder um die Sache noch um die andere Person.

Beide Formen der Aggression, der Rückzug und das Gewinnen der Auseinandersetzung, hinterlassen keine guten Gefühle. Oft fühlen sich beide danach noch leerer, abgestumpfter oder wütender.

Dennoch, jeder Streit kann ein Zeichen von Liebe sein. Zeigt er dir doch, dass da noch Feuer ist. Erlischt die Liebe, wird nicht mehr hochemotional gestritten, sondern in kalter Aggression miteinander gelebt oder mit sachlicher Vernunft der Konflikt geklärt. Das Gegenteil von Liebe ist nicht Hass, sondern Indifferenz. Gleichgültigkeit. Nicht zu verwechseln mit der ruhigen Gelassenheit älterer Paare, die gut verbunden sind, aber nicht mehr auf jede Äußerung ihres Partners hochemotional reagieren.

Toni: Erklärst du den Paaren den Unterschied?

Aber ja, alles Wissen wird immer zur Verfügung gestellt. Ich stelle mir dann vor, wie sie es Freunden erzählen und so der Kreis der Menschen, die sich nach Frieden in ihrem Inneren, ihren Beziehungen und Familien sehnen, immer weiter vergrößert.

Noch mal zu deinem Fallbeispiel. Ging es bei Julianes Art zu streiten schon um Aggression und Egobefriedigung?

Ich war mir nicht sicher. Aber Julianes Reaktion in der Stunde, ihre Betroffenheit über das Ausmaß ihres Verhaltens und die Tatsache, dass sie fast wie ferngesteuert das wiederholt hat, was sie gelernt hat, zeigt eher, dass es ihr nicht um Egobefriedigung geht. Sie hat so eisern an sich gearbeitet, auch während des Streitens mit Marion in einer Verbindung zu bleiben, dass ich nur den Hut ziehen konnte.

Doch wie geht nun richtiges Streiten?

In unseren Therapeutenköpfen sollten wir immer die Suchfunktion: »Was sind mögliche Entwicklungsfelder?« eingeschaltet lassen. Manche Menschen sind auf der rationalen, sachlich-logischen Ebene sehr gut, hier könnten die Entwicklungsfelder die Gefühle und Emotionen sein. Nicht nur die Worte zu hören, sondern auch die Melodie der Worte. Bei anderen Menschen funktioniert es genau umgekehrt, sie hören die Melodie der Worte zuerst und ihr Entwicklungsfeld ist, die rational-logische Ebene dazuzunehmen.

Fallvignette

Daniel und Moritz sind zwei Menschen, die ihre Antennen gut bei dem anderen haben, oft zu gut und zu wenig bei sich. Beide achten auf die Melodie der Worte und meinen, die Stimmung des anderen schon zu spüren, bevor er sie selbst wahrnimmt.

Wenn Daniel zum Beispiel sagt: »Kannst du nach der Arbeit einkaufen gehen?«, hört Moritz, dass er zu wenig im Haushalt hilft, und motzt zurück, dass er doch gestern erst einkaufen war. In Nullkommanichts landen sie in ihrer Streitspirale. Daniel erklärte später, dass ihm ein klares Ja oder Nein geholfen hätte, nicht die Grundsatzdiskussion, wer wann wie viel im Haushalt gemacht hat.

Beide bekommen die Aufgabe, in den nächsten zwei Wochen alle vermeintlichen Subtexte wegzulassen und nur dem gesprochenen Wort zu vertrauen. Klare Frage, klare Antwort.

Paare sollen in den Therapiestunden verstehen, dass sie unterschiedlich streiten und sich gegenseitig helfen, das Beste aus dem anderen herauszuholen. Das große Ziel ist immer: im Kontakt zu bleiben. Es hilft, feste Regeln zu etablieren und keine Angst vor der emotionalen Energie zu haben. Zum Beispiel:

- Redezeiten und Zuhörzeiten vereinbaren
- keine Handgreiflichkeiten
- emotional offenbleiben – ehrliches Interesse
- Fragen: Was brauchst du von mir? Was berührt dich so? Was verletzt dich so?
- wenn man in den Zeiten verrutscht und wieder zum Kind wird, Zeichen für Pausen vereinbaren
- in Verbindung mit dem Partner bleiben – nachfragen
- nicht von einem Thema zum anderen springen.

Wenn man einfach nicht mehr kann oder schon mehrmals das Gleiche gesagt hat, helfen schlichte, defensive Deeskalations-Aussagen wie:

- »An der Stelle sind wir beide so unterschiedlich.«
- »Ich verstehe dich, aber da finden wir gerade keine Lösung.«
- »Da kommen wir gerade nicht zusammen.«
- »Lass uns Pause machen.«
- »Deine Sicht und meine Sicht. Lassen wir sie erst mal nebeneinander stehen.«
- »Sorry, ich bin kurz ausgerastet, mein Tag war beschissen. Eigentlich sehne ich mich nach einem ruhigen Abend mit dir.«

Ein Streit kann zum Beispiel schon konstruktiv und versöhnlich sein, wenn man sich darüber einigt, nicht einig zu sein.

Es ist sinnvoll, bereits innerhalb der Therapiestunden nach den Sätzen, die wertschätzend und dennoch friedlich die Diskussion beenden können, zu suchen. Lieber in guten Zeiten über die Schwierigkeiten reden, denn in der Hitze des Gefechts fallen uns oft keine deeskalierenden Worte ein. Haim Omer nannte es: »Das Eisen schmieden, solange es kalt ist.« Beide vereinbaren im Therapieraum, sich daran zu halten, denn es gilt, neue Strategien einzuüben. Ohne Gewinner und Verlierer.

Und hier schließt sich der Kreis zum Thema Kompromisse. Beziehungen sind Kompromisse und deshalb ist der Akt des Aushandelns ein wichtiger Bestandteil von Liebe. Paare, die eine hitzige Streitkultur haben und eine hitzige Diskussion am Ende in eine konstruktive, versöhnliche Richtung lenken können, führen eine lebendige Beziehung.

Tröstlich ist auch die Tatsache, dass oftmals nicht die Hitze der Streitigkeiten zu Trennungen führt, sondern das Kühle von Gleichgültigkeit und Desinteresse.

Gewaltfreie Kommunikation

Oder: Wie man sich auch im Streit höflich, aber bestimmt ausdrücken kann. Marshall B. Rosenberg (2016) verfolgte als Psychologe, in den USA lebend, den Grundgedanken: Wer Frieden schaffen will, muss nicht nur darauf achten, was er sagt, sondern wie er dies tut. Er entwickelte das Konzept der *gewaltfreien Kommunikation (GFK)*. Es beruht auf der Annahme, dass die meisten zwischenmenschlichen Konflikte ihre Ursache darin haben, dass wir unsere Bedürfnisse falsch und ungenau kommunizieren. Eine wertende und verurteilende Sprache trage ihre Mitschuld daran, dass die Menschen im Konflikt eher hochfahren, statt Diplomatie und Mitmenschlichkeit walten zu lassen.

Die vier Faktoren der gewaltfreien Kommunikation aus Rosenbergs Konzept werden in den Paartherapien den Menschen zur Verfügung gestellt. Das Einüben der Sprache und das dazugehörige Handwerkszeug helfen ihnen, präziser, wertfreier und diplomatischer zu kommunizieren:

1) *Beobachtung:* Am Anfang steht das, was wahrgenommen wird. Die Beschreibung der Situation, ohne Interpretation. (Beispiel: »Diese Woche hast du dich viermal mit deinen Freunden verabredet.« Statt: »Nie hast du Zeit.«)
2) *Gefühl:* Erst dann die Emotionen spüren und benennen. (»Das macht mich traurig.«)
3) *Bedürfnis:* Aus dem Gefühl lässt sich ein Bedürfnis erkennen. (»Ich wünsche mir, dass du mehr zu Hause bist.«)
4) *Bitten:* Wenn das Bedürfnis klar ist, kann daraus eine Bitte entstehen. Am besten konkret. (»Kannst du dich bitte darauf einlassen, zwei Abende mehr zu Hause zu sein?«)

Angelehnt an Rosenbergs vier Schritte finde ich auch die drei »B's« empfehlenswert. Beobachten, Befürchten, Bitten:

- »Ich beobachte (nehme wahr, merke ...), dass ich diese Woche von sieben Abenden vier allein mit den Kindern und dem ganzen Abendprozedere war.«
- »Ich befürchte (Befürchtung benennen), wenn wir so weitermachen, werde ich immer trauriger und ziehe mich zurück.«
- »Ich bitte dich, zwei Abende mehr zu Hause zu sein.«

Die vier Schritte sind etwas genauer, die drei Schritte lassen sich von den Klienten leichter umsetzen und merken.

23 Die Sprachen der Liebe

Oft schwächelt eine Partnerschaft nicht daran, dass gestritten wird, sondern durch das Fehlen von Komplimenten, des Aussprechens von Dank, von dem, was der andere toll macht. Anfangs überschüttet man sich damit, ist begeistert von allem, was der andere macht, denkt und fühlt. Später gewöhnt man sich daran und noch später ist der eigene Fokus die ganze Zeit auf das gerichtet, was er nicht tut. Was sie nicht macht.

Jeder Mensch lernt von Kindheit an, wie unterschiedlich Liebe ausgedrückt werden kann. Während die Mutter es vielleicht ausspricht, dass sie dich liebt, kocht die Großmutter ein Lieblingsessen, der Vater übt geduldig mit dir die Matheaufgaben, der Großvater nimmt dich mit zu den Hühnern und der Bruder lässt dich auf seinem großen Fahrrad fahren. Jeder Mensch spricht eine andere Liebessprache. Die Vielfalt der Möglichkeiten kann später in Liebesbeziehungen zu Missverständnissen führen und es gilt, herauszufinden, welche Sprache jemand am liebsten spricht und für welche Sprache man am empfänglichsten ist.

Der amerikanische Paartherapeut Gary Chapman (2010) spricht von den fünf Sprachen der Liebe:

1) Lob und Anerkennung
2) Zweisamkeit
3) Geschenke, die von Herzen kommen
4) Hilfsbereitschaft
5) Zärtlichkeit.

Das sind auch die fünf Bereiche, die wir als Paartherapeuten im Blick behalten, wenn es darum geht, wieder mehr auf die Ressourcenseite der Beziehung zu schauen. Auf die Seite der Fülle, nicht die des Mangels.

Hilfreiche Fragen:

- »Wann habt ihr euch zuletzt dafür bedankt, dass der andere einkaufen war, gekocht hat, Kerzen auf den Tisch gestellt hat, die Schulbrote für die Kinder geschmiert hat? Die kleinen Liebesdienste, die oft unbemerkt bleiben oder als selbstverständlich gelten. Jedes kleine, ernst gemeinte Danke füllt den oft zu leeren Behälter, dass man gut so ist, wie man ist.«

- »Wann hast du zuletzt deiner Frau gesagt, wie ihre Augen leuchten, wie gut ihr die Farbe des Shirts steht? Wann hat dein Mann zuletzt gehört, dass du ihn attraktiv findest? Dass er ein toller Mann ist?«
- »Zweisamkeit meint die Nähe und Zeit als zwei erwachsene Personen. Mann und Frau, Mann und Mann, Frau und Frau. Was ist mit eurem Paar-Raum? Lebt er noch, muss er wiederbelebt werden? Wer kann was dafür tun und wer beschützt ihn in Zukunft?«
- »Wann hattet ihr zuletzt eine innige Umarmung? Einen zärtlichen Kuss, ein Streicheln über den Kopf oder das Gesicht? Wie viel Raum gebt ihr euch im Alltag dafür? Wie und wann wollt ihr wieder damit anfangen?«
- »Dicht neben der Zärtlichkeit liegt die Sexualität. Finden eure Körper zueinander? Oder gerade nicht? Was wollt ihr voneinander? Wo soll es hingehen?«
- »Wisst ihr voneinander, welche Geschenke euch ein Lächeln ins Gesicht zaubern? Wann wart ihr zuletzt positiv überrascht, dass der Partner daran gedacht und euch mit einem Geschenk überrascht hat?«

Fallvignette

Marion und Uwe sind in die Paartherapie gekommen, um wieder besser miteinander reden zu können. Sie würden sich, nach 20-jähriger Ehe, kaum noch zuhören oder ausreden lassen. Sie beschwert sich, dass er nur zu Beginn ihrer Beziehung die Worte »Ich liebe dich« ausgesprochen hat und später nie wieder. »Vielleicht liebst du mich ja auch längst nicht mehr!«, giftet sie ihn an. Uwe stöhnt, zieht die Schultern bis an die Ohren und antwortet resigniert: »Dann such dir einen anderen, der dir den ganzen Tag ›Ich liebe dich‹ ins Ohr flötet. Das bin ich nicht und das werde ich nie sein.«

»Wie drückst du deine Liebe aus?«, fragte ich ihn. »Ich habe gerade letzte Woche ein neues Kennzeichen für unser Auto ausgesucht und angebracht. Es sind die Anfangsbuchstaben unserer Vornamen und die ersten Zahlen von unseren Geburtstagen. Also B-MU1229. Das hat sie nicht mal bemerkt.«

In solchen Momenten ist es hilfreich, wenn wir Paartherapeuten über die vielen unterschiedlichen Sprachen der Liebe aufklären.

Schon das Wissen darum erleichtert viele. Es muss nicht immer »Ich liebe dich« sein.

Toni: Aber mal angenommen, sie braucht die ausgesprochenen Worte und kann mit nichts anderem etwas anfangen?

Dann muss sie sich damit auseinandersetzen, ob sie mit ihm zusammenbleiben kann oder ob sie es schafft, seine andere Art, Liebe auszudrücken, zu dechiffrieren. Sie wird ihn vermutlich nicht ändern können. Spannend wäre auch die Frage, wieso sie den Liebesbeweis ihres Mannes nur ausgesprochen gelten lassen kann, und andersherum wäre spannend, weshalb er nicht »Ich liebe dich« sagen mag.

Das Thema geht wieder an sie zurück. Wenn es um Wesensveränderung geht, darf man kompromisslos sein, ich erinnere mich.

Ja, und er hat es deutlich gesagt. Das bin ich nicht und das werde ich nie sein. Punkt. An der Stelle kann er sich, so wie es aussieht, nicht verändern. Dann ist sie dran zu schauen, was das heißt und wofür das Nörgeln eventuell noch stehen könnte. Hypothetisch könnte es ein Nebenschauplatz sein, der von anderen Themen ablenkt.

Dann wäre die weitere Suche: Wofür braucht sie das? Das Nörgeln.

Genau. Wenn sie möchte, könnte man da hinschauen. Für die beiden war es erst mal gut so.

Komplimente, Wertschätzung und Co – ein Muss

Fast bei jedem Paar, das sich zu einer Therapie anmeldet, ist die Seite der Ressourcen ausgedünnt oder sogar lahmgelegt. Nichts geht mehr. Sie pfeifen sozusagen »auf dem letzten Loch« und sehen nur noch das, was nicht funktioniert.

Eine Standardaufgabe in der Paartherapie ist die Aufgabe, über die Woche verteilt mindestens fünf Komplimente zu verteilen und/oder Danke zu sagen für das, was der Partner trotz Job, Kindern oder anderem Stress geschafft hat. Am Ende der Woche sollen sich beide austauschen, ob sie alle Komplimente und Dankeschöns bemerkt haben. Auf diese Weise sind sie angehalten, den Blick wieder auf das zu lenken, was gut ist. Beobachten sich und den Partner mit der Ressourcenbrille. Und die Stimmung ändert sich schon bei dem ersten:

- »Danke, dass du trotzdem noch einkaufen warst.«
- »Die Farbe deines Hemdes steht dir wirklich gut.«
- »Ich habe bemerkt, dass du die Küche aufgeräumt hast, danke.«

Kleine Sätze, die Wunder bewirken, gerade dann, wenn alles in Schieflage geraten ist.

Toni: Und kommst du in der nächsten Stunde darauf zurück?

Immer. Das Wertschätzende, das Gute, das was funktioniert nicht aus dem Blick zu verlieren, gehört zum Handwerkskoffer der systemischen Therapeuten. Also immer nachfragen, wie gut das Danken gelungen ist. Wenn nicht, woran es gelegen haben könnte, und dranbleiben, wie ein Hund, der sich in der Wade festgebissen hat. Eine Lieblings-Eingangsfrage in der nächsten Stunde ist oft: »Was war der schönste Moment zwischen euch in den letzten Wochen?«

Den wohltuenden Bereich zu erweitern, gelingt nur, wenn wir den Blick darauf richten.

Na ja, und wenn man den Partner nicht mehr wertschätzend sehen kann, ist sowieso Hopfen und Malz verloren, wie meine Mutter immer sagt.

Du glaubst nicht, wie hochkonzentriert das manche Menschen wieder üben müssen. Kannst du dich noch an die Übung mit den vier Säulen vom Anfang erinnern? Bewahren, Akzeptieren, Kompromisse, Verändern? Das, was bewahrt werden soll, die kleinen guten Rituale, der Bereich soll tendenziell größer werden und die Unterschiede sollen bestenfalls in den Bereich von Akzeptanz fallen. Wenn jemand irgendwann schulterzuckend, vielleicht noch mit einem wohlwollenden Lächeln, sagen kann: »So ist sie nun mal. So ist er nun mal«, wird das ein großer Beitrag zum inneren Frieden sein.

Das klingt gut und dennoch denke ich an Paare, mit denen ich gerade arbeite, denen ich das nie im Leben zutraue.

Das ist manchmal ein weiter Weg. Bleib optimistisch.

Stimmt auch wieder. Ach, noch was Lustiges zum Thema »Sprachen der Liebe«. Im Magazin der Süddeutschen Zeitung habe ich gelesen, dass auch der erste entspannte Furz ein wichtiger Meilenstein in der Beziehung ist und ein Ausdruck von »Ich liebe dich« sein kann. Er

> *beendet das Stadium der Idealisierung und signalisiert, dass man mit dem Partner total entspannt sein kann.*

Erklär das mal deinen Paaren. Das lassen wir mal so stehen. Da wir gerade beim Thema Ressourcen und Entspannung sind, bleiben wir beim Thema.

Ich liebe dich, obwohl ...

Eine feine, kleine Sprachübung habe ich von einer Klientin übernommen. Sie erzählte, dass es ihr sehr geholfen habe, alle Sätze, ihren Mann betreffend, so anzufangen:

> »Ich liebe dich, obwohl du immer zu spät kommst. Ich liebe dich, obwohl du nie für mich kochst ..., obwohl du jeden Pfennig dreimal umdrehst.«

Sie meinte, dass ihr das »Obwohl« im Satz mehr Leichtigkeit und Annahme geschenkt hätte. Sie würde zwar immer noch sehen, was nicht funktioniert, aber obwohl das alles so sei, liebe sie ihn.

Ab und zu gebe ich Paaren diese kleine Übung mit und das Feedback ist ähnlich erfrischend, wie die Übung gemeint ist, mit einem Augenzwinkern. Manche erzählten, dass sie sich den ganzen Tag damit geneckt hätten. »Ich liebe dich, obwohl du zwei linke Hände hast.« »Ich liebe dich, obwohl du die ganze Wohnung voller Krimskrams stellst.«

24 Magic Moments – die Ressourcen

Die Übung mit dem schönen Namen »Magic Moment« ist eine Ressourcenübung. Sie kann immer dann eingesetzt werden:

- wenn wir mehr vom Anfangskontrakt, den ursprünglichen Wünschen, Hoffnungen und Sehnsüchten (die man meistens aus der Herkunftsfamilie mitbringt) verstehen wollen
- wenn wir im Beratungsprozess das Gefühl haben, dass das Paar etwas Leichteres, Kraftvolles, Verbindendes braucht
- wenn wir den aktuellen Konflikt besser verstehen wollen, denn oft ist das Verhalten, das uns anfangs so fasziniert hat, später der Konfliktstoff.

Wann immer zwei Menschen sich von dem Beginn ihrer Liebe erzählen, leuchten ihre Gesichter. Bei der Übung führen wir beide zurück in die Zeit des Kennenlernens und forschen nach dem Moment, als ein Ja entstand: »Ja! Mit ihr treffe ich mich ein zweites Mal und ein drittes Mal und ja, sie ist die Richtige für mich.«

Alle Anfänge strotzen vor Möglichkeiten und Hoffnungen. Wenn wir den Paaren zuhören, wie sie ihre Anfänge beschreiben, erhalten wir Hinweise auf ihre damaligen Sehnsüchte und Träume.

Nicht jede Partnerschaft beginnt mit einem Magic Moment, aber alle haben leise oder laut Ja zum anderen gesagt. Selbst die, die behaupten, irgendwie »in die Beziehung reingerutscht« zu sein, hatten jederzeit die Wahl, wieder rauszurutschen.

Fallvignette

Sophie und Jonas, beide sind Mitte dreißig und Eltern von zwei Kindern im Kindergartenalter. Ihr gemeinsamer Auftrag ist, sich wieder besser zu verstehen. Wie am Anfang. Momentan stecken sie in einem Hamsterrad aus Vorwürfen–Verteidigen–Vorwürfen–Rückzug. Beide wirken müde und erschöpft, aber auch nachdenklich und in sich gekehrt. Bei diesem Paar entscheide ich mich früh, bereits in der zweiten Sitzung, für die Magic-Moment-Übung. Die beiden wirken in allen Punkten, die sie erzählen, grundverschieden, doch sie sind sich einig darin, was die Kinder einmal für Menschen werden sollen. Es gibt eine gemeinsame Wertevermittlung, doch der Weg dahin führt beide zum Dauerstreit.

»Ich würde mit euch gern noch mal an euren Anfang gehen. Setzt euch bitte gegenüber und schaut euch an. Erzählt euch von eurem Beginn. Wie und wo habt ihr euch kennengelernt? Was hat euch am anderen fasziniert? Entscheidet, wer beginnt. Einer erzählt, der andere hört zu.«

Sophie beginnt und lächelt sofort: »Wir haben uns am Strand in Portugal kennengelernt. Ich war dort mit meiner Schwester Melissa, und wir haben euch, den Surfern, zugeschaut. Du warst einer von ihnen und hast Funken geschlagen vor lauter Lebensfreude. Du hast für mich das verkörpert, was ich mit purer Leidenschaft und Freiheit verbinde. Bist immer wieder zurückgepaddelt, untergetauscht, vom Brett geflogen, sodass ich die Luft angehalten und gehofft habe, dass du wieder auftauchst. Manchmal sah es so aus, als würdest du über die Wellen fliegen. Ich hätte dir stundenlang zuschauen können, meine Augen sind nur dir gefolgt. Als du mich später gefragt hast, ob ich es auch mal probieren will, ist mir fast das Herz stehengeblieben. Wahnsinn: Du hattest mich bemerkt.« Sie schaut ihn mit feuchten Augen an, das Gesicht ganz weich.

Jonas nimmt ihre Hände. Auch er ist von ihren Worten berührt. Sie nickt ihm zu, als Zeichen dafür, dass sie gerade nicht sprechen kann. Er übernimmt: »Oh ja, ich war zu dieser Zeit schon monatelang in Portugal und träumte davon, für immer am Meer zu leben, zu surfen, wann immer es geht. Aber ich wusste auch in meinem Hinterkopf, dass das Hirngespinste waren. Und dann sah ich dich. Du warst so schön in deinem weißen Bikini, der braunen Haut, den langen Haaren. Dabei so ernst und zurückhaltend. Ich glaube, ich habe mich auf der Stelle in dich verliebt. Es fühlte sich wie Nachhausekommen an. Ich wollte dir ein Lächeln ins Gesicht zaubern, dich mit auf mein Brett nehmen. Dir Unbeschwertheit schenken. Als ich dich angesprochen habe, bist du rot geworden. Du warst ganz verlegen. Ich dachte, so etwas gibt es gar nicht mehr. Es gab einen Sog zu dir, den ich gar nicht beschreiben kann.«

»Was habt ihr im anderen gesehen? Was war die Verheißung, das Versprechen?«, frage ich nach.

Sophie, die wieder sprechen kann, sagt zu Jonas: »Eigentlich das, was du schon gesagt hast: dass das Leben mit dir leicht sein würde.

Dass wir alle Krisen meistern würden, dass du dich nicht unterkriegen lässt. Wie in den Wellen. Ich dachte, mit dir zu leben, würde bedeuten, dass du mich siehst.« Jonas schluckt. »Und ich habe mir von unserer Liebe mehr Erdung versprochen. Ich wollte der sein, der dich zum Schweben bringt und zum Lachen. Deine Rationalität war manchmal so gnadenlos und ich liebte es, mit dir zu diskutieren, bis wir beide zugaben, dass der andere recht hat. Damals haben wir noch darüber gelacht.« Sie lächeln sich an, sind wieder in Verbindung.

»Sophie, das, was dich damals so angezogen hat, nervt dich gerade. Seine Leichtigkeit, seine Spontanität, seine Gelassenheit.« Sie nickt. »Sein ›wird schon irgendwie‹ – das irgendwie.«

»Und bei dir, Jonas, ist es ähnlich. Sophies Rationalität, ihre Pläne und Termine scheinen dich auf die Palme zu bringen.« »Und ihr Perfektionismus«, ergänzt er.

Ich ermuntere sie, mir eine Anfangsskulptur zu zeigen, und während des Erklärens stehe ich schon auf und schiebe die Sessel weg. »Angenommen wir könnten nicht miteinander sprechen und ich bräuchte ein Bild aus jener Zeit. Könnt ihr mir das zeigen? Wie habt ihr euch erlebt? Könnt ihr mir eine kleine Skulptur zeigen? Modelliert euch so, wie ihr es damals erlebt habt. Lasst euch Zeit.«

Sie stehen auf und versuchen verschiedene Positionen. Lachen viel und zupfen solange an sich herum, bis sie es haben. Sie stehen eng umschlungen da und schauen in eine Richtung. Jonas' rechter Arm liegt um Sophies Schulter, ihr linker Arm umfasst seine Hüfte. Sie wenden sich noch ein bisschen mehr einander zu. Strahlen. Sie schwelgen immer noch in der Erinnerung und beschreiben, dass sie aufs Meer schauen. Jonas würde in der freien Hand sein Surfbrett halten und Sophie ein Buch. Ich lasse sie eine Weile das Gefühl von damals auftanken, denn da wollen sie wieder hin – zu diesem altvertrauten Gefühl.

»Dann zeigt mir mal eine Skulptur von heute. Was hat sich verändert?« Erschrocken schauen sie sich an, am liebsten würden sie in der innigen Stimmung und Verbindung bleiben. »Ich weiß, es ist wirklich schade, das Bild aufzulösen, doch euer Wunsch ist ja, das alte gute Lebensgefühl zurück in euer aktuelles Leben zu holen. Wollt ihr, oder wollen wir hier aufhören?« Sie wollen den nächsten Schritt.

Diese Skulptur dauert länger, aber irgendwann lassen sie es so stehen. Beide stehen sich gegenüber wie zwei Kampfhähne, Sophie zeigt mit dem ausgestreckten Arm auf Jonas und er hat die Arme vor der Brust verschränkt. Körperlich sind sie nicht mehr verbunden und sie haben auch keine gemeinsame Blickrichtung mehr. Da die Kinder für beide eine wertvolle Ressource sind, entscheide ich mich, sie dazuzunehmen. »Nehmt mal die beiden Kissen für eure Kinder und legt sie zu euch.« Sie legen die Kissen, die symbolisch für ihre Kinder stehen sollen, zwischen sich. »Was verändert sich?«

Sophie nimmt sofort den Arm herunter. Beide schauen wie gebannt auf die Kinder. »Jonas«, fängt Sophie an. »Ich möchte, dass du mir in Zukunft mehr hilfst und dich auch an meine Punkte, meine Planung hältst. Vier Menschen zu organisieren, geht nicht immer spontan. Siehst du mich denn überhaupt noch?«

Jonas: »Sophie, ich helfe, wo ich kann. Aber ich mache es anders als du. Schon immer. Ich kann und will deinen Drang nach Perfektionismus nicht bedienen. Ich bügle keine Bettwäsche. Ich backe nicht drei Kuchen zum Kindergeburtstag, ich hole was vom Bäcker und später gibt's Pizza. Ich bin nicht der, den du aus mir machen willst.«

»Siehst du mich noch?«, fragt Sophie noch einmal. »Ja, aber ich sehe eine unzufriedene Frau, der ich nichts recht machen kann. Ich vermisse dein Strahlen.«

Wieder schauen sie auf die Kinder. Das, was früher das Meer war, scheinen momentan die Kinder zu sein, der gemeinsame Blick wandert immer wieder zu ihnen.

»Langsam, langsam. Bevor ihr wieder in euer altes Konfliktmuster aus Angriff und Verteidigung rutscht, folgende Fragen: Sophie, was kannst du tun, damit dein Partner wieder mehr an deiner Seite steht? Was ist dein Beitrag? Jonas, was kannst du tun, damit deine Partnerin wieder an deine Seite rückt? Jeder trägt seinen Anteil dazu bei, dass es ist, wie es ist. Konzentriert euch auf die eigenen 50 Prozent, nicht auf die des anderen.«

Sie überlegen. Sophie: »Ich müsste meinen ausgestreckten Arm runternehmen und Jonas nicht mehr als Feind sehen. Vielleicht kommt er dann wieder an meine Seite.«

»Probiere es. Wenn es passt, nimm deinen Arm herunter und geh in die innere Haltung, dass Jonas dein Freund ist. Er will dir nichts Böses. Er ist dein bester Freund!« Sie schließt kurz die Augen, holt tief Luft und schaut Jonas erneut an, der immer noch die Arme vor der Brust verschränkt hat. Vorsichtig lässt er die Arme sinken, sie streckt ihre Hand nach seiner aus.

»Wie ist es, Jonas? Würdest du zu ihr kommen?«

»Sie wirkt versöhnlicher, aber ich bin skeptisch, ob das anhält.«

»Bleib ruhig skeptisch. Was ist deine Befürchtung?«

»Dass ich zu ihr komme und sie mich wieder kritisiert oder ignoriert.« Sophie schluckt, während sie ihm zuhört.

»Jonas, wir probieren hier nur, was gehen könnte. Es ist sozusagen ein Übungsraum. Und du? Kannst du irgendetwas tun, bevor du dich in ihre Richtung bewegst?«

»Vom Bild her würde ich als Erstes die Arme runternehmen und ihr nicht so frontal gegenüberstehen. Das fühlt sich doof an.«

»Probiere es.«

Er nimmt die Arme herunter und dreht sich mehr an ihre Seite, ganz leicht. Er wartet und rückt dann langsam immer näher zu Sophie. Als er an ihrer Seite steht, nimmt sie spontan seine Hand. »Viel besser«, sagt Sophie seufzend. Er nickt. »Besser!«

Wir haben die Sequenz auch noch andersherum ausprobiert, um zu schauen, wie es Sophie geht, wenn sie sich zu Jonas dreht und an seine Seite rückt. Ihre Angst war, dass er sie nicht mehr bei sich haben will, dass er sie nicht mehr mag. Auch sie war mutig und hat es ausprobiert.

Sie bekommen beide die kleine Aufgabe, dass sie mindestens fünf Mal in der Woche in die Haltung gehen sollen, dass der andere der beste, der allerbeste Freund ist. Auch, wenn er ganz anders tickt als man selbst. Sie sollen sich und ihr Leben beobachten und am Wochenende auswerten, ob sie alle Situationen erraten können, in denen der andere im Freunde-Modus war.

Toni: Hätte man die Stunde auch enden lassen können mit dem schönen Bild von früher? Da waren sie so beieinander.

Das geht auch, dann muss nur klar sein, dass es in der nächsten Stunde weitergeht. Entweder mit dem aktuellen Bild oder einer Zukunftsversion. Wie wollt ihr es wieder? Wie wollt ihr es in Zukunft haben? Die meisten Paare wollen das Lebensgefühl vom Anfang zurückhaben, auch wenn sich die Lebenssituationen geändert haben. Bei den beiden war so schön deutlich, dass das, was anfangs faszinierte, gekippt ist. Genau das war nun das Nervende und das ist bei vielen Paaren so.

Das bedeutet, man sollte als Therapeutin im Blick behalten, wie die beiden zukünftig einen guten Mix hinbekommen könnten? Also ein bisschen mehr von seiner Leichtigkeit, ein bisschen weniger von ihrem Perfektionismus?

Ja, wir begleiten den Prozess des Annehmens oder des Angleichens, je nachdem, wo die Reise hingehen soll. Erinnern daran, wie sie die Unterschiede einmal geliebt haben (Magic Moment), geben dem aktuellen Leben eine gute Rahmung im Sinne von: »Ihr steckt in einem Anpassungsprozess und in Krisenzeiten rutscht man mehr als sonst in das Verhalten, was man gelernt hat.« Bei den beiden sind das ihr Perfektionismus / ihre Planung und seine Leichtigkeit / sein »wird schon irgendwie«.

Man könnte noch ergänzen: »Aber, ihr habt euch ineinander verliebt, um ein Stückchen mehr das Andere, das Fehlende in euer Leben zu holen. Jetzt geht es darum, beides zuzulassen. Jonas darf lernen, sich mehr auf Sophies Wünsche nach Planung einzulassen, und Sophie, dass Jonas an ihrer Seite ist, aber die Dinge völlig anders angeht.«

Ich finde es gar nicht so einfach, die Themen bei beiden herauszufiltern. Manchmal ist mir bei einem völlig klar, worum es gehen könnte. Bei einem aktuellen Paar ist es die Frau. Ich habe viele Ideen und Hypothesen. Und dann überlege ich krampfhaft, ob ich das sagen kann, wenn ich doch im Sinne der Gleichberechtigung auch dem anderen irgendetwas sagen muss.

Mach es dir leichter und öffne es. Sag, dass du eine Hypothese, eine Idee zu dem hast, was die Frau erzählt hat, und wende dich an ihn mit dem Satz: »Vielleicht können wir (das nächste Mal) zusammen schauen, worum es bei Ihnen gehen könnte, oder haben Sie schon eine Idee?«

Oft wissen die Menschen genau, was ansteht, und unterschätze nicht die Partnerin, sie wird dir definitiv einen Tipp geben, was bei ihm ansteht. Denk daran, es ist eine gemeinsame Suche.

Das probiere ich. Und noch eine letzte Frage, die mich schon länger beschäftigt:

Wieso bekämpfen wir, wonach wir uns sehnen?

Kommen wir noch mal auf die Hypothese zurück, dass wir uns unbewusst den Menschen in unser Leben holen, der uns ergänzt, mit dem wir wachsen können, der uns an unverarbeitete Verletzungen erinnert – immer mit dem Ziel, zu heilen und vollständiger zu werden. Mit dem Ziel, unsere Schattenseiten anzunehmen.

In einem Artikel von Heike Stüvel (2008) habe ich dieses gut verständliche Beispiel gefunden:

> »Die Partnerwahl ist auch eine wunderbare Möglichkeit, Psychohygiene zu betreiben – und damit die eigenen schlechten, ungeliebten Seiten loszuwerden. Wir lassen unser Negativ vom Partner leben und sind daneben die reinsten ›Gutmenschen‹. Dann hat das gewählte Unglück den Sinn, sich selbst von allen negativen, peinlichen, schamhaften und schuldbeladenen Seiten der eigenen Person reinzuwaschen, indem der gewählte Partner sie auslebt. Eine solche Selbststabilisierung wird in der Psychologie auch ›interpersonelle Abwehr‹ genannt.
>
> Warum wählt ein leuchtender Pfau die graue Maus, der selbstlose Menschenfreund den überzeugten Egoisten, ein disziplinierter Mensch einen Chaostypen, oder ein Sinnenfreund einen asketischen Stubenhocker? Wir verstehen jeweils die graue Maus, den Egoisten, den Chaoten und den Stubenhocker, weil uns klar zu sein scheint, was sie von dem anderen haben.
>
> Aber umgekehrt? Das ist die Wahl des negativen Selbst, denn der leuchtende Pfau wehrt damit das Mausgraue in sich ab, der Menschenfreund seinen Egoismus, der disziplinierte Mensch entledigt sich all seiner chaotischen Seiten und der Freund der Sinneslust fühlt sich durch keine Grenzen mehr eingeengt. Alle sind frei von inneren Konflikten, der Feind ist nicht mehr ein strafendes Über-Ich oder eine abgewehrte Lust, sondern der schlechte Partner – und den kann man mit aller Kraft bekämpfen.«

Toni: Verstehe. Wir schauen also mit einem Therapeuten-Auge gezielt nach dem, was Person X beim Partner Y bekämpft, und versuchen dann, die Themen oder Eigenschaften, die X bei Y ablehnt, zu den Themen von X zu machen?

Na ja. Fast. Aktiv »machen« wir eigentlich nichts. Wir zeigen auf, worum es eventuell gehen könnte. Zur Verdeutlichung eine einfache Methode, das Thema mit den Schattenseiten für unsere Klienten erlebbar zu machen.

Arbeit mit den Schattenseiten

Bleiben wir bei Jonas und Sophie. Statt des Magic Moment hätte auch die folgende Übung gepasst:

»Setzt euch gegenüber und legt jeweils ein Seil um euren Stuhl, als Zeichen dafür, dass das euer individueller Lebensraum ist. Nicht der Paar-Raum. Sophie, ich fange mit dir an. Was regt dich am meisten an deinem Partner auf? Welche Gefühle lösen sein Verhalten bei dir aus?« Ich warte ab, was sie erzählt, und schreibe die Begriffe oder Sätze einzeln auf Karteikarten. »Sein ›geht schon irgendwie‹ macht mich wahnsinnig und aggressiv, ich werde wütend, er sieht nicht, was ich leiste, um unsere Familie am Laufen zu halten, sein Luftikuss-Leben, ich bin auch traurig ...« Wenn alles gesagt ist, lege ich die Karteikarten in ihren Raum (innerhalb ihres Seiles), um zu verdeutlichen, dass es ihre Gefühle sind, nicht seine. Sein Verhalten löst nur etwas in ihr aus.

Die gleiche Frage geht dann umgekehrt an Jonas. »Ihr Perfektionismus lässt mich abhauen, macht mich richtig aggressiv, ich bin genervt von ihrer Unzufriedenheit und auch hilflos, so wie ich bin, scheint sie mich nicht zu mögen ...« Seine Aussagen wandern in seinen Kreis. Beide werden gebeten, die Karte in ihrem eigenen Kreis zu markieren, die am meisten in ihnen auslöst. Bei Sophie ist es: »Ich werde nicht gesehen, dabei leiste ich soviel.« Bei Jonas: »Ich bin hilflos und aggressiv.«

Nun ist der Weg frei, um an eigenen (Lebens-)Themen zu arbeiten. Sophie damit zu konfrontieren, was es mit den Themen Leistung und Liebe auf sich hat. Jonas mit den Themen Aggression und Hilflosigkeit zu konfrontieren.

So haben beide die Chance, in die eigene Geschichte zu schauen. Zu entkoppeln, was zu »früher« gehört, und sich zu erlauben, die abgelehnten Seiten anzunehmen. Wichtig ist zunächst, den Fokus auf sich selbst zu lenken, weg vom Partner. Erst später, wenn es darum geht, die Interaktionen der beiden zu beleuchten, ist es wieder wichtig, das Beziehungssystem zu sehen.

Hilfreiche Fragen:

- »Sophie, wie sieht es mit deinem Selbstwert aus? Bist du was wert, wenn du weniger leistest? Liebst du dich auch, wenn du einen Gang runterschaltest, nicht perfekt bist? Was ist mit deiner ›Geht-schon-irgendwie-Seite‹? Gibt es die? Soll die zum

Leben erweckt werden? Oder soll Jonas das weiterhin für dich leben?«

- »Jonas, was ist mit der Seite in dir, die plant und regelt? Mit deiner perfekten Seite? Gibt es die, soll die mehr Raum bekommen? Wie geht es dir mit deiner hilflosen Seite? Mit der aggressiven Seite? Magst du dich auch, wenn du die Seiten zu dir nimmst? Wenn du lernst, weniger abzuhauen, sondern zuzulassen, wie du dich gerade fühlst?«

Bei der Schattenarbeit gibt es zwei Richtungen. Einmal geht es um das *Entkoppeln* von alten Gefühlen, die in die Vergangenheit gerichtet sind. Jonas erzählte, dass er es als Junge schon nicht geschafft habe, seine Mutter glücklich zu machen. Er war ähnlich hilflos und aggressiv wie jetzt mit Sophie. Sein Weg damals war, zu schweigen und abzuhauen. Heute würde es eher darum gehen, zu bleiben und sich zu zeigen.

Das ist die andere Richtung: die *Annahme*. Alles anzunehmen, was zu mir gehört. Auch die dunklen Seiten. Eine Kollegin hat dafür den Begriff »die dunkle Seite des Mondes« gefunden. Denn der Mond zeigt der Erde ja immer nur die »sonnige Seite«. Er verbirgt die erdabgewandte, die schattige Seite. Aber die gehört zum vollen Himmelskörper dazu. Wir sehen immer nur den angestrahlten, hellen, schönen Mond.

Sophie erzählte, dass das Lebensmotto ihrer Eltern war: Das Leben ist ernst, schwer und nur mit Fleiß bringt man es zu etwas. Eigentlich würde sie sich nach dem Gegenteil sehnen oder wenigstens nach einem guten Mix, denn sie würde spüren, dass sie die alten Werte (ihrer Eltern) nicht einfach ablegen kann.

Wenn beide erkennen, wie wichtig sie füreinander sind, um das Fehlende in sich dazuzuholen, ist der Boden für ein Sowohl-als-auch vorbereitet.

Loyalitäten – oder was kann weg?

Die Werte und Glaubenssätze unserer Eltern können ein Fluch und/oder ein Segen sein. Ein Segen, wenn die erwachsenen Kinder das, was vorgelebt wurde, gerne übernehmen, weil sie geliebt haben, was die Eltern vermittelt haben.

Ein Fluch, wenn sie vieles (oder alles) ablehnen, was ihnen vorgelebt wurde. Oft sind uns die Werte und Glaubenssätze unserer Eltern so in Fleisch und Blut übergegangen, dass wir sie in uns tragen, ob wir wollen oder nicht. Wie eine Elternvergiftung, ein Introjekt, etwas, was nicht wirklich zu uns gehört.

Klienten fragen sich oft, wie sie sich von dem »Eingepflanzten«, dem, was nicht ihre Werte und Vorstellungen sind, wieder befreien können. Hilfreich sind alle Übungen des Entgiftens und Befreiens.

Bei den Themen Leistung, Planen, Perfektionismus könnte Sophie für sich überlegen, was davon hilfreich in ihrem Leben ist und was zu ihren Eltern gehört, aber nicht zu ihr. Wenn Paare Kinder haben, ist die Frage, was sie ihren Kindern vermitteln wollen, ein guter zusätzlicher Fokus. Sollen die Kinder übernehmen, dass das Leben hart ist? Sollen sie lernen, dass Papa immer lustig ist, aber ständig vergisst, die Schulbrote zu schmieren? Was soll den Kindern vorgelebt werden?

Fallvignette

Der Therapie-Raum (es ist eine neue Therapiestunde) wird wieder in Vergangenheit, Jetzt und Zukunft eingeteilt. Sophie wird gebeten, in den Jetzt-Raum zu gehen. Jonas bleibt am Rand, beide haben sich geeinigt, dass Sophie anfängt. Man könnte die Übung aber auch mit beiden gleichzeitig machen. »Sophie, überleg bitte in Ruhe, welchen Satz, welche Botschaft, die du von deinen Eltern übernommen hast, du unter die Lupe nehmen willst.« Auf einen großen Zettel schreibt sie: Ohne Fleiß kein Preis.

Anschließend beleuchten wir diesen alten Glaubenssatz:

- »Was an dieser Aussage findest du gut?«
- »Was davon ist hilfreich in deinem aktuellen Leben?«
- »Welcher Teil davon ist hinderlich?«
- »Ist das, was da steht, deine Überzeugung?«

Wenn sie zu der Einsicht kommt, dass es doch ihr Satz ist, einer zu dem sie steht, darf der Zettel komplett bei ihr bleiben. Dann gibt es nichts zu verändern.

Wenn nur ein Teil davon stimmt, soll die Klientin den Teil benennen. »Ich stehe dazu, dass ich fleißig sein möchte, und finde es übertrieben, dass es nur einen Preis gibt, wenn man fleißig ist und in der Annahme meiner Eltern oberfleißig. Kein Müßiggang! Ich glaube, das sehe ich ja auch an Jonas, dass man fleißig sein kann und Pausen machen darf und trotzdem einen Preis bekommen kann. Was immer der Preis sein soll: ein gutes Leben vielleicht.«

Zur Überprüfung werfen wir noch einen Blick in die Zukunft: »Was von diesem Satz willst du mit in die Zukunft nehmen? Was möchtest du euren Kindern vermitteln?«

Sophie reißt den Zettel in der Mitte durch und schreibt ihren Satz auf ein kleineres Stück Papier: *(Alt: Ohne Fleiß kein Preis.) Neu: Mit Fleiß und Pausen gibt es einen guten Preis = mein Leben!*

Übersetzt könnte das heißen: Ja (Mama/Papa), ohne Fleiß kein Preis, da denke ich ähnlich wie ihr. Ja, ich bin fleißig wie ihr UND gleichzeitig mache ich mehr Pausen, achte besser auf mich als ihr damals. Bin fleißig und lasse es mir gut gehen. Beides.

> *Toni: Es ist ja oft nicht so einfach, sich von den alten Glaubenssätzen zu lösen, binden sie uns doch an die Herkunftsfamilie, und viele Menschen haben Angst, nicht mehr dazuzugehören, wenn sie anders leben. Nicht mehr nach den Werten, die uns die Eltern gelehrt haben.*

Das stimmt, das ist nicht einfach und manchmal dauert es auch ein bisschen länger. Dennoch, man darf das kognitive Verstehen nicht unterschätzen. Alles, was wir aus den dunklen Tiefen unseres Wesens und einem bisherigen Unverständnis (Was passiert immer mit mir?) hervorgeholt haben, wird zunächst von allen Seiten beleuchtet und verliert dadurch seinen Schrecken. Das heißt noch lange nicht, dass ich mein Verhalten verändere, dass ich plötzlich ganz anders lebe. Das heißt lediglich, dass ich verstanden habe, was in mir, in meinem inneren System passiert und wieso. Dieser Schritt des Verstehens ist für viele Menschen erst mal wichtig. Über die Jahre habe ich gelernt, dem genauso viel Bedeutung zuzumessen wie allen anderen Veränderungsschritten im Leben eines Menschen.

Noch einmal kurz zurück zu Sophie. Sie hat nun die Wahl, entweder milder mit sich zu sein und anzunehmen, was ihr vorgelebt wurde, und wahrscheinlich wird sie da immer mal wieder reinrutschen. Das bedeutet, aus freien Stücken zu entscheiden, es genauso zu machen. Der innere Monolog dazu könnte dann so aussehen: »Ah, da ist sie wieder. Die Loyalität zu meiner Mutter. Ich werde, genau wie sie, auch fünf Kuchen zum Kindergeburtstag backen, weil ich es früher so geliebt habe! Ja, ich werde gestresst sein. Aber das ist es mir wert.«

Oder das Gegenteil trifft ein. Dieser innere Monolog wäre dann folgender: »Auf keinen Fall werde ich so viele Kuchen backen, den Stress spar ich mir. Ich kaufe Kuchen beim Bäcker und liebe meine Mutter und meine Kinder genauso sehr wie immer. Ich mache es dieses Mal nur anders.«

Die dritte Variante ist ein Zwischenweg. Ein bisschen wie die Mutter früher, ein bisschen wie sie selbst. Dann gibt es einen selbstgebackenen Kuchen und einen vom Bäcker.

Eins der immer gültigen Therapieziele ist, den Menschen eine Wahl zu ermöglichen, das Entscheidungsspektrum zu erweitern. Aus dem »ES passiert mit mir!« ein »Ich entscheide mich bewusst für ...« zu kreieren.

Die Wahl haben, das gilt auch für das Thema Sexualität.

25 Viel, wenig, keine Sexualität – Was braucht die Liebe?

Es gibt viele Aussagen über Sexualität. Sex ist Leben. Sex ist Energie. Sex ist gesund. Sex ist der ultimative Kick. Sex ist Spaß. Sex ist Spielen. Sex ist Intimität. Sex ist Verschmelzung. Sex ist Liebe.

Das alles kann Sex sein und dennoch sagen weder die Häufigkeit noch besondere sexuelle Praktiken etwas über die Intimität und Verbundenheit von zwei Menschen aus. Auch Menschen, die sich nur wenige Male im Jahr sexuell begegnen, können auf das Intimste miteinander verbunden sein. »Sex ist dann das gemeinsame Desinteresse«, wie Ulrich Clement es in einem Workshop einmal treffend formulierte.

»Aber ist das dann noch eine Beziehung?«, höre ich die Skeptiker oft fragen. »Ist das dann nicht eine Freundschaft?« Die Antwort ist wenig spektakulär, denn zwei Menschen entscheiden selbst, was sie füreinander sind und wie viel Sexualität, körperliches Berühren und Begehren zu ihrer Verbindung gehört. Sind sich beide einig über die Art, wie sie ihre Liebe und Zuneigung leben, gibt es nichts zu therapieren. Unsere eigenen Vorstellungen und Bewertungen von Liebe, Ehe, Beziehung und Sex sind nicht relevant.

Erst wenn einer von beiden oder auch beide leiden, wenn sie schon alles Mögliche versucht haben und nicht weiterkommen, begeben sich Paare in Beratung und suchen mit einem neutralen Dritten im Bunde nach neuen Wegen.

Paare, denen wir in den Paartherapien zum Thema Sexualität begegnen, schlagen sich oft mit den nachfolgenden Themen herum, denn auch die Sexualität von zwei Menschen ist, wie alle anderen Themen, einem ständigen Anpassungsprozess ausgesetzt.

Sex kann auch viele andere Gefühle beinhalten (Aggression, Macht, Kontrolle, Eifersucht, Ambivalenz), und es kann frustrierend sein,

- wenn die sexuelle Leidenschaft in langen Beziehungen flöten geht
- wenn einer mehr Sex möchte als der andere
- wenn die Wünsche so konträr sind, dass nichts mehr zusammengeht

- wenn die Körper der Liebenden nicht mehr so selbstverständlich wie am Anfang zueinander finden
- wenn Sex minutiös geplant werden muss, weil der Alltag und die Kinder das Kommando übernommen haben
- wenn sich die Unlust über alles legt, weil Sehnsüchte und Wünsche nicht erfüllt werden
- wenn einer untreu war und den intimen Raum verletzt hat
- wenn Sex eine Pflichtübung wird, weil es nun mal dazugehört
- wenn Funktionsstörungen wie Erektionsprobleme und/oder Orgasmus-Schwierigkeiten dazukommen
- wenn die Balance zwischen Aggression und Liebe gestört ist.

Noch ein paar wenige Sätze zu den Unterschieden von Paartherapie und Sexualtherapie. In den Paartherapien spielen die Beziehungsdynamiken zwischen zwei Menschen die größere Rolle und das Thema Sexualität gehört wie selbstverständlich, wie eins der anderen Themen, dazu. Es wird nicht besonders herausgehoben.

Anders in der Sexualtherapie. Hier steht die komplexe Bandbreite rund um das Thema Sexualität im Vordergrund. Erregung, Orgasmus, sexuelle Praktiken und Abläufe, Funktionsstörungen, Fetische, Asexualität, Neigungen und vieles mehr.

Therapeutisch geht es nicht darum, Dauer und Frequenz des Geschlechtsverkehrs zu erhöhen, sondern die Menschen bei der Entfaltung ihres sexuellen Potenzials, bei der Lust an Intimität, Vertrauen und Sexualität zu unterstützen.

Der systemische Blick

In der systemischen Paartherapie stehen die erotische Entwicklung und das sexuelle Begehren im Vordergrund, weniger die defizitorientierte Sichtweise des Nichtfunktionierens. Es geht um das sexuelle Wollen und das sexuelle Nichtwollen. Ulrich Clement, Angelika Eck, Karina Kehlet Lins, David Schnarch und Esther Perel sowie viele andere Therapeuten gehen in ihrem systemischen Konzept davon aus, dass sich das sexuelle Begehren aus den Unterschieden der beiden Partner ergibt.

Alle Menschen bewegen sich in dem Spannungsfeld der individuellen Wünsche und Fantasien und dem gemeinsam gestalteten erotischen Raum mit dem Partner. Im Laufe der Zeit einigen sich die Paare stillschweigend auf den kleinsten gemeinsamen Nenner. Ihre Komfortzone. Alle Menschen, die in einer festen Beziehung leben, werden an diesen Punkt kommen. Das ist ganz natürlich. David Schnarch (2012) beschreibt dies deutlich in einem Interview:

> »Am Anfang einer Beziehung entscheiden im Bett beide Partner für sich, was sie gern machen wollen und was nicht – je nach der jeweiligen sexuellen Entwicklung. Daraus bildet sich über die Jahre ein gemeinsames Repertoire. Eine sexuelle Beziehung besteht also aus der Schnittmenge der sexuellen Vorlieben, sie ist gewissermaßen ein Resteessen. Und davon lebt man dann. Da spielt es keine Rolle, dass man sich anfangs nackt vom Kronleuchter geschwungen hat – auch das wird nach fünf Jahren ziemlich langweilig.«

Wenn Paare mit sexuellen Themen in Beratung kommen, kann man davon ausgehen, dass die bestehende oder nicht mehr bestehende Sexualität die aktuelle Lösung ihrer Probleme ist. Eine Lösung, mit der sie nicht mehr glücklich sind.

Wer spricht das Thema Sexualität an?

Toni: Ich frage mich immer wieder, wie aktiv ich sein muss. Wenn das Paar das Thema Sexualität nicht anspricht, muss ich es doch auch nicht, oder? Ich finde es manchmal übergriffig, das trotzdem zu tun. So als würde ich unbedingt über Sex reden wollen, als wäre ich darauf fixiert.

Leider halten sich einige Therapeuten genau aus den Gründen, die du erwähnst, zurück. Aber ist es nicht unangenehmer oder gar verletzender, das sexuelle Wohlbefinden der Klienten außer Acht zu lassen?

Gut wäre, das Thema Sexualität wie eins der anderen Themen, über die wir in der Paarberatung sprechen, zu behandeln. Da wir die Menschen durch die Brille der Ganzheitlichkeit betrachten, ist es völlig legitim, auch ihre Sexualität einzubeziehen. Wie selbstverständlich beleuchten wir die Familienhintergründe, ihre Kommunikationsmuster, das Streitverhalten und die Art, wie sie Kompromisse finden: Das Angebot, auch über ihre Sexualität zu sprechen, darf und sollte ruhig vom Therapeuten ausgehen.

Wenn es ganz am Anfang, bei der Themensuche des Paares, fehlt, kann es helfen, eher beiläufig das Thema dazuzulegen und zu kommentieren: »Der Vollständigkeit halber lege ich das Thema Sexualität dazu. Bei einigen Paaren ist es ein Thema, bei anderen nicht.« Punkt. So kann es wirken, und wenn es ein Thema im Beratungsprozess sein soll, hat der Therapeut seine Einladung signalisiert. Manche kommen darauf zurück. Manche nicht. Und andere sagen sofort, dass sie da komischerweise keine Probleme haben, aber in anderen Bereichen kracht es ständig.

Es ist wichtig, auf die kleinen Nuancen zu achten. Wird das Thema sofort aufgegriffen? Wird es zwar registriert, aber nicht kommentiert? Wird geschwiegen? Verursacht das Thema Sexualität eine Stimmung von Beklemmung/Scham/Interesse/Neugierde? Was löst es aus?

Um auf der sicheren Seite zu bleiben, ist es hilfreich, sich die Erlaubnis geben zu lassen, später darauf zurückzukommen.

Zwischen Einladung und Grenzen

Spannend finde ich auch die Frage, wozu ich als Therapeutin einlade und wo meine Grenzen sind. Grenzen sind ja immer ein wichtiges Thema, und beim Thema Sexualität insbesondere. Jeder Therapeut sollte sich die Fragen stellen: Kann ich halten, was ich öffne? Frage ich nach Details und sexuellen Praktiken, muss ich damit klarkommen, dass mir Details und sexuelle Praktiken erzählt werden. Kratze ich nur ein bisschen an der Oberfläche, bleibt das Gespräch möglicherweise an der Oberfläche.

Toni: Und wie finde ich das am besten heraus? Ich bin leider so ein Bilder-im-Kopf-Mensch. Sobald mir jemand etwas erzählt, sehe ich die Bilder im Kopf. Sehe ihn oder sie quasi im Bett vor mir. Nackt. Deswegen bin ich nicht so wirklich einladend und schicke sie bei sexuellen Themen lieber zu Sexualtherapeuten.

Das ist auf jeden Fall eine legitime und ergänzende Variante. Ansonsten gibt es viele Möglichkeiten, sich weiter zu schulen und besser kennenzulernen. Kleinere Workshops, Supervisionen, Intervisionen, Fort- oder Weiterbildungen. Je nachdem, wo es dich hinzieht, was dein Schwerpunkt werden soll. Jedes Gespräch über Sexualität, bestenfalls aus der Haltung des Nichtwissens heraus, wird dich schulen und kompetenter werden lassen.

Und man kann auch lernen, die auftauchenden Bilder bei den Menschen zu lassen, die dir von sich erzählen. Sie nicht zu den eigenen Bildern zu machen.

Mir helfen wieder die imaginären Seile, die um das Paar liegen. Alles, was sie erzählen, hat nichts mit mir zu tun. Und wenn doch Bilder bei mir auftauchen, lege ich sie still zurück in ihren Seil-Paar-Kreis. Ihr Leben. Ihre Sexualität. Manchmal muss man dieses Zurücklegen mehrmals tun. Mir hilft die strenge innere Bewertung, dass es übergriffig ist, die intimen Bilder anderer Menschen zu meinen zu machen. Sie mit in mein Leben und zu mir zu nehmen.

Ich war mal in einem Mini-Workshop bei Ulrich Clement, da sollte jeder, anonym, sexuelle Wünsche oder Fantasien auf einen Zettel schreiben. Dann wurde alles gemischt, jeder zog einen fremden Zettel aus dem Hut und danach war die Aufgabe, (in Fünfergruppen) darüber zu reden. Zuerst wurde vorgelesen, was auf dem Zettel steht, und dann reflektiert, was es in uns auslöst. Puh, das war gar nicht so einfach, und mir ging das nicht so locker-flockig von den Lippen wie anderen.

Eine gute Übung, um in sich hineinzuspüren, und ich glaube, je öfter und selbstverständlicher man auch über sexuelle Themen spricht, umso gelassener wirst du mit der Zeit. Übung macht den Meister.

Also üben, üben, üben. Eine zweite hilfreiche Frage im Workshop war: Stellt euch vor, dass ihr einen Termin bei einem Sexualtherapeuten geschenkt bekommt. Worüber würdet ihr dort gern reden? Das hat mich auf jeden Fall zum Nachdenken und an die eigenen Themen gebracht. An meine Grenzen, meine Scham und Peinlichkeit.

Eine gute Frage, die man durchaus auch an die Paare weiterleiten kann, um ins Gespräch zu kommen.

Wie gehe ich mit Scham und Peinlichkeit um?

Ein wichtiges Thema. Scham und Peinlichkeit kann es auf beiden Seiten geben: bei dem Therapeuten und bei den Klienten sollten als eine Grenze, ein Widerstand, ein Zuviel gesehen werden. Wie bei allen Themen sollte jedes Zögern, jedes: »Ich weiß gerade nicht« ernst genommen werden. Wenn wir Scham oder auch Peinlichkeit bei uns oder den Klienten bemerken, sollten wir stoppen und nachfragen:

- »Ich spüre Ihr Zögern.«
- »Was bedeutet das Räuspern?«
- »Wollen wir kurz innehalten / Pause machen / sacken lassen?«
- »Ist es gerade zu viel, darüber zu reden?«
- »Ich spüre bei mir gerade ein Stopp. Geht es Ihnen auch so?«
- zirkulär fragen: »Glauben Sie, dass es für Ihre Frau noch in Ordnung ist, weiterzusprechen?«

Es ist auch gut möglich, vorab über die Schamgrenzen zu sprechen, und es ist wichtig, die eigene Therapeutenpersönlichkeit einzubringen. So ungefähr leite ich es ein:

»Wenn das Thema Sexualität besprochen wird, möchte ich auf wenige Dinge hinweisen, die mir wichtig sind. Hier soll ein guter, ein geschützter Raum sein, um darüber ins Gespräch zu kommen. Das heißt auch, sollte es verletzend, kränkend oder demütigend werden, greife ich korrigierend ein. Ihr wollt wieder zueinander finden, da hilft nichts Verletzendes. Die Sexualität von Menschen ist ihr intimster Bereich, und ich weiß es zu schätzen, dass ihr bereit seid, euch hier zu öffnen und euch und auch mir zu vertrauen.«

Toni: Das heißt, einerseits lade ich ein, andererseits setze ich Grenzen.

Ja, und je nachdem, was du für ein Paar vor dir hast, betonst du entweder mehr die Grenzen und das, was nicht geht, oder mehr die Einladung, um zu versichern, dass hier ein guter Raum ist, um zu sprechen.

Und was mach ich mit der eigenen Scham? Letztens hat mir ein Klient in aller Ausführlichkeit erzählt, wie er onaniert, um sich zu entspannen. Vor lauter Peinlichkeit und Fremdschämen wusste ich gar nicht, wohin ich schauen sollte.

Trau dich, seine Ausführungen zu stoppen, wenn du ihn nicht eingeladen hast, darüber zu sprechen. Auch die Klienten dürfen nicht über deine Grenzen gehen. Wenn es in dem Moment nicht geht, sprich es in der nächsten Stunde an.

Nicht so einfach, aber werde ich wohl machen müssen. Meine schlichte Frage an ihn war lediglich, was er macht, um zu entspannen. Es ging in unserem Gespräch gar nicht um Sexualität, er wirkte immer so hochgefahren.

Dann hätte ja seine Antwort, dass er onaniert, gereicht, ohne in die Details zu gehen.

Mir war es einfach nur peinlich und ich habe mich wahrscheinlich fremdgeschämt. Aber gut, das passiert mir nicht noch mal.

Wenn du mitbekommst, dass Klienten dazu neigen, zu sehr ins Detail zu gehen, nur um sich an der Sprachlosigkeit ihres Gegenübers zu weiden, trau dich, zu unterbrechen: »So detaillierte Beschreibungen brauchen wir für unser Thema gar nicht. Kommen wir auf den letzten Punkt zurück ...«

Und wenn es ihm oder ihr total wichtig ist, das alles zu erzählen?

Dann musst du die Situation abwägen mit der Frage: Ist es nützlich? Wenn ja, für wen? Wenn nein, stoppe es und begründe, warum du es stoppst.

Und manchmal ist es umgedreht, da sprudelt es eher nicht aus den Menschen heraus und wir spüren das Zögern und Abwägen. Erahnen die Sorge, vielleicht bewertet zu werten, wenn sie erzählen, was sie sexuell erregt. Daher ist es sinnvoll, den Klienten unsere Gelassenheit und das Wissen um die Vielfalt der sexuellen Bandbreite zu vermitteln.

Sex als Ressource

Viele Paare vereinen in ihrer Beziehung die »drei Farben der Liebe«, Eros, Philos, Agape:

1) Eros, die Anziehung, Sexualität
2) Philos, die Freundschaft
3) Agape, die romantische Liebe.

Mit einem Kreisdiagramm können wir den Paaren diese Sichtweise anbieten, um zu schauen, welche Farben sie in ihrer Beziehung am meisten leben, mit der anschließenden Frage, welchen Bereich sie beleuchten möchten. Oder auch, welchen Bereich sie auslagern möchten. Manche Paare sind eher in romantischer Liebe und Freundschaft verbunden, vielleicht sind sie sich nur wenige Male im Jahr sexuell nahe. Andere leben mehr die Verbindung, Liebe und Anziehung, ohne sich als Freunde sehen zu können, da sie ständig aneinandergeraten, wie es Freunde nie tun würden.

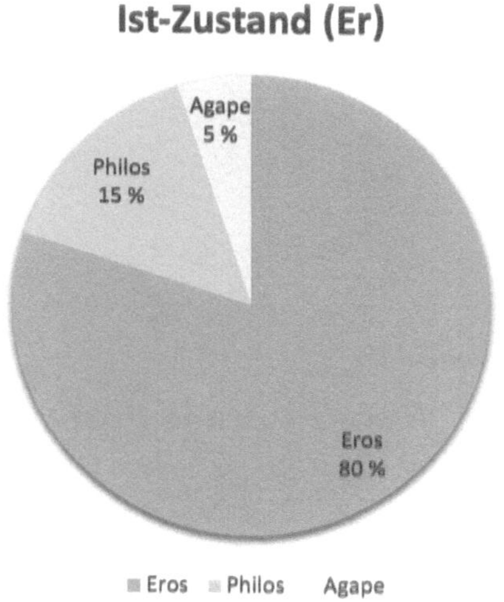

Abb. 1: Ist-Zustand Er

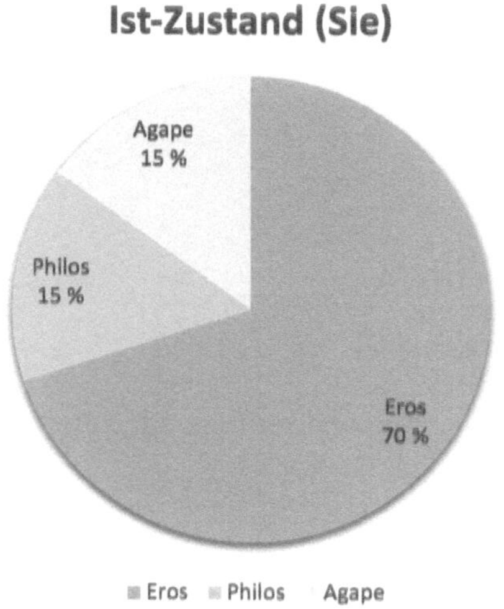

Abb. 2: Ist-Zustand Sie

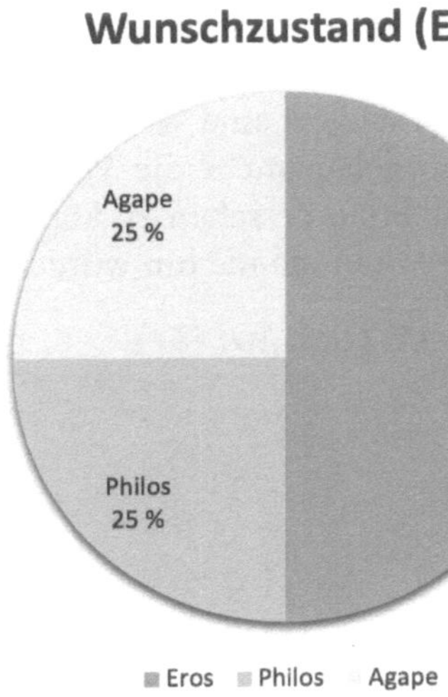

Abb. 3: Wunschzustand Er

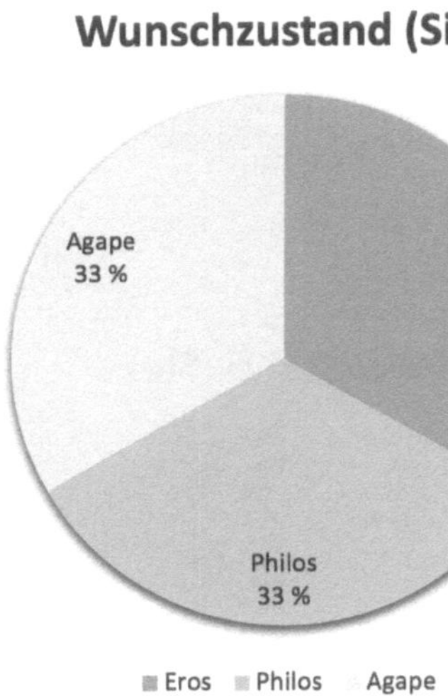

Abb. 4: Wunschzustand Sie

Und bei manchen Paaren, wie im folgenden Beispiel, ist die einzige Ressource ihre Sexualität.

Fallvignette

In der Praxis sitzt ein Paar, das unterschiedlicher nicht sein kann. Egal, in welche Bereiche wir leuchten, sie sind von allem das Gegenteil und von allem genervt. Er plant gern, sie ist spontan. Er hat einen Beruf erlernt und verdient damit viel Geld. Sie hat schon vieles probiert und verdient wenig Geld. Er braucht keine Handys und Social-Media-Portale. Sie liebt Handys und Social-Media-Portale. Sie sind seit zwölf Jahren zusammen, haben drei Kinder und stecken voller Vorwürfe (alter und neuer), es gibt Leichen im Keller, wie sie sagen, die herausgeholt und endgültig entsorgt werden müssen. Beide sind zutiefst voneinander genervt und enttäuscht. Die Trennung stand schon mehrmals im Raum, doch sie bleiben weiter zusammen. Beide wünschen sich, vom anderen mehr gesehen zu werden. Auf der Suche nach dem, was trotz aller Schwierigkeiten gut läuft, frage ich mit wenig Hoffnung im Gepäck, ob es einen Paar-Raum gibt. Beide sagen, dass sie eine gute, befriedigende Sexualität leben. Ganz überrascht darüber, dass es doch einen Bereich gibt, in dem sie sich vollends einig sind, setzen wir da an.

Im Praxisraum sind die verschiedenen Bereiche (Räume) markiert:

- Der große Teppich stellt den Familienraum dar (zwei Erwachsene, drei Kinder).
- Darauf sind die individuellen Bereiche visualisiert (ein Seilkreis für ihn, ein Seilkreis für sie).
- Ein kleines weißes Kissen symbolisiert den Paar-Raum, ihre erfüllende Sexualität, den Bereich, wo sich beide gesehen fühlen und so lassen können, wie sie sind.

Um das Gesehenwerden in andere Bereiche auszudehnen, bekommen beide die Aufgabe, den Partner die Woche über zu beobachten und sich im Geiste alles zu notieren, was der andere gut macht, was ihm gut gelingt, was sie trotz des Stresses noch geschafft hat. Am Sonntagabend, wenn die Kinder im Bett sind, werden sie sich einen »guten Raum« in ihrer Wohnung suchen und sich ihre positiv konnotierten Beobachtungen mitteilen. (Danke dafür ... ich habe gesehen, dass ... habe bemerkt, dass ...)

Sobald sie wieder in ihre Vorwurfshaltungen rutschen, müssen sie den »guten Raum« verlassen. Setzen sich auf zwei andere Stühle, stellen den Handywecker und entscheiden sich ganz bewusst für die alte Kommunikationsform. Sobald der Handywecker klingelt, stoppen sie, stehen auf, unterbrechen die Vorwürfe und dürfen wieder in den »guten Raum«.

Toni: Verstehe. Du baust Unterbrecher und Beobachteranteile ein.

Sich mit dem inneren Beobachter zu verbinden, ist immer eine gute Möglichkeit, Distanz zu schaffen. Das ist sozusagen die Unterbrechung.

Während wir beide hier sitzen und reden, können wir uns gleichzeitig beobachten. Und wenn wir uns beobachten können und das nutzen, rutschen wir automatisch auf eine andere Ebene, die Metaebene. Ich könnte beobachten, dass du gähnst, dass ich viel zu lange rede oder dass ich unruhig werde. Was auch immer. Es schafft eine neue Handlungsoption, eine neue Wahl, denn ich kann auf das Beobachtete eingehen.

Die anderen Unterbrecher sind das Plätzewechseln und die Begrenzung der Zeit. Das gibt den Menschen das Gefühl zurück, etwas steuern zu können. Klienten erzählen, wenn sie die Plätze gewechselt, die Zeit auf zehn Minuten gestellt haben und nun loslegen dürften, sich mit Vorwürfen zu bombardieren, funktioniert es gar nicht mehr. Die, die es doch probieren, sagen, dass zehn Minuten sehr lang sein können, was ihnen vorher nicht bewusst war. Die meisten wechseln schnell wieder ihre Plätze und gehen in den anderen Raum, den guten.

Für all diese Übungen braucht es zwei Menschen, die wirklich etwas verändern wollen. Zwei, die sich auf Neues einlassen möchten und Lust auf diese neuen Erfahrungen haben.

26 Erotische Entwicklung – Wer bin ich als erotische Person?

Jeder von uns hat seine eigene sexuelle Biografie und entwickelt im Laufe seines Lebens eine Seite der Lust, die stark oder weniger stark ausgeprägt sein kann. Lust meint hier die Lust im weitesten Sinne: Lebenslust, Sinneslust, sexuelle Lust, Lust zu essen, zu schmecken, zu riechen, zu fühlen. Lust auf Berührung, Lust auf den eigenen Körper, Lust zu leben, um nur einige Beispiele zu nennen. Doch um das alles zu fühlen, müssen wir gut mit der eigenen Lustseite verbunden sein.

Bevor man sich der partnerschaftlichen Sexualität zuwendet, ist es manchmal sinnvoll, auf die eigene Geschichte zu schauen und sich den Fragen zu stellen:

- Wer bin ich als erotische Person?
- Welche Facetten meiner männlichen/weiblichen Seite kenne ich? Welche lebe ich? Welche nicht?
- Was macht mir Lust? Wie lebe ich meine Lust?
- Wie sinnlich ist mein Alltag? Was tue ich dafür?
- Was davon zeige ich meinem Partner? Was nicht und weshalb nicht?
- Was möchte ich mich mehr trauen?
- Welche Grenzen sind für mich unverhandelbar?

Fallvignette

Eva und Klaus (Mitte dreißig, beide arbeiten im mittleren Management) berichten in der ersten Stunde von einigen Themen, die im Argen liegen, unter anderem auch ihr Sexleben. Sie sind seit acht Jahren ein Paar und wollten eigentlich eine Familie gründen und Kinder bekommen, ein Haus kaufen oder bauen, aufs Land ziehen. Aber ... Eva sucht den Blick ihres Partners und sagt zu ihm gewandt: »Das andere kannst du ihr ja erzählen, oder?« Er nickt betreten, bekommt hektische rote Flecke und ergänzt, ohne mich anzuschauen: »Na ja, also – ich habe Erektionsprobleme. Medizinisch ist alles abgeklärt, da ist nichts und ich bin auch noch bei einem anderen Therapeuten deswegen in Behandlung.« Sie ergänzt: »Na ja, und solange er die Probleme hat und nicht klar ist, ob wir überhaupt mal Kinder bekommen werden, schmieden wir auch keine weiteren Pläne. Er muss das erst mal in den Griff bekommen. Unser Leben stagniert momentan.« Beide wirken trotz der Schwierigkeiten miteinander verbunden, sie betonen ihre Liebe zueinander und sie wirken sehr sanft, Rücksicht aufeinander nehmend. Bevor einer was erzählt, sucht er den bestätigenden Blick des anderen.

Für beide scheint klar zu sein, dass Klaus das Problem hat. Wenn er wieder funktioniert, kann das geplante Leben weitergehen. Beide berichten noch, dass ihre Sexualität von Anfang an nicht so berauschend war, und er ergänzt, dass er in früheren Beziehungen keine Potenzprobleme hatte, was bei Eva die Röte ins Gesicht schießen lässt. Beide glauben, dass mit ihnen etwas nicht stimme, dass sie nicht gut genug wären, nicht ausreichen würden, um den anderen in Ekstase zu versetzen.

Einige Gedanken schießen mir beim Zuhören in den Kopf:

1) Fokus verschieben (weg von ihm)
2) Wofür könnte seine Erektionsstörung gut sein?
3) Was ist mit Evas Sexualität? Was ist ihr Beitrag, dass es so ist, wie es ist?
4) Wie leben sie Wut, Ärger, Aggression?

Eine kleine Anmerkung, wieso mir die Frage nach Wut, Ärger, Aggression in den Kopf geschossen ist. Die Sexualität ist ein wichtiger Bestandteil der eigenen Identität. Eine Voraussetzung, die eigene Sexualität akzeptieren zu können, ist der positive und dadurch direkte Zugang zur eigenen Aggression. Fehlt die eigene Aggression, fehlt ein Baustein zur eigenen Identität. Aggression wird oft negativ bewertet, kann aber auch als eine Form der Erregung, des sich Näherns, als ein selbstbewusstes Auftreten, als eine Form des »In-Angriff-Nehmens« gesehen werden. Also das Gegenteil von Passivität und Zurückhaltung. Sprich, ohne einen Funken Glut wirst du kein Feuer entfachen können.

Zurück zu unserem Paar. Auf die Frage, womit wir in der heutigen Stunde starten wollen, rutschen sofort alle anderen Themen, die sie vorher genannt hatten, in den Hintergrund. »Starten wir ruhig mit dem Sex-Thema, das ist doch der Dreh- und Angelpunkt für alles andere, oder?« Eva spricht es aus, sucht allerdings unsicher den

Blick von Klaus. »Ja«, sagt er kurz angebunden. Ganz wohl scheint ihm nicht zu sein.

Getreu dem Motto, als Therapeutin weniger zu wollen als die Klienten und jedes Zögern ernst zu nehmen, hake ich bei Klaus nach. »Oder wollen wir es erst mal so lassen?« Er atmet hörbar aus. »Na ja, ist nicht gerade mein Lieblingsthema und ich bin ja auch schon bei einem anderen Therapeuten deswegen. Aber es soll ja besser werden. Mit uns.« Er schaut zu Eva. »Also gut.« Er nickt noch einmal, als müsse er den eigenen Entschluss bekräftigen.

Um den Fokus zu verschieben, lade ich sie ein, für eine Weile das Thema der Erektionsstörung beiseitezulegen und stattdessen den Blick auf die eigene Person zu richten, das Wollen und Wünschen in den Mittelpunkt zu stellen. Erleichtert lehnt sich Klaus zurück und auch Eva entspannt sich sichtlich.

Ich lade sie weiter ein, sich selbst und auch den anderen als erotisch-sinnliche Person besser kennenzulernen und das, was sie in ihrem Leben über Sex, Erotik, ihre Rollen als Mann oder Frau gelernt haben, zu beleuchten.

Eine Aufgabe bis zum nächsten Treffen ist, dass sich jeder für sich mit seiner Biografie zum Thema Sexualität–Erotik–Sinnlichkeit auseinandersetzt. »Sollen wir uns davon erzählen?«, fragt Eva nach. Sie schaut mich an. Ich schaue Klaus an. »Was sagst du dazu, Klaus?« »Ich würde es gerne erst mal für mich machen.« Eva nickt.

Toni: Was meinst du, wieso wollte er nicht?

Ich glaube, er ist ein stiller, eher introvertierter Mensch, der erst mal seine Zeit für sich braucht und sich selbst sortieren will. Wie oft beschäftigt man sich mit diesen Fragen? Was bin ich für eine erotische Person? Bin ich aktiv, passiv, was erregt mich, was auf keinen Fall? Zudem glaube ich, dass er ganz intuitiv wusste, dass sie für ihre Weiterentwicklung als Paar mehr Distanz brauchten.

Das stimmt. Und wie geht's dann weiter?

Bestenfalls kommt ein Prozess in Gang, der ihre Beziehung stärkt. Indem sie sich zeigen, sich erzählen, wer sie sind, wer sie nicht sind. Es geht nicht darum, dass Klaus wieder funktioniert, sondern darum, dass sie in Bewegung kommen.

Und wenn sie es nicht schaffen, miteinander zu schlafen?

Dann können sie in aller Ehrlichkeit neu schauen, was sie nun machen wollen. Vielleicht erlauben sie sich dann auch, sich zu trennen oder die Sexualität auszulagern. Wer weiß?

Erzählst du noch, wie es weiterging?

Das mache ich, denn sie sind an einem für ihre Beziehung relevanten Punkt gelandet.

Zwischen Autonomie und Bindung

Beim nächsten Termin berichten beide, dass sie begonnen haben, über ihre Wünsche und Vorstellungen im Leben zu sprechen, und auch entschieden haben, für eine Weile auseinanderzuziehen. Da sie beide beim Erzählen kraftvoll und lebendig wirken, nehme ich an, dass das eine gute Entscheidung ist, und lasse mir erklären, wie es zu dem Entschluss kam.

Eva: »Es tat so gut, mit der ganzen Aufmerksamkeit mal nur bei mir zu sein, ohne den anderen immer mit im Blick zu haben. Da mein Bruder für eine Weile im Ausland lebt, kann ich seine Wohnung nutzen. Ich bin da jetzt schon seit drei Tagen und genieße es total.«

Klaus ergänzt: »Mir geht es ähnlich. Wir sind ja seit Jahren ständig zusammen, haben nur eine kleine Wohnung und richten uns sehr nach dem anderen. Ich genieße es, mal mein Ding zu machen. Die Wohnung für mich zu haben, nicht sofort aufzuräumen, sondern später.« Erschrocken schaut er zu Eva. »Trotzdem fehlst du mir natürlich.« »Du mir auch«, ergänzt sie.

Toni: Das könnte ja heißen, dass sie dabei sind, sich zu trennen, oder? Verstärkst du das?

Aus meiner Sicht gehen sie in die Differenzierung. Aus dem vorher gelebten, viel zu harmonischem, verklebten Wir, verbunden mit der omnipräsenten gegenseitigen Rücksichtnahme und Fürsorge, entsteht ganz allmählich ein Ich und ein Du. Sobald es wieder mehr Ich und Du gibt, entsteht höchstwahrscheinlich mehr Reibung, da sich jeder wieder mit den eigenen Bedürfnissen verbindet. Reibung könnte mehr Feuer und Leidenschaft bedeuten, da der Partner wieder interessanter wird. Menschen, die gut mit sich und ihren Bedürfnissen verbunden sind, wirken meistens per se attraktiver.

David Schnarch (2006) entwickelte die vier Aspekte der Balance, die grundlegende Fähigkeiten für die Erhaltung des emotionalen Gleichgewichts darstellen und wirksam in jeder Art von Beziehung sind, nicht nur in einer Liebesbeziehung:

1) *ein stabiles und flexibles Selbst:* die Fähigkeit, sich über eigene Wünsche und Ziele im Klaren zu sein und auch in unmittelbarer Nähe des Partners bei sich zu bleiben
2) *stiller Geist–ruhiges Herz:* die Fähigkeit, sich selbst zu beruhigen, heilsam auf eigene Verletzungen einzuwirken und die eigenen Ängste zu verringern
3) *maßvolles reagieren:* die Fähigkeit, ruhig zu bleiben und nicht überzureagieren, statt Distanz zu schaffen oder wegzulaufen
4) *sinnvolle Beharrlichkeit:* Dranbleiben. Die Fähigkeit, Unbehagen um des persönlichen Wachstums willen zu ertragen.

Das heißt: Zunächst verstärke ich bei den beiden das Trennende, die Unterschiede und behalte trotzdem die Verbindung im Blick. Frage nach, ob es gut ist, mal eine Weile nichts vom anderen zu hören, oder ob sie trotz der eigenen Wohnräume in Verbindung bleiben wollen? Sie antworten, dass sie in Verbindung bleiben wollen, und haben überlegt, was gut für sie wäre. Sie entschieden sich für die Variante, sich einmal in der Woche außerhalb der Wohnungen zum Essen zu verabreden und sich von ihren Leben zu erzählen. Ich ermuntere sie, bei diesen Treffen ihre frühere Verliebtheitsbrille aufzusetzen und sich »den Mann« und »die Frau«, die da am Tisch sitzen, mehr aus der Distanz, mit der Brille eines Fremden anzuschauen. Ihre Sexualität war erst mal kein Thema mehr. Erst beim nächsten Treffen kamen sie wieder darauf zurück.

»Wir brauchen deine Hilfe.« Dieses Mal fing Klaus zuerst an zu erzählen. »Das, was wir gerade machen, tut uns nach wie vor sehr gut. Ich freu mich zum Beispiel jedes Mal auf unser wöchentliches Treffen und wir haben wirklich gute, intensive Gespräche wie lange nicht. Wir sind bei einem Thema hängengeblieben, wo wir nicht weiterkommen, und glauben, es ist der Dreh- und Angelpunkt für all unsere Probleme.« Eva nickt bestätigend. »Erzähl ruhig gleich weiter.« Klaus fährt fort. »Wir haben die letzten Male auch über unsere Sexualität gesprochen, sogar ernsthaft überlegt, ob wir sie auslagern, sodass jeder mit anderen Menschen Sex haben könnte, aber so richtig können wir uns das beide nicht vorstellen. Wir haben auch überlegt, uns zu trennen, aber dafür lieben wir uns zu sehr. Und dann sind wir darauf gekommen, was uns erregt und Lust macht. Und auch, worauf wir keine Lust haben.« Klaus macht eine Pause. »Puh, nicht so einfach, darüber zu reden. Ich mag es ehrlich gesagt, wenn es etwas animalischer zugeht, mit Dirty Talk, ein bisschen gröber, fast aggressiv. Das macht mich an, ist mit Eva allerdings undenkbar. Gleich zu Beginn habe ich gemerkt, dass sie da nicht drauf abfährt.« Jetzt ist es raus und er schaut zu ihr. »Stimmt«, ergänzt sie. »Ich mag es so, wie Klaus es mag, gar nicht. Eher zärtlicher. Eigentlich ist Klaus insgesamt ein sanfter Mann, seine sexuelle Art hat mich damals sehr erschreckt.«

»Und hier stehen wir, wissen voneinander, dass wir sexuell nicht gleich ticken, haben es endlich ausgesprochen und wissen trotzdem nicht, wie wir damit umgehen sollen.«

Sex ist Verhandlungssache

Ich ermutige sie, auch über ihre sexuellen Wünsche zu verhandeln. Wie viel Zärtlichkeit geht für Klaus, wie viel Spielraum gibt es für Eva beim Thema animalischer Sex? Was ist unverhandelbar?

»Ich gestehe ja«, beginnt Eva, »als ich bei unseren Gesprächen erfahren habe, dass Klaus in letzter Zeit auch sauer auf mich war und sogar ohne mich aus Berlin wegziehen würde, dass mir das irgendwie gefallen hat. Überraschenderweise.«

»Das bedeutet, so ein bisschen mehr kantig-eigensinniger, leicht aggressiver Klaus geht schon?«, frage ich. Eva lacht. »Ja. Inzwischen. Ich glaube, wir haben ein festes, sehr stabiles Fundament, da kann man ruhig mal experimentieren. Wut und Aggression haben mir früher immer Angst gemacht. Ich wollte unbedingt eine harmonische Beziehung. Aber ich weiß ja, dass Klaus kein aggressiver Mensch ist.«

»Nur im Kontext eurer Sexualität braucht Klaus' animalische Seite, so wie es aussieht, ein bisschen mehr Platz.« An Klaus gewandt: »Was hast du für Gedanken, wenn du uns zuhörst?« »Ich frage mich gerade, ob ich nicht zu egoistisch bin, wenn ich darauf bestehe, bei meinen Wünschen zu bleiben.«

»Ich glaube, ihr seid schon einen Schritt weiter. Jeder darf durchaus bei seinen Wünschen und Bedürfnissen bleiben. Ihr solltet nur das Gemeinschaftliche aushandeln. Was geht zusammen? Und auf deine Frage nach dem Egoismus, diskutiert auch das. Manche können nur so ihre Sexualität leben, indem sie ganz pur bei sich und ihrer Erregung sind. Der Partner oder die Partnerin ist dann eher ein Objekt. Andere brauchen den Blickkontakt, die Verschmelzung und die Erregung des anderen, um die eigene Lust zu fühlen. Findet heraus, wie es bei euch aussieht.«

Toni: Manchmal hat ja die eigene Erregung mit Bewegungen und Berührungen zu tun, die dem anderen vielleicht nicht gefallen. Wie kann das vereinbar sein?

Man hat nur die Chance, ganz ehrlich miteinander zu sein, und ja, es klingt vielleicht unsexy, alles verhandeln zu müssen. Aber alles, was sexuell läuft oder nicht läuft, basiert sowieso auf einer stillen oder ausgesprochenen Verhandlung. Man steckt sozusagen unter einer Decke.

Dieses ganz ehrlich miteinander Sein sagt sich so leicht. Doch meistens stecken da tausend Ängste dahinter: Mag sie mich noch, wenn ich mich so wild zeige? Was denkt er, wenn ich ausspreche, dass es mich abtörnt, wenn er meinen Nacken küsst? Liebt er mich trotzdem, auch wenn ich viel weniger Lust habe, als ich vorgebe? Darf ich ihr sagen, dass ich kein langes Vorspiel mag? Will sie mich dann noch? Nur ein paar Beispiele. Das kann man ja nicht einfach zur Seite packen!

Nein, zur Seite packen und eine Rolle spielen, um dem Partner zu gefallen, geht sowieso nach hinten los. Wie viel Wildheit geht, vielleicht steckt die Wildheit sogar an? Die Partnerin muss erst mal wissen, was die Wünsche sind. Erst dann kann sie sich korrigieren, vielleicht anpassen, vielleicht aber auch feststellen, dass es wirklich nicht passt. Und wie oft habe ich erlebt, dass jemand ausruft: »Das magst du? Das wusste ich gar nicht! Ich auch!« Und manchmal passt es einfach nicht, auch wenn zwei Menschen sich ansonsten gut verstehen.

Man kann Sex ja totquatschen oder totschweigen. Woran merke ich, dass es ein Zuviel des Darrüberredens ist?

Bring es genau so ein. Meistens spürt man bei sich selbst einen Impuls des Zuviels oder Zuwenigs. Frag das Paar. Angenommen wir reden weiter so wie bisher, tut euch das gut, oder ist es zu viel? Angenommen wir lassen das Thema Sexualität auch in den nächsten zwei Sitzungen aus. Wollt ihr das so, oder wollt ihr es anders? Immer wieder abgleichen zwischendrin. So kannst du jederzeit den Kurs korrigieren, aber du brauchst ihr Ja oder Nein.

Noch eine Frage zum Fallbeispiel. Wenn ich es richtig verstehe, geht es gar nicht darum, dass er wieder kann, sondern um den Prozess des Redens.

Ja. Die beiden waren ja fast erstarrt, haben kaum noch geatmet aus lauter Rücksichtnahme auf den anderen. Ziel ist, dass sie sich wieder bewegen können, reden, atmen, streiten, was auch immer. Zusammen in die Veränderung kommen und da hilft es manchmal, zuerst auf sich selbst zu schauen und die Distanz zu verstärken.

Bei den beiden gab es noch viel zu entdecken: Evas Unklarheit, was ihre sexuellen Wünsche überhaupt sind. Sie wusste nur, dass sie Angst vor zu viel Aggression hatte, und dachte, sie würde sich nach dem Gegenteil sehnen, was sich aber auch als nicht ganz das Richtige herausstellte. Eva musste erst mal auf die Suche nach ihren eigenen Fantasien gehen. Diese dann zunächst selbst annehmen, ehe sie mit ihrem Partner darüber sprechen konnte.

Und Klaus war angehalten, sich damit auseinanderzusetzen, wie er sich noch spüren kann, außer über viel Reibung und grobe Griffe. Was lösen zärtliche Berührungen bei ihm aus? Was passiert dann bei ihm? Es war eine lange Reise und eine gemeinsame Suche und es bleibt offen, ob sie sexuell zusammenkommen, aber wenn sie sich nun trennen sollten, dann mit viel Respekt und Wertschätzung. Dadurch, dass sie das Trennungsszenario ebenfalls offen besprochen haben, waren sie frei in ihrer Wahl, weiterhin zusammenzubleiben oder nicht. Aber spannend war auch, dass Klaus mit seinem Nichtkönnen etwas für beide getan hat. Er hat es ihr abgenommen, sich mit ihrer Sexualität auseinandersetzen zu müssen.

Lust und Unlust

Toni: Kannst du noch mal was zu dem Paar vom Anfang sagen? Er ist ja gleich mit der Tür ins Haus gefallen und hat schon am Telefon gesagt, dass es um Sex gehen würde, und sie war zurückhaltender und wollte erst in der fünften Stunde über ihr Sexleben reden. Wie ging es weiter?

Ja. Herr und Frau A. Wir sind auch die ganze Zeit beim Sie geblieben, obwohl es um die intimste Sache der Welt ging. Sexualität. Aber bei diesem Paar fühlte es sich stimmig an. Im Grunde war es ähnlich, wie im letzten Fallbeispiel. Einer will mehr, weniger oder anderen Sex als bisher, verweigert sich – meistens mithilfe von körperlichen Symptomen (Erektionsstörungen, Blasenentzündungen, Kopfschmerzen, Bauchschmerzen u. a.) – und der Körper ist so erfinderisch! Die Folge ist oft, dass es gar keinen Sex mehr gibt.

Und in fast jeder Partnerschaft gibt es einen Partner mit dem größeren sexuellen Begehren und einen mit dem kleineren. Laut David Schnarchs Hypothese (2006) hat der Partner mit dem geringeren Begehren die Kontrolle (Macht) über die gemeinsame Sexualität. Er oder sie bestimmt, wann und wie es zu Sexualität kommt. Häufig wird der Partner mit dem geringeren Verlangen als Symptomträger im Sinne von »zu wenig Begehren« definiert. Doch alles ist kontextabhängig, denn das Begehren ist keine natürliche, vorgegebene Größe. Oft kommt es vor, dass die Symptomträger in den Therapien wechseln.

In diesem Beispiel hatte Frau A. seit Monaten mit Blasenentzündungen zu kämpfen, sodass sie rein körperlich (vom Arzt verordnet!) nicht sexuell aktiv sein durfte.

Auch hier war der Wunsch des Partners, »wenn sie öfter mit mir schlafen würde, wäre alles gut«, nur eine Seite der Medaille.

1. Schritt: Fokus verändern und den Raum für das Thema sexuelle Wünsche öffnen. Diese Kombination gehört zusammen; wenn wir etwas wegnehmen, müssen wir etwas anderes anbieten.

Frau A. erzählte schnell, dass es ihr wirklich zu viel wäre, jeden Tag Sex haben zu müssen, damit sich ihr Partner wohlfühle. Sie komme sich wie eine Puppe vor, an der er sich abreagieren würde, nicht gesehen und wahrgenommen. Herr A. sagte, dass er den täglichen Sex bräuchte, um sich mit ihr verbunden zu fühlen. Als Absicherung, dass alles gut wäre.

2. Schritt: Wenn wir die Sehnsuchtsthemen, die Wünsche im Groben, haben, können sie später auf den sexuellen Bereich heruntergebrochen werden. Bei Frau A. ging es um die Sehnsucht danach, von ihrem Partner wirklich gesehen zu werden, daraus folgte die Frage: Sieht sie sich selbst genug? Auch wichtig wäre die Frage, wie sie es, ohne den Preis der körperlichen Schmerzen, schaffen kann, von einem Nein wieder zu einem Ja zu kommen. Oder bei einem Nein zu bleiben und dazu zu stehen.
Bei Herrn A. schien das zentrale Thema der Wunsch nach Verbundenheit und Sicherheit zu sein. Und hier auch die Frage, wie gut ist er mit sich verbunden? Wie kann sich Herr A. noch über andere Kanäle als über Sexualität mit seiner Frau verbunden fühlen? Aber vielleicht ist er einfach ein Mann, der viel Sex haben will.

Frau A. ergänzte noch, dass sie es leid sei, dass die Stimmung sofort für mehrere Tage kippe, wenn sie keinen Sex wolle. Sie hätte gar keine Chance mehr, von sich aus zu wollen, weil er mit seiner ewigen Potenz immer schon da wäre.

Herr A. erzählte weiter, dass er manchmal versucht habe, sich zurückzunehmen und abzuwarten. Er war jedoch sofort unsicher, ob zwischen ihnen noch alles gut wäre, weil von ihr keine Annäherungsversuche kamen.

3. Schritt: Für die Zeit der Therapie bekommt zunächst jeder das Recht auf seinen Körper zurück, was für Frau A. eine Erleichterung ist. Sie hat nun eine zweite offizielle Erlaubnis, keinen Sex haben zu müssen. Für Herrn A. ist dies eine schwere Aufgabe, die ihn sofort in seine Unsicherheit schickt. So werden die Themen auch benannt und transparent gemacht. »Frau A., ich sehe Ihnen Ihre Erleichterung über die sexfreie Zeit an. Doch für Ihren Mann beginnt eine Zeit der Unsicherheit und Unzufriedenheit. Wenn ein Ziel sein soll, Sicherheit und Verbundenheit auch in sexfreien Zeiten zu erleben, wäre das jetzt Ihrer beider Aufgabe bis zum nächsten

Termin: Reden Sie darüber, was Sie noch verbindet außer Sexualität.« Frau A. rutscht zu ihrem Mann, nimmt seine Hand. »Gut, dass ich jetzt endlich weiß, worum es dir bei dem täglichen routinierten Sex geht. Hab keine Angst. Ich habe tausend Ideen.«

Beim nächsten Treffen erzählen sie, dass sie einige Ideen entwickelt haben, worauf sie beide Lust haben. Abende, an denen sie gemeinsam etwas unternehmen wollen, statt darauf zu lauern, ob es Sex geben wird oder nicht. »Und stellen Sie sich vor, meine Frau hat mich verführt, obwohl wir das doch gerade nicht machen sollen.« Er strahlt und Frau A. ergänzt, an ihn gewandt. »Ich brauche die Nähe mit dir, das Reden, einen gemeinsamen Film, zu wissen, wie es dir wirklich geht, dann kann ich mit dir schlafen. Bloß nicht diese Routine! Die tötet alles Lustvolle in mir ab.«

Fazit: Die Paare sollten ins Reden und Verhandeln kommen. Wir Therapeuten können nur versuchen, Fragen zu stellen und Aufgaben zu geben, die wieder Bewegung in die Erstarrung bringen. Auch hier wäre es schön, wenn die Entweder-oder-Haltung in eine Sowohl-als-auch-Haltung münden würde. Fragen wie die folgenden sollen beide in Bewegung und Verantwortung bringen:

- Kann sie ihm zuliebe mit ihm schlafen, wenn er sich unsicher fühlt, und ihm auch über Sexualität ein Stück Sicherheit geben?
- Kann er ihr zuliebe auf Routine verzichten und sich die Sicherheit, die er braucht, über andere Wege holen?
- Kann er ihr Nein als Seismograf dafür nehmen, dass es gerade nicht genug Nähe zwischen ihnen gibt?
- Kann sie mehr tun, um Nähe herzustellen?
- Kann er mehr tun, um Nähe herzustellen?

Wie bereits erwähnt, Sexualität gestalten zwei Menschen gemeinsam. Demzufolge sind auch zwei Menschen verantwortlich, nicht nur einer. Und wie Clement (2004) in seinem Buch *Systemische Sexualtherapie* gut verständlich beschreibt, hat das Begehren viele Gesichter. Sexuelles Wollen und sexuelles Nichtwollen können im Kontext einer Paarbeziehung vielschichtig eingesetzt werden.

Wir Paartherapeuten begleiten das Paar, um herauszufinden, worum es noch gehen könnte außer dem Offensichtlichen: Er kann nicht, sie will nicht oder sie kann nicht und er will nicht. Bestenfalls kommt das Paar in Bewegung, ins Gespräch und beide trauen sich, mehr zu dem zu stehen, was sie wollen, und zu dem, was sie nicht mehr wollen.

27 Untreue, Affären und »Fremdgehen«

Das Herausfinden sexueller Untreue erschüttert ein Paar fast immer bis in die Grundmauern. Die Gefühle fahren Achterbahn und reichen von vehementen Schuldzuweisungen (der Fremdgeher ist schuld!) über Abwehr, Starre, Wut, Trauer, Reue, Trotz bis hin zu Angst und Fluchtgefühlen. Die Fremdgeherin ist meistens die Böse, der Treue das Opfer. Doch egal, wer ausgebrochen ist, oft sind beide fix und fertig.

Statistiken sagen, dass Untreue immer noch den Trennungsgrund Nummer eins darstellt, obwohl sich die Bewertung des »Fremdgehens« bei vielen Paaren geändert hat und bei jedem Paar anders aussieht. Hier eine kleine Auswahl:

- »Hab deinen Spaß, aber erzähl es mir nicht!«
- »Flirten ist erlaubt, Küssen/Sex nicht!«
- »Wenn es nur sexuell ist, von mir aus, aber stell dich nicht so blöd an, dass ich es mitbekomme!«
- »Küssen ist erlaubt, Geschlechtsverkehr nicht!«
- »Mach ruhig, aber erzähl mir danach alles!«
- »One-Night-Stands sind okay, mehrmals treffen nicht!«
- »Fremdgehen ja, verlieben nein!«
- »Kein Fremdgehen im Freundeskreis.«
- »Sobald du fremdgehst, bin ich weg.«

Die Frage, ob es lebenslange Treue überhaupt gibt, beantworten die Sexualtherapeuten und Forscher mit Ja. Gibt es. Manche Paare geraten erst in die Diskussion darüber, wie sie mit Treue und Untreue umgehen wollen, wenn sie die Untreue bei einem befreundeten Paar mitbekommen haben oder wenn es ihnen selbst passiert ist. Dabei wäre es klug, auch dieses Thema von Anfang an mit einzubeziehen. Kollegen und Kolleginnen, die vorrangig in der Paarberatung mit schwulen und lesbischen Paaren arbeiten, beschreiben bei den Paaren eine viel größere Bereitschaft, sexuelle Offenheit in verschiedenen Formen zu leben, als es bei heterosexuellen Paaren der Fall ist. Für einen Großteil der Paare hat es etwas Altmodisches, das Thema sexuelle Treue in der Melodie von Schuld und Chaos zu beschreiben und nicht als Zugewinn an Freiheit und stabileren Zweierbeziehungen. Diese Paare haben begonnen, sich von der Last zu befreien, einander alles sein zu müssen. Doch bleiben wir bei den Paaren, deren Kontrakt ist, sich sexuell treu bleiben zu wollen.

Ist es nur Sex?

Geht es beim »Fremdgehen« nur um Sex? Clement (2016) sagt ganz klar, das gibt es nicht. Es geht nie nur um Sex. Beim Sex geht es auch darum, bestätigt zu werden, gesehen zu werden, gefühlt zu werden.

Esther Perel geht in ihrem Buch *Was Liebe braucht* der Frage nach, ob man begehren kann, was man schon hat, und beschäftigt sich, wie viele andere Psychologen, Sexualtherapeuten und Sozialwissenschaftler vor ihr, mit der scheinbar unlösbaren Frage, wie Sexualität und Häuslichkeit miteinander zu vereinbaren seien.

Liebe sucht Nähe, Verlangen braucht Distanz, steht schon im Klappentext des Buches und bringt es auf den Punkt.

> »Sicherheit und Leidenschaft sind zwei menschliche Grundbedürfnisse, die unterschiedlichen Beweggründen entspringen und uns in verschiedene Richtungen drängen« (Perel 2020, S. 25).

Wir alle sehnen uns einerseits nach Sicherheit, Kontinuität und Verlässlichkeit, andererseits brauchen wir auch den Reiz des Neuen und die Veränderung, das Risiko und Abenteuer für ein abwechslungsreiches, lebendiges Leben.

> »Gleiches trifft auf alles Lebendige zu: Jeder Organismus bedarf alternierender Phasen von Wachstum und Ruhe. Das, was ständiger Veränderung ausgesetzt ist, droht im Chaos zu versinken; Rigidität und Stasis aber behindern Wachstum und lassen den Organismus absterben. Ruhe und Bewegung sind wie der Anker und die Wellen« (ebd., S. 26).

Viele Paare, die in ihrer Beziehung sehr auf Sicherheit bedacht sind, verwechseln Liebe mit Verschmelzung, großer Harmonie und dem Wunsch, alles gemeinsam zu erleben. Sie haben die Antennen oft beim Partner und vergewissern sich zuerst, ob es dem anderen gut geht. Doch Leidenschaft und Erotik brauchen eine gewisse Distanz und eine gute Portion Egoismus, damit der sprichwörtliche Funke überspringen kann.

Toni: Heißt das, bei zu viel Sicherheit und Harmonie gibt's keinen Sex? Besseren Sex hätte man eher mit jemanden, bei dem es sich latent unsicher anfühlt, wie in der Verliebtheitsphase?

Paare, bei denen sich einer von beiden oder auch beide nie sicher fühlen, berichten von leidenschaftlichem Sex.

Auf Kosten von Sicherheit.

Esther Perel beschreibt zwei Arten von Sicherheit, so eine »schlaffe Sicherheit permanenter Traulichkeit«: Paare, die sich viel berühren, umarmen, streicheln, aber deren sexueller Funke vor lauter Zuneigung eingedampft ist. Und die »dynamische Sicherheit« solcher Paare, die sich aneinander reiben und deren Beziehung eine Folge von Streit und Versöhnung ist. Paare, die Konflikte zulassen, austragen und somit Möglichkeiten schaffen, einander fremd zu sein. Sexuelle Spannungen können entladen werden und das wiederum bringt auch Sicherheit.

Aber ganz gleich, was die Motivation war, Sex außerhalb der Beziehung zu haben. Ob es das Animalische, das Fremde, das Unerlaubte war, die Lust auf ein Abenteuer oder nur eine passende Gelegenheit oder der Versuch eines Absprungs, die Paare, die wir in unseren Praxen in der Paartherapie sehen, haben den Wunsch, zusammenzubleiben oder wieder zusammenzukommen.

Sie haben das unbedingte Bedürfnis, verstehen zu wollen, wie ihnen das passieren konnte, wann sie sich verloren haben. Sie wollen an sich arbeiten, wollen verzeihen und wieder vertrauen können. Diese Paare können mit der Grundannahme, dass beide ihren Anteil daran haben, dass es jetzt ist, wie es ist, etwas anfangen. Sie gehen nicht von einem Täter, dem Schuldigen, und einem Opfer, der Unschuldigen aus. Beide ahnen, dass es bereits Jahre vorher diverse Zutaten von beiden Seiten gab, die das »Fremdgehen« ermöglichten.

In solchen Fällen ist die Affäre so etwas wie ein Aufrüttler, ein Wachmacher. Wenn beide es schaffen, zusammen durch diesen schmerzhaften Prozess zu gehen, erreicht die Partnerschaft in der Regel eine neue, tiefere Ebene.

Nach der »Affäre«

Nach einer Affäre können Paare nicht mehr zurück in den Ursprungszustand ihrer Beziehung, es geht nur nach vorne. Das gemeinsame Dritte, der Boden unter ihnen, wurde tektonisch erschüttert und die Grundmauern der Beziehung haben sich unwiderruflich verformt. Das neue Haus der Beziehung kann nur auf diesem neuen Untergrund gebaut werden. Die Unschuld dessen, dass der andere die einzige und einzigartige Person im eigenen Leben war, ist vorbei. Schmerzhaft muss realisiert werden, dass man durchaus austauschbar ist.

Doch das neue Aufeinanderzugehen ist ein bisschen wie ein neues Kennenlernen, mit der ganzen Unsicherheit eines Anfangs. Mit aller Hoffnung und Skepsis, Vertrauen und Misstrauen. Unklar ist, ob die zwei Menschen es wieder schaffen, ein Paar zu werden. Gelingen das Verstehen, Verzeihen und Vertrauen? Oder nicht?

Für die Aufarbeitung begeben wir uns noch mal in die vergangene Zeit, blicken zurück, um weitergehen zu können. Oft leite ich den Prozess (bei geklärtem Auftrag) mit folgenden Worten ein, ein Beispiel: »Ich habe verstanden, dass ihr wieder zueinanderfinden wollt, dass ihr bereits erste Gehversuche gemacht habt, aber ein großes Thema, das euch im Weg steht, ist das Misstrauen. Seid ihr bereit, eure Beziehung im Rückblick anzuschauen und mit Forscherblick auf die Suche danach zu gehen, wann ihr euch verloren habt, einander weggeschickt habt, die Verbindung gelockert oder aufgegeben habt? Das bedeutet auch, noch mal in den Schmerz zu gehen und allen Themen und Gefühlen, die dazugehören, Raum zu geben. Das Tröstliche ist, ihr habt alles, was wir uns anschauen werden, bereits überstanden.«

Die meisten Paare sind damit einverstanden und dann ist die Seilarbeit wie in Teil II beschrieben eine gute Möglichkeit, sich den vergangenen Jahren zu widmen.

Fallvignette

Franziska und Max, Ende vierzig und Mitte fünfzig. Sie ist Biochemikerin, er ist Journalist. Ihre zwei gemeinsamen Kinder sind fast aus dem Haus. Der eine Sohn absolviert ein Auslandsjahr, der andere ist bereits auf WG-Suche, um demnächst auszuziehen. Franziska und Max sind seit ihren Jugendjahren ein Paar, fast eine Sandkastenliebe. Max hatte über ein Jahr lang eine Nebenbeziehung, die vor zwei

Jahren aufgeflogen ist. Er ist ausgezogen, hat sich von der Affäre getrennt und hat bis heute eine Wohnung in der Nähe der früheren gemeinsamen Wohnung, in der Franziska nach wie vor mit dem Sohn lebt. Nach dem Auszug fiel er in ein tiefes Loch und begann eine Therapie. Franziska ging es ebenfalls schlecht. Sie wurde gut im Freundeskreis aufgefangen und begann, sich ihr eigenes Leben aufzubauen. Die Kinder wohnten weiter in der alten Wohnung, konnten aber jederzeit ihren Vater sehen.

Jetzt, zwei Jahre später, erzählen sie Folgendes: »Wegen der Kinder hatten wir ja immer weiter Kontakt«, beginnt Franziska. »Ob ich wollte oder nicht, ich habe Max sehen müssen. Habe gesehen, wie er gelitten hat, habe gesehen, wie er sich Hilfe geholt hat, und auch gesehen, wie er sich verändert hat. Doch ich war die ganze Zeit viel zu sehr auf ihn fixiert. Es hat ewig gedauert, bis ich begonnen habe, auch mich selbst zu sehen. Mehr auf mich zu achten. Dann, als es mir endlich besser ging, war Max plötzlich aufmerksamer, hat anders nachgefragt, wie es mir geht. Das tat gut. Und dennoch war eine abgrundtiefe Wut in mir, dass er uns als Paar so verraten hat. Ich war nicht mehr seine Nummer eins, seine Exklusivfreundin, die, mit der er alles teilt. Das war so bitter. Inzwischen reden wir wieder mehr, unternehmen Sachen zusammen und sind öfter in unserer gemeinsamen Wohnung. Ich habe Angst, dass wir wieder in unsere alten Muster verfallen, dass ich ihm mein Herz wieder öffne und erneut verletzt werde. Ich glaube, ich bin gerade unberechenbar. Mal total offen, mal im Rückzug.«

»Ich hake mal kurz ein, weil es gerade passt. Also, zurück in das Alte geht nach so einer Erfahrung nicht mehr. Wenn ihr weiterhin zusammen durchs Leben gehen wollt, dann bewegt ihr euch auf einem neuen Weg. Lernt euch neu kennen und das Neue geht oft nur, wenn ihr gnadenlos ehrlich zueinander seid, wenn wir in den Rückblick gehen, und schaut, was ihr noch voneinander braucht.«

Franziska: »Das ist gut. Wir müssen noch mal in die Vergangenheit. Ich habe für mich alleine schon viel aufgearbeitet und einsortiert, aber zusammen haben wir das noch nicht gemacht.«

Max: »So geht's mir auch. Ich war jetzt zwei Jahre in Therapie und das hat mich echt weitergebracht. Aber nur mich alleine, ich würde Franziska gerne mehr davon erzählen und ich fühle mich zwar immer noch schuldig, aber viel weniger als vor zwei Jahren. Schön wäre, wenn ich die Schuldgefühle mal ablegen könnte.«

»Wir gehen also noch einmal in eure Beziehungsgeschichte, immer mit dem Blick: Was war damals los und was nehmen wir daraus mit für die Zukunft? Ob ihr einander verstehen und auch verzeihen könnt, werden wir sehen.«

Wie beschrieben, legen die beiden ihr Paar-Seil (jeder hat ein eigenes) nebeneinander, deuten Nähe und Distanz an und markieren die Zeiten, von denen sie glauben, dass sie damit zu tun haben, dass die sexuelle Beziehung zu der anderen Frau möglich geworden ist. Wenn beide fertig sind, gehen wir zusammen an den am weitesten zurückliegenden Punkt, setzen uns dahin und tauchen noch einmal in diese Zeit ein. »Erzählt mir und euch, wie es euch damals ging«, bitte ich sie. Man kann an dieser Stelle festlegen, wer beginnt, der andere hört zu oder es entwickelt sich auch ein Gespräch zwischen den beiden. Wichtig ist wieder, dass sie sich beim Erzählen anschauen.

Die therapeutische Arbeit in dieser Phase ist ein Verstärken, Betonen, Wiederholen: »Hörst du, was sie sagt? Kannst du das nachvollziehen, was er erzählt? Langsam. Du sagtest, du konntest einfach nicht mehr. Bleib da, sag noch ein, zwei Sätze mehr darüber, übergehe es nicht. Nicht wie damals.« (Beide betonten, wie gut sie darin sind, Unangenehmes auszuhalten und einfach weiterzumachen. Deshalb hier die Langsamkeit.)

Bezogen auf die Zukunft ist es immer wieder sinnvoll, Fragen einzubauen, die in die Zukunft gerichtet sind. Wie würdest du heute damit umgehen? Was würdest du anders machen? Was heißt das für die Zukunft?

Franziska: »Es war die Zeit, als wir von Bayern nach Berlin gezogen sind, die Kinder noch sehr klein waren und ich sehr viel alleine war mit ihnen. Alles war neu, ich hatte kein Netzwerk, keine Freundinnen, keine Familie hier. Du, Max, warst meine Familie und du warst immerzu weg. Was habe ich dich um deinen Job beneidet. Ich war richtig eifersüchtig und irgendwann genervt, wenn du mir von deinem tollen Team und den Erlebnissen erzählt hast. Das war auch die Zeit, als ich nicht mehr mit dir schlafen konnte. Ich war frustriert, fühlte mich wie ein Muttertier, das nur noch die Jungen versorgen musste, und auf keinen Fall nah mit dir ... Ich fühlte mich unattraktiv hoch zehn.«

Max: »Ich wusste gar nicht, dass du da so sauer auf mich warst. Ich dachte, das war unser Deal. Ich verdiene das Geld und du wolltest unbedingt bei den Kindern bleiben. Ich habe damals nur deine körperliche Abwehr mitbekommen und dass du mich nichts mehr gefragt hast ... Ich fand dich übrigens immer attraktiv. Du warst plötzlich so unzufrieden. Mit allem.«

Franziska: »Ja, ich war unzufrieden. Das war ja auch mein Dilemma, einerseits die Umstände. Du musstest so viel arbeiten und wir brauchten das Geld und ja, das war der Deal. Ich konnte mich selbst nicht leiden in dieser Zeit.«

Max: »Und ich dachte, ich lass dich lieber mal in Ruhe. Erzähle besser weniger von der Arbeit und nehme dir die Kinder ab. Ich habe in der Zeit so viel mit mir alleine ausgemacht. Ab und zu musste ich die Wohnung verlassen, weil ich die Stimmung kaum ertragen habe.«

Beide waren sehr emotional während ihres Gespräches. Weinten, waren erstaunt, wie falsch sie das Verhalten des anderen interpretiert hatten. Wie sie sich unbewusst weggeschickt hatten. Auf die Frage, wie sie heute damit umgehen würden, gab es immer die gleiche Antwort von beiden: Reden. Darüber reden, wie es mir geht.

Wenn sie zu schnell oder zu vorwurfsvoll wurden, habe ich gestoppt: »Langsam. Was ist bei dir angekommen? Was meint sie? Langsam. Nicht darüber hinweggehen. Was löst es bei dir aus, wenn er sagt, dass er dachte, es wäre eine gute Idee, dir die Kinder abzunehmen ...?«

Bei dem Paar im Beispiel gab es mehrere Schlüsselmomente mit dem immer gleichen Muster: ihr Rückzug und sein Alleinsein. Man könnte auch sagen: ihr Rückzug und ihr Alleinsein. Sein Alleinsein und sein Weggehen. So waren sie in einem kräftezehrenden Kreislauf gefangen, das eine Verhalten bedingte das andere. Zieht sie sich zurück, muss ich raus hier. Wenn es ihm zu gut geht, ziehe ich mich zurück.

Wenn ich glaube, Muster entdeckt zu haben, stelle ich sie als Hypothese in den Raum. »Heißt das, eigentlich wart ihr beide allein mit dem, was ihr gefühlt habt? Du, Franziska, hast dich eher innerlich zurückgezogen und du, Max, bist weggegangen, wenn du dich allein gefühlt hast?« Wenn sie die Hypothesen bejahen, sind wir auf dem richtigen Pfad. Wenn sie sie verneinen, werden sie verworfen.

Etwas später sind wir an der Stelle, wo Max sich auf die Affäre mit seiner Mitarbeiterin eingelassen hat. Beide stocken. Da es nicht immer hilfreich ist, alle Details zu wissen, wende ich mich Franziska zu: »Lass dir Zeit und überprüfe, was du wissen musst. Wenn du Max fragst, wirst du Antworten bekommen, das habt ihr so vereinbart.« Sie lässt sich Zeit.

»Ich will nicht alles wissen, auf keinen Fall. Ich will nur wissen, was du bei ihr gefunden hast und wie du innerlich mit deinen Lügen umgegangen bist.« Max holt Luft. »Etwas mit Carola anzufangen, war nicht schwer. Sie hat mich von Anfang an im Visier gehabt. Na ja, was habe ich bekommen? Sie fand mich attraktiv, anziehend, sexy, interessant. Hat zugehört, wenn ich erzählt habe, hat nachgefragt. Hat von einem Leben mit mir geträumt. All die Sachen, die ich von dir nicht mehr bekommen habe.« Er seufzt. Wartet. »Lange habe ich geglaubt, dass ich die Sache schnell wieder beenden könnte, weil ich dir nicht mehr ins Gesicht schauen konnte. Nur noch ein Treffen, dann noch eins. Dann hatte ich es wirklich geschafft, die Geschichte mit Carola zu beenden. War froh, dich nicht mehr anlügen zu müssen, aber die Stimmung zwischen uns war wie ein Eiskeller. All meine Bemühungen, dich glücklicher zu machen, gingen nach hinten los. Wir haben einfach nicht mehr zueinandergefunden. Und dann ... jeden Tag bei der Arbeit habe ich Carola getroffen, die mich zurückwollte, die gute Laune versprüht hat, die mich wie nebenbei berührt hat. Ich war zu schwach, ihr zu widerstehen, und zu feige, mit dir zu reden. Das Lügen hat mich zerfressen und ich konnte dir nur noch ausweichen, um es uns beiden zu ersparen.« Franziska schaut nach unten, reibt die Hände aneinander. »Das war so eine beschissene Zeit. Aber glaub mir, ich habe geahnt, dass es da jemanden gibt, und ich war auch zu feige, mit dir offen darüber zu sprechen. Ich habe dich jeden verdammten Tag lügen lassen. Hab dich herausgefordert. Ich bin nicht besser. Wir sind zwei Feiglinge. Wieso konnten wir uns nicht wieder in eine bessere Stimmung versetzen? Wieso konnten wir nie darüber reden?«

Entscheidend für mich als Prozessbegleiterin war die Tatsache, dass Franziska wieder von »wir« sprach. »Wir sind zwei Feiglinge.« Sie hat ihn zu sich ins Boot geholt. Auch Max bemerkte das und reagierte mit feuchten Augen. Doch langsam, langsam: »Franziska, Max – haltet noch einen Moment inne. Was braucht jeder von euch noch vom anderen, um dieses Kapitel eures Lebens irgendwann richtig verstehen und dann abhaken zu können? Es als Teil eurer Geschichte zu begreifen und anzunehmen.«

Sie überlegen und beteuern, genug verstanden zu haben, wie sie in diese Situation gerasselt sind.

Toni: Machst du das an dieser Stelle auch mit dem Verzeihen?

Ja, wenn alles gesagt und gefühlt wurde, gibt es hier auch die Frage, ob sie sich verzeihen können. Wichtig ist, dass sich beide verzeihen, nicht nur einer. Franziskas Formulierung war: »Kannst du mir verzeihen, dass ich nicht mehr mit dir gesprochen habe, dass ich mich von dir abgewendet habe?« Und er: »Kannst du mir verzeihen, dass ich nie mutig genug war, mit dir zu reden? Weder am Anfang, noch am Ende.«

Und das Fremdgehen an sich?

Die beiden brauchten das nicht, sie haben verstanden, dass ihre Misere viel früher anfing und beide ihre Anteile daran hatten, dass ihre Beziehung so endete.

Sind sie noch zusammen?

Sie haben sich in großen Abständen weiter therapeutisch begleiten lassen, haben die Therapie als etwas Präventives gesehen und irgendwann auch geheiratet. Sie sind in eine nächste Phase ihrer Beziehung eingetreten. Ich wünsche ihnen, dass die neue Phase eine gute Phase wird. Nach der Hochzeit habe ich nichts mehr von ihnen gehört. Meistens ist alles gut, wenn man lange nichts voneinander hört.

Sicher geht es nicht immer gut aus, oder?

Nein. Wenn jemand zum Beispiel nicht verzeihen kann, bleibt immer ein giftiger Stachel zurück, der über die Zeit weiterhin sein Gift absondert. Diese Beziehungen schaffen es in der Regel nicht. Auch die, die beim Aufarbeiten nicht wirklich ehrlich sind, bleiben nicht zusammen.

Bei einem Paar gab es mit der Außenbeziehung noch ein Kind, was erst später herauskam, bei der anderen lief die Affäre die ganze Zeit weiter. Ich bestärke oft, der eigenen Intuition zu vertrauen. Wir alle haben häufig eine leise Stimme in uns, die uns flüstert, wo es langgeht.

Trennen sich manche auch während der Aufarbeitung?

Das kommt vor. Die Motivation zu Sex außerhalb der Beziehung kann so vielfältig sein. Manche laufen einfach weg vor dem, was zu Hause schwierig ist, andere folgen ihren Sehnsüchten und Bedürfnissen, weil sie schon zu lange verzichtet haben, wieder andere benutzen Untreue als Absprung, andere haben die Gelegenheit, die sich bot, einfach mal genutzt, ohne viel über die Folgen nachzudenken.

Es gab bei dem Paar am Anfang ein Gespräch über die Umstände. Das Wort höre ich sehr oft: die Umstände! Gegen die Umstände ist man machtlos, die Umstände müssen so hingenommen werden, wie sie nun mal sind. Wie siehst du das?

Es gibt Umstände, die man nicht ändern kann: Kriege, Naturkatastrophen, Unfälle, Krankheiten.

Alle anderen Umstände kann man ändern! Wo jemand arbeitet, wie viel Stunden man im Job verbringen möchte, wie viel Geld man zum Leben braucht, wo man lebt, wie man lebt. Wenn die Umstände zu viel Leid verursachen, müssen sie unter die Lupe genommen werden. Klar geht es darum, Geld zu verdienen und Kinder zu versorgen, aber um jeden Preis? Wenn es einem mit der aktuellen Lösung überhaupt nicht mehr gut geht, muss geredet werden. Da sind wir wieder bei den Kompromissen. Franziska hat das gemacht, was viele machen: aushalten und verdrängen. Bis später, wenn die Kinder größer sind, wenn genug Geld da ist. Wenn, dann. Sein Glück auf später zu verschieben, ist nie eine gute Idee. Und vielleicht hätte Max mehr drängen können, zu reden. Aber hinterher ist man immer schlauer. Die beiden haben das gemacht, was sie früher gelernt haben. Aushalten, Weitermachen und Flüchten (in Alkohol, andere Beziehungen, Sexabenteuer, Arbeit, Drogen ...).

Viele Paare kommen sehr spät in die Beratung, meistens, wenn sie schon kurz vor der Trennung stehen. Auch die Umstände können beleuchtet und verändert werden, wie jedes andere Thema. Sie können zudem wunderbar externalisiert werden (siehe Teil II).

Offene Beziehungen – Kann das gutgehen?

Heute leben immer mehr Menschen in offenen Beziehungen. Manche entscheiden sich für eine begrenzte Zeit, ihre Beziehung zu öffnen, für andere ist es ein grundsätzliches Lebenskonzept. Das Wort »offen« beinhaltet viele Gesichter, denn jedes Paar entscheidet ganz individuell für sich, welche Bereiche mit wem und wie lange geöffnet werden. Für manche ist es nur die jährliche Urlaubsreise, für andere gibt es abgesprochene Wochentage oder Wochenenden, die mit anderen verbracht werden dürfen, wieder andere Paare regeln gar nichts und lassen geschehen, was geschieht. Anders als in geschlossenen monogamen Beziehungen, wird bei offenen Beziehungen der Sex mit anderen Menschen explizit erlaubt.

Geeignet sind offene Beziehungen für Menschen, die sich zwar einerseits Geborgenheit und Zweisamkeit wünschen, sich aber nicht vorstellen können, dauerhaft sexuell monogam zu leben. Die Erfahrung aus der Praxis zeigt, dass diese Art der Beziehung bei jüngeren Menschen eher vom Mann vorgeschlagen wird, bei älteren Menschen eher von der Frau.

Befürworter der offenen Beziehung argumentieren oft, dass die Untreue in sexuell monogamen Beziehungen der häufigste Grund für Streit, Misstrauen und Trennung ist, dem soll mit der Erlaubnis für die sexuelle Freiheit entgegengewirkt werden. Dennoch ist das zu kurz gefasst, denn eine offene Beziehung ist mehr als die Summe ihrer Erlaubnisse oder Verbote.

Und obwohl offene Beziehungen nach freier Liebe, losen Verbindungen und erotischer Selbstverwirklichung klingen, brauchen die Partner für ein Gelingen dieser Lebensform gute Absprachen und ein hohes Maß an Ehrlichkeit und Verbindlichkeit.

Polyamorie

Im Unterschied zu offenen Beziehungen, in denen eine sexuelle Freiheit gelebt werden kann, geht es bei der Beziehungsform der Polyamorie darum, dass eine Person mehrere Menschen gleichzeitig liebt und zu jedem eine gleichwertige Liebesbeziehung pflegt. Diese Tatsache ist dann allen Beteiligten bekannt. Es geht also nicht nur um den sexuellen Aspekt, sondern auch um die anderen Facetten einer Beziehung: Agape und Philos. Liebe und Freundschaft.

Was müssen Paartherapeuten zu den verschiedenen Beziehungsformen wissen?

Zunächst ist es eine mutige Entscheidung, sich mit dem Partner über gängige Beziehungsmodelle hinwegzusetzen. Beide müssen es wirklich wollen, sich vertrauen und ehrlich zueinander sein, sonst ist die Idee von Anfang an zum Scheitern verurteilt. Viele Menschen können es sich gut vorstellen, mehr als einen Menschen zu lieben und glücklich zu machen. Schwieriger wird es erst, sich vorzustellen, den Partner mit anderen Menschen zu teilen. Offene Beziehungen brauchen, wie alle Beziehungen, Regeln, Absprachen, Neuverhandlungen und immer wieder die Überprüfung, ob es den Beteiligten noch gut geht. Der einzige Unterschied ist, dass es in der Beratung mehrere Menschen geben kann, deren Bedürfnisse und Wünsche berücksichtigt werden müssen, nicht nur zwei.

Ein elementarer Bereich, auf den wir Paartherapeuten bei offenen Beziehungen schauen sollten, ist die Überprüfung, ob es einen funktionierenden Exklusivbereich gibt. Offene Beziehungen brauchen diesen einen Kernbereich, der nur den beiden Personen zur Verfügung steht, die sich als Hauptpartner verstehen. Dieser Bereich muss geschützt und frei von Zufallsbekanntschaften sein.

Die Idee von Hauptpartnerschaft und Hauptfiguren lässt erahnen, dass alle weiteren Beteiligten den Platz von Nebenfiguren und Nebenrollen einnehmen. Gerät das durcheinander, gerät oft das ganze Beziehungsmodell in eine Schieflage.

Die Themen in der Beratung ähneln denen aller Paare:

- Absprachen werden nicht eingehalten
- Uneinigkeit über Regeln
- Regeln, die an eine neue Lebensphase angepasst werden müssen
- der Fokus vom Hauptpaar ist verrutscht
- ernsthaftes Verlieben in jemand anderen
- Eifersucht
- es gibt keine Exklusivzeit, keinen geschützten Kern mehr, keine Haupt-Paar-Zeit
- Gefühle von Vernachlässigung.

Doch zurück zur Frage und der Aufgabe des Therapeuten: Manchmal verschwimmen bei den Ratsuchenden sämtliche Grenzen und

Absprachen. Entweder bilden sich feste Nebenschauplätze oder jemand hat sich ernsthaft verliebt und das ganze Konzept der Beziehung wackelt. Manche Paare, die ihre Beziehung geöffnet haben, sehen sich irgendwann mit dem Spannungsfeld von sexueller Offenheit und dem klassischen Beziehungswunsch (mein Mann, meine Frau) konfrontiert.

Was auch immer die Gründe für eine Paartherapie sind, zunächst brauchen wir, wie in jeder anderen Therapiestunde mit Paaren, einen Auftrag und eine erste Bestandsaufnahme. Hier ein paar nützliche Fragen:

1) Paare, die in offener Beziehung leben:
   a) »Was wäre ein Bestenfalls für die heutige Therapieeinheit?«
   b) »Was könnte schlimmstenfalls passieren?«
   c) »Was waren damals die Gründe für das Öffnen der Beziehung?«
   d) »Was waren Wünsche, Hoffnungen, Erwartungen?«
   e) »Welche Erfahrungen habt ihr mit der Lebensform gesammelt?«
   f) »Was habt ihr positiv erlebt?«
   g) »Welche Sehnsüchte haben sich (bisher) nicht erfüllt?«
   h) »Gibt es Vorbilder in eurem Umfeld?«
   i) »Welche Befürchtungen gibt es?«
   j) »Worum geht es aktuell?«
2) für Paare, die darüber nachdenken, ihre Beziehung zu öffnen:
   a) »Was erhofft ihr euch von der Beziehungsöffnung?«
   b) »Was soll sich in eurer Zweierbeziehung verbessern?«
   c) »Wodurch könnte sich etwas verbessern?«
   d) »Wer möchte die Öffnung mehr, wer weniger?«
   e) »Was verliert ihr und könnt ihr das loslassen?«
   f) »Was soll beibehalten werden, wie?«
   g) »Was gehört exklusiv nur zu euch als Paar?«
   h) »Wie wird das geschützt?«
   i) »Kann die offene Beziehung wieder beendet werden?«
   j) »Was muss geregelt werden?«

Hier noch einige Hinweise auf das, was geregelt und besprochen werden muss:

- Das Wichtigste ist, den Exklusivraum des Paares zu besprechen. Was gehört nur uns beiden? Unser Bett, der Sonntagabend, die Reise im Frühjahr, bestimmte sexuelle Praktiken usw. Der gemeinsame Raum (Paar-Raum) sollte oberste Priorität haben.
- Weiterhin muss geregelt werden, welche Bereiche wie geöffnet werden sollen. Wo und wann können andere sexuelle Kontakte entstehen? Ist verreisen mit jemand anderem in Ordnung oder nicht? Viele versuchen abzusprechen, dass es mit den anderen Partnern nur Sex sein soll, kein Verlieben, was ein schöner Plan, aber im echten Leben schwer kontrollierbar ist.
- Andere besprechen vorab, welche sexuellen Kontakte unerwünscht sind: Freunde, Prostituierte, Kollegen.
- Weiterhin muss die Frage der Verhütung und das Risiko, sich an einer Geschlechtskrankheit anzustecken, besprochen und geregelt werden.

Alles, was besprochen wird, muss wie in allen anderen Beziehungen regelmäßig überprüft und gegebenenfalls nachjustiert werden. Manchmal schleichen sich faule Kompromisse unter die Absprachen. Um den Partner nicht zu verlieren, stimmen manche Partner diversen Verabredungen mit einem Magengrummeln zu und merken später, dass das Ganze nicht zum Aushalten ist. Dann hilft es nur, zu reden und neu zu schauen.

Fallvignette

Marlene und Helmut sind seit mehr als dreißig Jahren ein Paar. Die drei erwachsenen Kinder sind ausgezogen, nur die Jüngste wohnt ab und zu noch zu Hause. Beide sind Mitte fünfzig und arbeiten in einer Behörde. Marlene hat sich bereits vor zwei Jahren in Alexa, ihre Kollegin, verliebt. Erst lief die »Affäre« zwischen den Frauen heimlich, und wenn es nach Marlene gegangen wäre, hätte sie es auch dabei belassen. Doch Alexa drängte auf das Beenden der Heimlichkeit, sie konnte es einfach nicht mehr ertragen, dass sie sich fast nur im Büro oder im Dunkeln trafen. Marlene wehrte sich lange gegen das Offenlegen der Nebenbeziehung. »Ich möchte meinem Mann nicht wehtun«, wiederholte sie immer wieder. »Das hat er nicht verdient.«

Als Alexa daraufhin überlegte, das Verhältnis zu Marlene zu beenden, fasste sich Marlene ein Herz und gestand ihrem Mann die

Außenbeziehung. Sie wollte die »Sache mit Alexa« auf keinen Fall verlieren. Sexuell waren Marlene und Helmut nur noch selten miteinander aktiv, dennoch war er der wichtigste Mensch in ihrem Leben. Helmut willigte ein, seine Beziehung mit Marlene zu öffnen und seiner Frau die romantische Liebe mit ihrer Freundin zu lassen.

Als sie alle drei in der Praxis saßen, baten sie um Unterstützung, ihr zukünftiges Dreierleben zu regeln. Meine Aufgabe war lediglich das Moderieren, Abfragen der Bedürfnisse und immer mal wieder Zusammenfassen, wo wir waren.

Marlene sollte nun offiziell, an bestimmten Wochentagen inklusive Übernachtungen, bei ihrer Freundin Alexa sein dürfen. Marlene und Helmut einigten sich auf drei Tage in der Woche, Alexa bestand auf mindestens vier und Marlene gab erschöpft nach und machte den diplomatischen Vorschlag, dass sie in der eine Woche drei Tage, in der anderen Woche vier Tage bei Alexa schlafen würde. Allen Beteiligten war klar, dass die beiden Frauen eine sexuelle Beziehung pflegten.

Aus Helmuts Sicht ging es bei der Geschichte nur um Sexualität, aus Alexas Sicht hatten die beiden Frauen die Hauptbeziehung und aus Marlenes Sicht war es eine polyamoröse Beziehung, da sie beide Menschen gleich stark lieben würde. Ein großes Chaos, aber sie wollten es probieren, obwohl völlig unklar blieb, auch auf Nachfragen, was Marlenes Bedürfnis war. Helmut war wichtig, dass seine Frau weiterhin in seinem Leben blieb, und Alexa wirkte zufrieden.

Ein halbes Jahr später kamen alle drei erneut zur Beratung, weil es niemandem mehr gut ging. Helmut klagte, dass Marlene nur noch bei Alexa sei. Marlene sagte, sie fühle sich zwischen den beiden zerrissen, und Alexa sagte, dass sie und Marlene zusammengehören würden. Sie hoffte, dass Marlene das endlich mal einsehen würde.

Es war nicht mehr klar, wer das Hauptpaar war, der Fokus war komplett zu Alexa und Marlene gerutscht. Aus Alexa, eigentlich einer Nebenfigur, war unmerklich eine Hauptfigur geworden. Marlene, als Dreh- und Angelpunkt dieser Geschichte, war völlig erschöpft. Ihr einziger aktueller Wunsch war, zur Ruhe zu kommen und in Ruhe gelassen zu werden. Helmut war hauptsächlich enttäuscht, dass die Absprachen, die ihn und seine Frau betrafen, nicht eingehalten wurden.

Da saßen also drei enttäuschte Menschen, die mit einer mutigen Idee in diese Geschichte gestartet waren und einsehen mussten, dass sie so wie bisher nicht weitermachen konnten.

Da Marlene, anders als in der letzten Beratung, sehr stark ihre Ruhe und ihren eigenen Wohnraum einforderte, waren die räumlichen Gegebenheiten schnell geklärt, auch wenn Helmut und Alexa schlucken mussten. Beide hatten gehofft, dass Marlene komplett zu einem von ihnen ziehen würde. »Wenn ich eins in dieser Geschichte gelernt habe, dann das, dass ich viel, viel mehr auf mich achten muss und ab sofort Nein sagen werde, wenn es nicht mit meinem Bedürfnis übereinstimmt. Ich schaffe es nicht, mich an diesen Regelplan zu halten. Ich hasse es, alles zu planen. Macht, was ihr wollt. Ich bin erst mal raus«, waren Marlenes Worte.

Helmut wirkte nicht überrascht. »Von mir hast du dich schon seit einer Weile entfernt«, sagte er zu ihr. »Ich denke, du weißt, dass du mir das zumuten kannst, ohne dass alles, was wir haben, zusammenbricht. Ich bin weiterhin da und kann verstehen, dass du dich zurückziehst.«

Alexa dagegen fiel aus allen Wolken und konnte nicht glauben, was sie da gehört hatte. »Marlene, das ist nicht dein Ernst. Uns geht es doch so gut zusammen. Was willst du mehr?«

»Ich liebe auch meinen Mann, was du immer ausblendest. Und ja, wir haben total intensive Zeiten. Ich habe viel mit dir erlebt, Neues erfahren, aber ich kann gerade nicht mehr. Verstehst du das denn nicht? Du siehst immer nur dich!«

Schlussendlich hat Marlene gelernt, auf sich zu hören und ihre Bedürfnisse ernster zu nehmen. Sie zog in ihre eigene Wohnung, verbrachte viel Zeit mit sich allein, obwohl es ihr unheimlich schwerfiel, die Gefühle der anderen auszublenden und ganz bei sich zu bleiben. Nach und nach öffnete sie sich in einem langsamen Tempo erneut zuerst ihrem Mann und erst viel später ihrer Freundin. Alexa musste lernen, dass Marlene und Helmut das Exklusiv-Paar waren, und ihre eigenen Bedürfnisse zurückstecken, was ihr nur schwer gelang. Mittlerweile haben sie einen guten Rhythmus gefunden und Alexa hat eine zweite, neue Frau an ihrer Seite. So leben sie schon im fünften Jahr.

Toni: Ich bin ja erst mal froh, wenn ich mit zwei Leuten klarkomme. Das ist alles ganz schön viel und es gibt so viel zu beachten. Lauter Regeln und Absprachen.

Aber die Absprachen müssen die Paare untereinander treffen. Sie müssen überlegen, was ihnen wichtig ist. Das ist dermaßen unterschiedlich. Was bei einem Paar gut funktioniert hat, geht bei dem anderen gar nicht. Lass dich führen. Du moderierst den Prozess, fragst nach den Bedürfnissen, Wünschen und Sehnsüchten, wie sonst auch.

28 Alles umdrehen und reframen – ein Transkript

Nicht selten kommt mir bei der therapeutischen Arbeit mit Paaren das Bild eines Jongleurs in den Kopf: Die Paare schmeißen die Bälle (ihre Themen) in die Luft, werfen sie hin und her, lassen sie fallen, heben sie wieder auf. Haben sich die Klienten für eins entschieden, wird es beleuchtet und entweder integriert oder verabschiedet. Manchmal erfährt ein schmerzliches Thema eine neue positive Konnotation durch die Therapeuten und wir halten inne, warten ab, ob das Paar die neue Bedeutung übernehmen kann. Wenn ja, werfen wir die Bälle erneut in die Luft, jetzt mit einem neuen Blick darauf. Wenn nein, wird weiter jongliert.

Fallvignette – ein Transkript

Laura und Achim, beide in ihren Vierzigern, sind seit zehn Jahren ein Paar, seit vier Jahren verheiratet und haben zwei gemeinsame Kinder. Laura geht immer wieder außereheliche Affären ein und beide leiden darunter. Das nachfolgende Transkript gibt einen Teil des Gesprächs aus der zweiten Sitzung wieder. Laura beginnt, kaum dass sie sitzen, und eröffnet das Gespräch.

LAURA Es ist leider immer wieder der gleiche Kreislauf. Ich liebe meinen Mann und nehme mir vor, keine Außenbeziehungen mehr einzugehen, und dann passiert es doch immer wieder. Dann erlebe ich kurz ein Hochgefühl, bereue alles, bestrafe mich, indem ich mich ganz besonders um Kinder, Haushalt, Job und meinen Mann Achim kümmere und auf alles andere verzichte. Ich würde so gerne damit aufhören oder wenigstens verstehen, wieso das immer wieder passiert.

THERAPEUTIN Achim, was ist dein Anliegen für die Stunde?

ACHIM Wir müssen das mit dem Fremdgehen klären, lange mache ich das nicht mehr mit.

THERAPEUTIN Hat das Fremdgehen etwas mit dir zu tun oder ist es von dir abgekoppelt? *(Das Thema Fremdgehen wird quasi in die Luft geworfen.)*

ACHIM Es hat mit mir zu tun. Anscheinend fehlt ihr etwas. *(Jetzt zwei Themen: Fremdgehen, etwas fehlt.)*

THERAPEUTIN Kann es sein, dass auch dir etwas fehlt? *(Das Thema umdrehen.)*

ACHIM Nein, bis zu dem Punkt, an dem sie fremdgeht, ist alles okay.

THERAPEUTIN *(Noch einmal umdrehen, prüfen.)* Und wenn du noch mal auf dich schaust. Du als Mann, Sohn, Freund. Bist du zufrieden? Vermisst du etwas?

ACHIM Nein, es ist alles okay. *(Da geht es nicht weiter, also fallenlassen.)*

THERAPEUTIN Laura, kannst du dir vorstellen, was deinem Mann im Kontakt mit dir fehlt? *(Das Fehlende zirkulär beleuchten.)*

LAURA Ich glaube, ihm fehlt meine Endgültigkeit, mein absolutes Ja, aber davor habe ich Angst. *(Neue Themen: Endgültigkeit, klares Ja, Angst – Fremdgehen, das Fehlende. Inzwischen sind fünf Bälle/Themen in der Luft.)*

THERAPEUTIN Wovor hast du Angst? Wollen wir da bleiben? *(Ein Thema beleuchten – nachfragen.)*

LAURA *(nickt, sie will bei dem Thema bleiben)* Meine Angst ist, irgendwann unattraktiv zu sein, mich gehen zu lassen. Das ganze Leben nicht mehr zu schaffen und dann geht Achim vielleicht weg, weil er mich falsch eingeschätzt hat, unattraktiv findet oder was auch immer. Beim Fremdgehen habe ich kurz Pause vom Leben. *(Laura hat Angst, dass er geht, dass sie nicht reicht.)*

THERAPEUTIN *(zu Laura)* Wie geht es dir damit, wenn ich dein Fremdgehen als eine Art Hilfeschrei sehe. Als den Wunsch nach: Halt mich fest! Lieb mich auch in meiner Unperfektheit.

(Versuch eines Refraimings = einen positiv konnotierten neuen Bezugsrahmen zur Verfügung stellen. Prüfen.)

LAURA Ja. Das fühlt sich stimmig an. Aber ich fürchte, das werde ich von Achim nicht bekommen. Er ist so ein stiller Mensch, ich weiß nie, was er denkt. Was er wirklich denkt und fühlt. Ich bin mir so unsicher. *(Unsicherheit, Perfektionismus, Angst, klares Ja, Kommunikation, Verlassenwerden ... inzwischen jonglieren wir wieder mit vielen Bällen.)*

THERAPEUTIN Was wäre, wenn er dich für eine andere verlässt?

LAURA Das wäre ein Albtraum. Ganz, ganz furchtbar.

THERAPEUTIN *(zu Laura)* Kannst du ihn anschauen? Kannst du ihm sagen: Ich möchte nicht ohne dich leben! Oder: Ich kann nicht ohne dich leben!

Laura kann Achim zunächst nicht anschauen. Sie versucht es. Sagt den Satz und weint. Er nimmt ihre Hände.

THERAPEUTIN Wie fühlt sich das an, den Wunsch auszusprechen?

LAURA Es beruhigt mich. *(Über ihre Affären versucht sie ihm zu sagen: Bleib hier! Weiter versuchen, ihre Sehnsucht auf die bewusste Ebene zu bringen. Auszusprechen: Ich möchte bleiben.)*

THERAPEUTIN Wie ist es für dich, Achim, wenn sie es so ausspricht?

ACHIM Das habe ich noch nie von ihr gehört, es tut gut, und meine Güte Laura, du bist unperfekt und ich bin immer noch da. Wie lange willst du mich noch prüfen? Ich bin nicht dein Vater. *(Neues Thema: Vater)*

THERAPEUTIN Laura, ich bleibe mal noch beim dem, was wir gerade hatten. Wie kannst du den Satz verstärken? Wie kannst du ihm sagen: Ich bleibe hier. Ich möchte bei dir bleiben.

Sie setzen sich gegenüber, und auch wenn es Laura immer noch schwerfällt, in seine Augen zu schauen, wiederholt sie: Ich möchte bei dir bleiben.

Toni: Oje, alles ist so verdreht! Eigentlich will sie bleiben, geht aber fremd. Hat Angst, sich gehenzulassen, nicht mehr attraktiv zu sein, und holt sich die Bestätigung, dass sie immer noch begehrenswert ist, durch die Affären. Da muss man erst mal durchsteigen.

Wichtig ist, alle Themen, die ein Paar erzeugt, als gemeinsame Themen zu sehen. Sie immer wieder hin und her zu drehen, bis man eine Spur entdeckt, der man folgen kann. Die Klienten führen, wir folgen.

»Wofür brauchst du das?« ist die darunterliegende Frage, die wir erforschen.

29 Nonverbale Interventionen – mal fühlen

»Wir müssen raus dem Kopf!«, wie es eine Klientin so schön zu ihrem Mann sagte. »Wir reden und reden und reden. Manchmal habe ich Angst, dass wir alles zerreden. Totquatschen. Wir brauchen zusätzlich noch etwas anderes! Ich will dich wieder fühlen.« Stefanie, die diesen Wunsch äußerte, sehnte sich danach, ihrem Mann wieder nahe sein zu können. Beide hatten eine lange Durststrecke hinter sich. Ralf, ihr Mann, war wegen depressiver Episoden immer wieder in Kliniken und Therapien, stand für den Alltag mit drei kleinen Kindern nur bedingt zur Verfügung. Stefanie war mit allem mehr oder weniger allein. Als es ihm besser ging, begann sie eine zweijährige Nebenbeziehung, die sie vor einem Jahr beendete, und seit ungefähr einem Jahr versuchen beide, ihre Ehe zu retten.

Manche Paare, wie Stefanie und Ralf, sprechen den Wunsch, mal etwas anderes zu machen außer zu reden, ganz klar aus. Bei anderen Paaren kommt der Impuls, in erfahrungsorientierte Übungen zu gehen, vom Therapeuten. Kreative Zugänge bringen das Wesentliche oft schneller auf den Punkt als alles Reden.

Im Folgenden sind einige Übungen in Kurzform beschrieben. Für alle Übungen gilt: Erst wenn jeweils beide Partner die Übungen erlebt und durchlaufen haben, findet ein Austausch darüber statt. Selbst die Wechsel zwischendrin sollten ohne Worte sein.

Augenkontakt

Beide werden aufgefordert, sich für die nächsten 5–10 Minuten bequem hinzusetzen (gerne auch auf den Boden), einen stimmigen Abstand zu wählen und sich in die Augen zu schauen. Der Blickkontakt soll gehalten werden, auch wenn zwischendurch ein Wegschauen oder Blinzeln nicht zu verhindern ist. Alles, was zwischen ihnen und/oder im eigenen Kopf und Körper passiert, wird zunächst nur beobachtet. Um die Übung noch zu intensivieren, können beide so nah zusammenrücken, dass sie sich an die Hände nehmen können.

Herzkontakt

Beide sitzen sich gegenüber, dieses Mal mit geschlossenen Augen, und die Therapeutin begleitet das Paar mit folgenden Worten: »Schaut, dass ihr bequem sitzt. Nehmt bewusst zwei, drei tiefe Atemzüge ... beobachtet, wie sich der Brustkorb hebt und senkt. Lasst genügend Luft in den Brustraum strömen, sodass er weit werden ..., sich ausdehnen kann. Gebt dem eigenen Herz viel Raum ..., noch mehr. Das Herz möchte sich ausdehnen. Weit werden. Platz haben. Nun bewegt euer Herz, stellt euch vor, dass ihr das könnt. Lasst es etwas schwingen, sei dein Herz ... Und wenn du gut mit deinem Herzen verbunden bist, sein Klopfen spürst, seine Lebendigkeit ..., dann öffne die Augen und schau deine Partnerin an.«

Schutzpanzer ablegen

Das Paar wird eingeladen, in der nächsten Übung den Schutzmantel, die Ritterrüstung oder auch den Schutzpanzer, den viele sich über die Zeit zulegen mussten, für eine kleine Weile von zehn Minuten beiseitezulegen. Bewusst gehen sie ohne ihre Rüstung auf einen anderen Patz im Raum, setzen sich gegenüber, schauen sich an. Die Therapeutin begleitet das Paar, blickt zurück: »Dahinten liegen eure Schutzanzüge, erlaubt euch hier, in dieser kleinen Übung, euch für wenige Minuten ganz pur zu begegnen. Erlaubt euch, dem anderen (wieder) zu vertrauen. Nur für eine kleine Weile.«

Viele Paare werden in ihrem ambivalenten Wunsch nach Intimität und Vertrauen einerseits und dem Schutz vor erneuten Verletzungen andererseits zerrieben. In dieser Übung, in einem geschützten Raum probieren sie für eine begrenzte Zeit das Vertrauen.

Last abgeben

Rücken-an-Rücken-Übungen eignen sich gut dafür, sich anzulehnen, Last abzugeben, Last zu teilen oder mit der Last zu spielen. Wenn die Partner etwa gleich groß sind, eignet sich die Übung im Stehen, ansonsten lieber im Sitzen.

Im Stehen: Beide stellen sich nah mit den Rücken zueinander, zunächst noch ohne Berührung. Jeder soll für sich einen guten Stand haben, dann berühren sich die oberen Rücken, die Schulterblätter. Die Therapeutin gibt verschiedene

Aufgaben, dabei soll das Paar immer im Kontakt bleiben, und alles findet im Wechsel statt: obere Rücken aneinander reiben, Schulterblätter rollen, den anderen wegschieben, sich weit nach hinten beugen, der andere rollt sich gleichzeitig nach vorn, an den Händen fassen, schwingen, nach oben strecken, tanzen.

Last abgeben, vielleicht mit den Worten: »Ihr habt viel getragen in den letzten Jahren und tragt immer noch viel. Drückt mit dem oberen Rücken aus, wie viel jeder von euch abgeben will.«

A beginnt und drückt, B nimmt den Druck, dann Wechsel.

Jetzt drückt A und B hält dagegen, Wechsel.

Dann gibt A die Last an B, der weicht aus, immer im Wechsel.

Man kann die Übung variieren und einen Gegenstand (für den Alltag, die Last, die Freude – was immer bei dem Paar ansteht) zwischen ihre Rücken legen und sie müssen ihn halten, er darf nicht runterfallen.

Im Sitzen: Rücken an Rücken sitzen. Erst gibt einer so viel wie möglich Gewicht ab, dann der andere. (Weiteres siehe oben)

Halten und Gehaltenwerden

Eine der beiden liegt auf dem Boden, die Augen geschlossen. Die andere sitzt am Kopfende und nimmt den Kopf der Partnerin in beide Hände. Hebt ihn langsam vom Boden, sodass er sicher in ihren Händen liegt. Hält. Der Kopf der Partnerin, der gehalten wird, darf schwer werden, darf/soll in die haltenden Hände sinken. »Lass dich halten«, kann ein unterstützender Satz der Therapeutin sein. »Lass (ihn, den Kopf) los.«

Variation: Einer sagt, wie er vom anderen gehalten werden möchte. Der andere setzt es um. Dann Wechsel.

Geben und Nehmen

Das Paar steht sich gegenüber. Der Einfachheit halber heißen sie bei der Beschreibung der Übung A und B. A hat die Augen offen, B geschlossen. A soll nun B mit seinem liebevollsten Blick betrachten, den er in sich finden kann. Wie damals, frisch verliebt. Als B noch ein Wunder und pure Faszination für A war. Jedes Detail soll wohlwollend wahrgenommen werden, durch und durch wohlwollend. B darf sich entspannen, in der Gewissheit, liebevoll betrachtet zu werden. Nach fünf Minuten schenkt A B eine Berührung, die angemessen scheint. Anschließend öffnet B die Augen, beide sehen sich noch eine Weile an. Ohne Worte, dann tauschen.

Eine andere Variante: Das Paar steht sich gegenüber, A hat die Augen geschlossen und begibt sich in den Nehmen-Modus. A darf einfach nur empfangen, sonst gibt es nichts zu tun, nichts zu leisten, kein Richtig und Falsch – nur nehmen.

B läuft um A herum und schaut, welche Berührung A wohl heute, genau jetzt, gebrauchen könnte. B befindet sich im Geber-Modus, gibt nur. Was würde A guttun und welche Berührung möchte ich schenken?

Mini-Aufstellungen

Ein wichtiges Tool in der Paarberatung sind Skulpturen und kleine Aufstellungen.

Zu bestimmten Themen werden die Paare aufgefordert: »Zeigt es mit einer Skulptur. Wer steht wo, wie ist der Blickkontakt, die Körperhaltung? Wie ist es jetzt? Wie soll es später sein? Welche Bewegungen sind, vom Jetzt-Bild ausgehend, notwendig, um zum Zukunftsbild zu kommen? Wie können die Schritte in den Alltag übersetzt werden?«

Führen und führen lassen

Eine kleine Beziehungschoreografie mit Seil. Das Paar nimmt sich ein Seil und stellt so eine Verbindung her. Dann werden die Augen geschlossen und es wird nur noch über das Seil kommuniziert. Zunächst geht es um ein Innehalten und Nachspüren, wie sich die Verbindung anfühlt. »Stimmt der Abstand? Spielt mit dem Abstand. Lasst das Seil lockerer, geht weiter auseinander. Zieht euch wieder näher zueinander. Bereitet euch vor, einen kleinen Weg zu gehen. Geht langsam los, der Führende hat nun die Augen geöffnet.«

Nützliche Fragen:

- »Was fühlt sich gut an?«
- »Was nicht?«
- »Wer führt lieber?«

- »Wie wird das ausgehandelt?«
- »Wer lässt sich lieber führen?«
- »Was fällt leichter? Führen oder geführt werden?«
- »Wie habt ihr das Tempo reguliert?«
- »Wann gab es Widerstand?«
- »Wie seid ihr damit umgegangen?«
- »Was, wenn du in die Irre geführt wirst?«

Da sein

Das Paar sitzt nebeneinander. Jeweils eine Schulter, ein Arm und eine Hand von jedem berühren sich. Die Köpfe sind aneinandergelegt, die Augen geschlossen. Es geht nur darum, mit jeder Faser des Körpers zu fühlen, dass der andere da ist. Fühlen und zulassen. Ohne Erwartungen, ohne Wenn-dann-Überlegungen. Nur füreinander da sein.

Umarmung bis zur Entspannung

Beide stehen sich, am besten barfuß, gegenüber und verteilen das Körpergewicht auf beide Füße. Beide legen die Arme um den Körper des Partners und fokussieren sich auf sich selbst. Werden ruhig, beruhigen sich. Werden sehr ruhig.

Es geht darum, sich körperlich und emotional zu zentrieren. Anfangs ist die Umarmung noch steif, mit zunehmender Übung wird es intimer. David Schnarch (2006, S. 189 ff.) meint, früher oder später bringe diese Übung die bestehenden Probleme einer Beziehung ans Licht.

Nützliche Fragen:

- »Wem fällt es schwerer, sich halten zu lassen?«
- »Wer stützt sich auf wen?«
- »Wer bringt wen dazu, sich in der Position anzupassen?«
- »Was passiert, wenn einer das Gleichgewicht verliert?«
- »Wer will die Umarmung zuerst beenden?«
- »Wie wird das kommuniziert?«
- »Wie reagiert dann der andere Partner?«
- »Wer initiiert solche Umarmungen am häufigsten?«

Es gibt unendlich viel mehr Übungen und natürlich gibt es nach jeder Übung einen Austausch. Wie hat es sich angefühlt? Wie war es für dich? Was hat sich gut angefühlt? Was weniger gut? Wovon soll es in Zukunft mehr geben? Wovon weniger? Alle Übungen können auch als Hausaufgabe verschrieben werden, denn so kurz sie auch sind, sie sind alle sehr intensiv und dauern manchmal nur wenige Minuten.

Toni: Woher weiß ich, dass ich mit dem Paar vielleicht mal in eine Körperübung wechseln sollte?

Wenn ihr mit dem Gespräch nicht weiterkommt, lohnt es sich immer, das Szenario zu wechseln. Das kann auch malen sein, eine Imagination, einmal aufstehen und Plätze wechseln. Was auch immer dir liegt. Nur nicht immer mehr vom Gleichen.

Stimmt. Es gibt ja diese Dakota-Indianer-Weisheit: Wenn du merkst, dass du ein totes Pferd reitest, dann steig ab!

Genau, treffender kann man es nicht sagen. Die Weisheit kann man auch dem Paar anbieten: »Ich beobachte, dass wir immer wieder an den gleichen Punkt kommen, ohne dass sich etwas verändert. Haben Sie Lust auf eine neue Erfahrung?« Und schon kannst du etwas anderes probieren.

Und du meinst, sie haben Lust?

Kommt natürlich darauf an, wie lustvoll du fragst. Aber in der Regel wollen die Paare in der Paartherapie neue Erfahrungen machen, auch wenn es immer eine Ambivalenzseite gibt.

Eine Ambivalenzseite?

Einerseits möchten sie die Veränderung, andererseits haben sie Angst vor der Veränderung. Sie wollen und sie wollen nicht. Der Veränderungsimpuls sollte zwar vom Paar ausgehen, aber manchmal können wir Therapeuten auch mit den Seiten experimentieren. Der Angstseite weniger Bedeutung, weniger Macht geben, zumindest in unseren zeitlich begrenzten Übungen. Wenn ich die Übung »Schutzpanzer ablegen« zu lange erkläre, steigt die Angst des Paares und sie fangen an, zögerlich zu werden. Wenn ich sage: »Trauen Sie sich, für fünf Minuten in eine andere Rolle als bisher zu schlüpfen?«, siegen die Neugier und der Mut. Denn fünf Minuten was Neues probieren, klingt nach einer machbaren Aufgabe.

Du sagst, dass die Aufgaben auch zu Hause gemacht werden können. Machen das die Paare?

Mal so, mal so. Oft kommen die fehlende Zeit oder die unmöglichen Umstände ins Spiel oder auch, dass die Aufgabe zu unklar war. Andererseits gibt es Paare, die unglaublich kreativ sind und sogar ihre Kinder mit einbeziehen. Ein Paar erzählte, dass sie es sehr gemocht haben, dass der eine dem anderen den Kopf gehalten und zusätzlich noch eine Hand über die Stirn gelegt hat. Sie empfanden diese Übung wie eine Mini-Wellness-Kur. Sicher, beschützend und so wohltuend, dass sie kurzerhand ihre Kinder mit einbezogen haben. So gab es vor dem Zubettgehen der Kinder jeden Abend diese kleine Übung für alle. So lange, bis jeder dran gewesen war.

Mich ärgert das manchmal, dass sie die Aufgaben einfach nicht machen!

Bleib gelassen. Weniger wollen als das Paar und auch die Spannung der Nichtveränderung zulassen, wie Clement in seinen Büchern, Workshops und Interviews immer wieder betont.

30 Bei aller Liebe doch fremd

Die größte Entwicklungsleistung für zwei Menschen in einer längeren Partnerschaft wird sein, den anderen so anzunehmen, wie er ist. Wenn es gelingt, den Schmerz, den der andere auslöst, als den eigenen zu betrachten, dann kann eine neue liebevolle und lebendige Beziehung entstehen. Erst dann wird es keinen Schuldigen mehr geben, der durch Zurückweisungen auf Distanz gebracht werden muss. Erst dann, wenn es gelingt, den Auslöser von der Ursache zu trennen, findet Entwicklung statt.

Vor vielen Jahren habe ich in einem Artikel von Thomas Artman (2006) eine wunderbare Metapher dazu gelesen und seitdem nicht mehr vergessen:

> »Wenn Sie ein Auto haben, dessen Stoßdämpfer schon ganz verrostet sind, das aber auf glatt geteerten Straßen noch ganz unauffällig gefahren ist, und Sie fahren damit auf einmal über einen Feldweg und die Stoßdämpfer zerbrechen. Ist dann der Feldweg schuld?«

Teil III: Der Abschluss

31 Der Abschluss von Therapiestunden

Was ist ein guter Abschluss?

Es gibt viele Antworten darauf, was ein guter Abschluss einer Therapieeinheit mit einem Paar sein kann.

Aus der Sicht des Paares:

- endlich mal in Ruhe reden zu können
- einen neuen Blickwinkel auf die Themen bekommen zu haben
- die eigenen Konflikte besser zu verstehen (Wieso bin ich, wie ich bin?)
- den Partner besser zu verstehen (Wieso ist er, wie er ist?)
- den aktuellen Lebenskontext mehr zu sehen
- Themen sortiert zu haben
- den Mut gehabt zu haben, ein Tabu anzusprechen
- faule Kompromisse neu verhandelt zu haben
- Trennungsgedanken ausgesprochen zu haben
- Worst-Case-Szenarien zu Ende gedacht zu haben
- Hoffnung zu haben.

Aus der Sicht des Therapeuten:

- den roten Faden (den Auftrag) gehalten zu haben
- einen entspannten, geschützten Raum geschaffen zu haben
- beide (und sich selbst) im Blick gehabt zu haben
- kreative Ideen und eigene Impulse ernst genommen zu haben
- weniger zu wollen als das Paar
- Negativerfahrungen gestoppt zu haben
- eine Reframing-Idee gestreut zu haben (dem Erzählten einen neuen Rahmen gegeben haben)
- Zuversicht und Skepsis beim Paar aktiviert zu haben.

Zuversicht und Skepsis beim Paar aktivieren

Noch ein paar Worte zur Therapeutenpersönlichkeit. Einerseits gehen wir gern auf die Seite der Zuversicht, niemand hätte den Beruf eines Psychotherapeuten gewählt, ohne den Glauben daran, hilfreich sein zu können. Das heißt, wir sind optimistisch, glauben an das gute Ende, dass es Lösungen geben wird, dass alles im Leben nur Phasen sind, dass es besser wird. Das kann man bei einem Paar, das gerade in der Krise ist, ruhig streuen. Der Wunsch nach Entwicklung und Wachstum ist uns Menschen in die Wiege gelegt worden, und nichts anderes sind Krisen – Wachstumsmöglichkeiten.

Doch Vorsicht, es ist auch immer gut, ein bisschen auf die Bremse zu treten. Skeptisch zu bleiben und sich den Preis der Veränderung anzuschauen. Was wäre, wenn Ihre Frau auf all Ihre Wünsche eingehen würde? Könnten Sie mit der neuen Nähe umgehen?

Das Gespür für eine gute Balance, wann es sinnvoll ist, auf welche Seite zu gehen, ist eine kleine Kunst. Wir haben nur uns selbst als Gradmesser und die beiden Menschen, die mit uns im Raum sitzen. Ist zu viel Euphorie im Raum, schadet ein Satz wie: »Langsam, ändern Sie es nicht zu schnell« sicher nicht. Und ist zu viel Pessimismus im Raum, könnte das Streuen von Hoffnung genauso wirksam sein wie das oben beschriebene Verstärken der Hoffnungslosigkeit (»Ändern Sie es nicht zu schnell!«). Ein hoffnungsvoller Satz bei zu viel Pessimismus könnte sein: »Ja, es fühlt sich gerade alles sehr schwer an. Doch wenn ich an eure Krise von vor fünf Jahren denke, daran, wie gut ihr die gemeistert habt, bin ich voller Hoffnung, dass ihr hier durchkommt.«

Am Ende zeigt uns das Paar den Weg. Verstärken wir an der falschen Stelle die Hoffnungslosigkeit, wird garantiert einer von beiden sagen: »Na, so schlimm ist es nun auch wieder nicht.« Verstärken wir zu stark die Hoffnung, wird garantiert einer sagen: »Dieses Mal ist aber alles anders.«

Toni: Stimmt, und bestenfalls verbünden sie sich dann gegen dich und denken, das ist ja ein Miesepeter, dem zeigen wir es!

Genau. Du siehst, man kann nicht so viel falsch machen, sollte das Thema nur für das eigene Hinterfragen im Kopf haben.

Und wenn sich nichts verändert?

Wir sind es so gewohnt, Veränderungen zu initiieren, zu begleiten und zu verstärken, dass wir erschrecken, wenn sich nichts verändert.

Die Spannung der Nichtveränderung auszuhalten, ist für Therapeuten eine Höchstleistung. Doch fast immer ist sie sinnvoll und notwendig. Bevor wir uns zu schnell verführen lassen, auf die Seite des Partners zu rutschen, der die Veränderung will, sollten wir uns fragen, was die Nichtveränderung bedeutet. Wofür ist sie gut? Und was bedeutet es, wenn einer sagt, dass er sich nicht verändern möchte, dass er gut so ist, wie er ist?

Toni: Wenn es so wäre, dass einer der beiden sich nicht verändern möchte, könnte man ja noch schauen: Will er nicht oder kann nicht?

Aber beides wäre sein gutes Recht. Sich okay zu finden, wie man ist, ist in Ordnung. Darf natürlich sein.

Dann geht die Frage wieder an den anderen Teil des Paares zurück, oder? So im Sinne von: Was heißt das jetzt für dich?

Genau, die beiden haben das Thema der Nichtveränderung. Nicht wir. Wir sind nicht die Veränderungsantreiber. Wenn wir unsicher sind, ob wir noch auf dem richtigen Pfad sind, schieben wir Bilanzgespräche ein. Kleine Zwischenupdates.

Bilanzgespräche

Toni: Wann setze ich Bilanzgespräche am besten ein?

Du kannst den Paaren entweder gleich von vornherein vorschlagen, dass ihr alle 4–5 Termine innehaltet, um den eingeschlagenen Weg zu überprüfen. Das muss keinen ganzen Termin füllen. Wenn alles passt, reichen oft zehn Minuten, höchstens eine halbe Stunde.

Oder eine andere Möglichkeit Bilanzgespräche einzuschieben wäre, wenn der Prozess stagniert. Dann kannst du mehr Zeit einplanen, denn da soll ja ordentlich geprüft werden.

Nützliche Fragen:

- »Was war bisher hilfreich, was nicht?«
- »Wovon soll es in Zukunft mehr geben, wovon weniger?«
- »Sind die Abstände der Sitzungen zu groß oder zu klein?«
- »Bin ich neutral genug?«
- »Wenn wir heute die Therapie beenden würden, was wäre noch offen?«

- »Wobei kann ich (noch) hilfreich sein?«
- »Mehr Hausaufgaben, andere oder weniger?«

Auch hier gilt, wer Fragen stellt, bekommt Antworten. Was sagt mir mein Gefühl? Was möchte ich wissen? Wozu lade ich ein?

Ist es denn sinnvoll, sehr konkret zu fragen, oder ist es besser, mit den Fragen lieber ganz offen zu bleiben?

Das kommt auf dich, dein Gefühl und deinen Mut an. Wenn du selbst den Eindruck hast, nicht immer beiden Seiten gerecht zu werden, und die Antwort aushältst, kannst du auch konkret fragen:

- »Manchmal frage ich mich, ob ich Ihnen gegenüber ausreichend neutral/gerecht/unparteiisch bin. Könnten Sie mir dazu bitte eine Rückmeldung geben?«

Dann wirst du etwas über dich erfahren.

Das kann vertrauensfördernd sein, weil Mut und Authentizität meistens belohnt werden. Oder es ist für das Paar irritierend, weil sie denken: Merkt sie das nicht?

Deswegen ist das pauschal schwer zu beantworten. Offene Fragen sind in der Regel sehr einladend:

- »Wie erleben Sie den Prozess?«
- »Was fehlt euch?«
- »Von welcher Stunde habt ihr bisher am meisten profitiert?«
- »Wenn wir drei auf einer Wanderung wären, wie geht es euch?«
- »Wie würdet ihr den Prozess der Wanderung beschreiben?«

Durch die Einladung, auf einer Metaebene den bisherigen Prozess zu beleuchten, fühlen sich die Paare auch wirklich als ebenbürtige Partner. Ihre Aussagen helfen, den Kurs zu korrigieren oder auch beizubehalten. Außerdem ist somit auch immer ein Hauch vom Ende der Therapie im Raum und erleichtert später den Abschied. Wir verabreden zum Beispiel weitere fünf Einheiten und wissen, danach könnten die Termine auch in größeren Abständen stattfinden oder es wird möglicherweise der letzte sein.

Wenn Paare einfach wegbleiben?

Auch das passiert, dass Paare einfach wegbleiben. Manchmal gleich nach den ersten Therapieeinheiten, wenn der Prozess noch nicht gut in Gang gekommen ist oder wenn es unklar ist, ob es um Trennen oder Bleiben geht. Meistens ist dies schon ein Anzeichen dafür, dass sie Wackelkandidaten sind, wenn Termine immer wieder weit nach hinten verschoben werden.

Toni: Wie gehst du damit um?

Ich sag mir immer, alles zu seiner Zeit. Irgendwas scheint nicht zu passen, nicht zu stimmen, und wenn es so sein soll, werden sie sich wieder melden. Ab und zu hat sich dann eine Person des Paares wieder gemeldet oder noch einmal ein Mail geschrieben und manchmal war es dann auch so, dass sie sich zwischenzeitlich getrennt haben. Doch viel öfter bleiben die Gründe im Dunkeln.

Ich würde mich weniger gelassen verhalten, wenn ich wüsste, dass es um Suizidgedanken bei einem von beiden oder Gewalt in der Beziehung geht. Dann würde ich von mir aus Kontakt aufnehmen oder den Krisendienst einschalten, wenn es Gründe für Gefahr im Verzug gibt.

Hausaufgaben – Was muss ich beachten?

Zurück zu den Therapiestunden. Zunächst brauchst du am Ende genügend Zeit, um über eine Hausaufgabe, das klingt immer so schulisch, also um über eine Aufgabe nachzudenken, die das Paar in ihrem Alltag auch wirklich umsetzen kann. Ein Paar mit zwei kleinen Kindern schafft es manchmal nur, sich die Zeit für eine lange Umarmung zu nehmen. Mehr nicht. Die Umsetzbarkeit ist ein wichtiger Punkt:

- Die Aufgabe sollte machbar sein.
- Sie sollte am Auftrag des Paares orientiert sein.
- Sie sollte Zirkularität und Rollentausch anregen.
- Sie sollte sich allmählich von einem Entweder-oder zu einem Sowohl-als-auch bewegen.
- Sie soll Spaß machen.
- Sie soll eine Wahl ermöglichen.

Meistens nutzen wir die letzten zehn Minuten der Therapiestunde, um nach einer passenden Aufgabe zu suchen. Es ist immer gut, das Paar zuerst nach einer Idee zu fragen, selbst, wenn wir schon eine im Kopf haben. Auch wenn das der Fall ist, folgen wir der Idee des Paares. Manchmal, wenn niemandem etwas einfällt, gebe ich nur die grobe Idee vor und daraus entspinnt sich dann gemeinsam eine Aufgabe, auf die beide Lust haben.

Fallvignette

Anna und Maik schätzen ihre Lautstärke beim Streiten als sehr hoch ein. »Wir sind total laut und viel zu aggressiv«, fasst Anna zusammen. Beide schaffen es nicht, sich zu stoppen. Sie schaukeln sich hoch, der Blickwinkel wird eng. Alles verknotet sich, bis einer von beiden explodiert. Dann knallen Türen, Geschirr geht kaputt, Stühle zerbrechen. Erst als die Kinder sie gebeten haben, damit aufzuhören, haben sie sich Hilfe gesucht.

Wir suchen nach einer alltagstauglichen Aufgabe, um das lautstarke Streit-Muster zu unterbrechen. »Wenn es eng wird, sollte man auseinandergehen. Wenn es laut wird, leise werden«, denke ich laut. Anna ergänzt: »Das könnte bedeuten, wir müssten beide darauf achten, sofort zu flüstern, wenn einer lauter wird. Oder den Abstand vergrößern, sobald wir uns wieder fast an die Gurgel gehen. Wir bleiben ja beide stur sitzen, rücken eher näher zusammen und brüllen uns noch lauter an.«

Maik sagt zu Anna: »Ich glaube, das würde ich registrieren, wenn du mitten im Streit plötzlich flüstern würdest. Ich würde zu Tode erschrecken.« Anna: »Oder stell dir vor, wie du mitten im Streiten plötzlich aufstehst, rückwärts gehst und den Abstand zu mir vergrößerst.« Maik: »Gut wäre, wenn einer von uns beiden, derjenige, der es als Erstes schnallt, mit der Unterbrechung beginnt und der andere muss einfach mitmachen. Ob er will oder nicht! Also, beginnst du zu flüstern, flüstere ich auch. Stehe ich auf und gehe langsam rückwärts, machst du das auch. Ohne, dass wir es dann dort ausdiskutieren. Abgemacht?« »Abgemacht. Das probieren wir!« Begeistert klatschen sie sich ab.

Toni: Ich habe immer Angst, dass mir nichts einfällt. Aber einfach mal mit dem Gegenteil zu spielen, wäre ja ein Anfang. Du hast ja tatsächlich nur die Grundidee eingebracht.

Nicht alle Paare machen so mit wie die beiden. Sie wussten schon, dass wir am Ende nach einer Musterunterbrechung suchen würden. Aber wenn mir oder dem Paar überhaupt nichts einfällt, dann ist das eben so. Manchmal habe ich erst Tage später eine Idee. Entweder erzähle ich die Idee dann beim nächsten Mal oder schreibe eine Mail hinterher.

Wie ging es dem Paar mit der Unterbrecher-Übung?

Gut. Sie erzählten, dass Maik den Anfang gemacht habe. Als er vom Tisch aufgesprungen sei, um besser gehört zu werden, fiel es ihm plötzlich ein. Er erzählte: »Noch während des Aufstehens fiel mir unsere Abmachung ein und ich bin einfach rückwärtsgelaufen. Still geworden und rückwärtsgelaufen.« Anna ergänzte: »Als ich seinen Gesichtsausdruck beim Aufstehen sah, wusste ich, dass es heute anders läuft. Wie in Zeitlupe bin ich ebenfalls aufgestanden. Unsere Blicke trafen sich, erst noch wütend, dann belustigt, als er sah, dass ich es ihm gleichtat. Unsere Kinder stürmten in die Küche und staunten nicht schlecht, als sie ihre Eltern in dieser Ruhe, breit grinsend und mit einem großen Abstand erlebten. Natürlich haben wir ihnen dann von unserer Idee erzählt. Es hat geklappt.«

Die beiden wollten wirklich damit aufhören, auf diese aggressive Art zu streiten. Da erst die Bitte der Kinder sie wachgerüttelt hat, war es auch sinnvoll, die Kinder mit einzubeziehen. Kinder beruhigt es, wenn sie wissen, die Eltern haben sich Hilfe geholt und probieren etwas Neues. Es hat ihnen zumindest geholfen, aufzuhören, wenn es sich wieder hochgeschaukelt hat. Die anderen Themen, »Wofür braucht ihr das?«, »Worum geht es noch?«, folgten später. Zunächst ging es darum, damit aufzuhören.

Eine Abschlussmail

Noch etwas zum Ende jeder Therapiestunde. Im Laufe der Zeit habe ich mir angewöhnt, den Paaren eine zusammenfassende Mail über den Prozess nach jeder Therapieeinheit (1,5 Std.) aus meiner (subjektiven) Sicht zu schreiben. Somit habe ich meine Dokumentation erledigt und das Paar bekommt ein paar Tage später eine kleine Erinnerung, inklusive der Aufgaben, die sie probieren wollen. Nicht zu unterschätzen ist auch der einheitliche Stand der Dinge.

Toni: Schaffst du es, den Prozess neutral zusammenzufassen? Es ist ja dann sehr deine Sicht der Dinge.

Meistens schreibe ich das gleich dazu oder sage ihnen vorher, dass diese Zusammenfassung natürlich durch meinen Blick gefärbt ist. Alles, was ihnen nützt, können sie behalten, und was nichts nützt oder aus ihren Augen sogar falsch zusammengefasst ist, darf über Bord fliegen.

Das klingt nach viel Arbeit, sich später noch mal hinzusetzen und alles so aufzuschreiben, dass beide es nehmen können. Das, was ich mir notiere, ist ja meistens wirklich nur für mich bestimmt.

Ich mag das Nachklingen und das Transparente durch die Mail an alle Beteiligten sehr. Während ich den Prozess zusammenfasse, kommen mir manchmal auch noch zusätzliche Ideen, was dem Paar nutzen könnte. Da wir oft lange Pausen zwischen den Sitzungen machen, vier bis sechs Wochen, passt das Zusammenfassen per Mail gut in meine Praxis.

Zeitstruktur für eine Therapieeinheit

Hier ein Vorschlag für die Zeitstruktur einer 1,5-stündigen Therapieeinheit:

1) *Allererste Stunde* (Kennenlernen):
   - 30 Minuten (jeder 15 zum Themensammeln, Kontexterfassen)
   - 50 Minuten, um ein Thema zu intensivieren
   - 10 Minuten für den Abschluss (entweder eine positiv konnotierte Zusammenfassung mitgeben, ein Reframing oder eine kleine Beobachtungsaufgabe).

Sollten die ersten dreißig Minuten nicht ausreichen, macht das nichts, wenn das »Einsammeln« länger dauert. Dann nur beachten, dass es weniger Zeit für das Beleuchten und Vertiefen eines ausgewählten Themas gibt. Irgendwann (nach dreißig/vierzig Minuten) interveniere ich aktiv: »Wir haben jetzt noch knapp 50 Minuten Zeit. Wollen wir ein Thema, das Sie sich aussuchen, näher beleuchten? Oder ist es in Ordnung, in diesem Termin weiter Themen zu sammeln oder so weiter zu erzählen wie bisher?« Um einer Enttäuschung des Paares vorzubeugen, wäre es klug, sich die Erlaubnis für das eine oder andere Vorgehen abzuholen.

2) *Weitere Stunden:*
- 15 bis 20 Minuten, um zu erfragen, was der neue Auftrag ist, und zu hören, wie es den beiden in der Zwischenzeit ging
- 60 Minuten für die Vertiefung eines Themas
- 10 Minuten für eine kleine Aufgabe.

Mit der Zeit kennen die Paare die Zeitstruktur und nicht selten habe ich erlebt, dass einer der beiden darauf drängt, ein Thema zu vertiefen. »Bevor uns die Zeit davonläuft«, ist ein typischer Satz.

32 Der Anfang vom Ende – die Vorboten einer Trennung

Wer sich mit Paartherapie beschäftigt, kommt nicht an dem amerikanischen Psychologen und Mathematiker John Gottman (2019), dem Begründer der wissenschaftlichen Erforschung von Partnerschaftsprozessen, vorbei. Er verkabelte in seinem Labor in Seattle Paare und beobachtete ihr Streitverhalten. Herzfrequenz, Schweißbildung und Unruhezustände wurden gemessen. Er stellte fest, dass es in guten Partnerschaften auch beim Streiten eine positive Grundstimmung gab und gegenseitige Verletzungen, destruktives und unfaires Verhalten ausblieben. Seine Botschaft, dass in guten Partnerschaften immer die anerkennenden Botschaften überwiegen sollten und eine negative Aussage nur durch fünf positive ausgeglichen werden könne, gehört inzwischen zum Grundinventar der Paartherapeuten.

Wie bereits kurz erwähnt, identifizierte er im Laufe seiner Beobachtungen vier große Beziehungskiller und nannte sie die »apokalyptischen Reiter« – die Vorboten einer Trennung:

1) Kritik (Charakter-Kritik)
2) ständige Rechtfertigung (Verteidigung)
3) Mauern (Rückzug)
4) Geringschätzung.

Das bedeutet, sobald wir in den Paartherapien erkannt haben, in welcher Gestalt die Beziehungskiller daherkommen, können wir beginnen, daran zu arbeiten.

Toni: Eigentlich könnte man dem Paar ja von den Vorboten einer Trennung erzählen, sodass auch hier alle den gleichen Wissensstand haben.

Unbedingt, da spricht überhaupt nichts dagegen.

Man könnte ja davon ausgehen, sobald ein Paar die Mechanismen ihrer Beziehungsdynamik durchschaut, könnten sie doch damit aufhören.

Du weißt, wie lang der Weg von der Erkenntnis zu einer Verhaltensveränderung sein kann. Viele Paare sind energetisch schon dermaßen ausgelaugt, ehe sie überhaupt in Erwägung ziehen, einen Termin für eine Paartherapie zu vereinbaren, dass sie nur noch aus dem Gefühl eines »Ich kann nicht mehr« heraus agieren. Sie sind müde, schlafen schlecht und wollen nur noch, dass dieser Zustand aufhört. Manchmal reicht dann die Kraft nicht mehr, das Blatt zu wenden und die Beziehung zu retten.

Trotz allem kann es ein Gewinn sein, die Beziehungskiller aufzudecken und das eigene Verhalten unter die Lupe zu nehmen. Allein die Idee, es in der nächsten Beziehung von vornherein anders zu machen, ist jede Selbstreflexion wert.

Wenn ich das starke Gefühl habe, die beiden sollten sich doch lieber trennen, als sich weiter zu quälen, doch sie machen immer weiter, halten aneinander fest, obwohl alles schon wackelt und zusammengekracht ist. Spreche ich das an oder warte ich lieber, bis sie selbst darauf kommen?

Wenn Trennung im Raum ist – ansprechen oder warten?

Erst mal grundsätzlich: Es schadet nie, das anzusprechen und »auf das Tablett« zu legen, was bei dir als Therapeutin auftaucht. Klienten in der Ambivalenzphase benötigen in der Paartherapie Unterstützung in der Standortfrage und auch dabei, herauszufinden, was sie innerlich bewegt.

Toni: Was könnte passieren, wenn ich total falsch liege?

Entweder einer oder beide reagieren empört und weisen dich in deine Schranken. »Nein, von Trennung reden wir noch lange nicht!«, oder einer von beiden nutzt das Sprungbrett, das du verbal anbietest, und springt: »Ehrlich gesagt, denke ich schon länger darüber nach. Gut, dass Sie es aussprechen.« Dann könnte höchstens sein, dass derjenige, der bleiben will, sauer auf dich ist, weil du es dem Partner abgenommen hast, die Trennung auszusprechen. Es ist auch möglich, einen echten oder imaginären Kollegen zur Hilfe zu nehmen. »Mein Kollege würde jetzt sagen, dass es besser wäre, dass Sie sich trennen. Seine Meinung ist, wenn Paare schon so lange so negative Erfahrungen miteinander machen, nützt auch keine Paartherapie mehr etwas.« Dann ist es weg von dir und der Kollege ist der, der seltsame Vorschläge macht.

Das gefällt mir, merke ich mir.

Du kannst deine Frage auch verpacken und umdrehen: »Ich sehe, wie erschöpft ihr seid. Was hält euch noch zusammen? Was ist der Kitt eurer Beziehung? Woran genau haltet ihr fest?« Meistens kommen dann Antworten wie: die Hoffnung, die Kinder, ich habe sie doch so geliebt – das kann doch nicht weg sein, wir haben noch nicht alles probiert, finanzielle Ängste, Angst vor dem Alleinsein. Ganz viel Angst vor dem, was danach kommen könnte.

Dann hast du die Themen, um die es noch geht, und kannst mit ihnen weiter daran arbeiten, gedanklich einen nächsten Schritt zu gehen. In ein »Nur mal angenommen« wechseln: »Nur mal angenommen, ihr würdet euch trennen: Was wäre der erste Schritt? Wer würde wo wohnen? Was macht am meisten Angst? Wenn ihr wollt, schauen wir da gemeinsam hin.«

Die Spannung des Nichtentscheidens – Stillstand

Toni: Ich weiß schon: Wo die größte Angst ist, ist der Weg. Jedenfalls bei mir.

Mach den Menschen Mut, keine Angst davor zu haben, die Trennung gedanklich im Therapieraum durchzuspielen. Nur so entsteht letztendlich eine Wahlfreiheit für beide. Sie können die Praxis verlassen und wählen, weiterhin zusammenzubleiben. Dennoch haben sie sich getraut, schon mal dahin zu schauen, wo der Schmerz sitzt, wo es richtig wehtun wird. Wenn man mit einem Schlimmstenfalls leben kann, kann man sich auch trennen.

Und wenn sie das nicht wollen?

Dann ist es so. Du kannst niemanden überreden, sich zu trennen. Dann ist es wieder die Kunst, die Nichtveränderung und das Nichtentscheiden auszuhalten.

Oft schwappt ihre Hilflosigkeit zu mir und ich denke, dass ich etwas tun müsste. Immerhin bezahlen sie mich doch für Veränderung. Dafür, dass es ihnen besser geht, oder? Ich finde das schwer auszuhalten.

Dann schlag ihnen ruhig ein kurzes Bilanzgespräch vor. Sicher dich ab und hol dir entweder einen neuen Auftrag oder frag nach, ob der aktuelle Zustand der Nichtentscheidung für alle Beteiligten bis zum nächsten Termin so bleiben soll/kann. Sinngemäß so: »Wir sind an einem Punkt gelandet, wo sich gerade nichts bewegt. Das Zusammenbleiben ist eine Qual, über Trennung nachzudenken ist eine Qual. Wollen Sie in dem Nichtveränderungs-Zustand bis zum nächsten Termin bleiben? Ist das in Ordnung? Wenn nicht: Wobei kann ich Sie weiter begleiten? Was ist Ihr Wunsch?«

33 Bleiben oder Gehen – die Ambivalenzphase

Ambivalenzphasen können sich über mehrere Wochen, Monate oder auch Jahre ziehen, je nachdem, wann der Prozess der inneren Abkehr begonnen hat. Einer oder beide klammern sich an einen Funken Restliebe und verharren dort in der Hoffnung, dass doch noch alles gut wird. Irgendwie. Viele geben dem altvertrauten Gefühl, in einer schlechten Beziehung zu leben, den Vorrang vor dem möglicherweise noch schlimmeren Gefühl der Einsamkeit nach der Trennung. So verweilen sie über Monate oder Jahre in einer innerlich gefühlten Pattsituation zwischen zwei schlechten Lösungen. Oft wird die Option, dass es nach dem Trennungsschmerz auch wieder bergauf geht und sich eine neue, selbstbestimmtere Lebenssituation daraus ergeben kann, nicht gesehen. Einige schaffen den Absprung aus dieser Situation nur mittels einer Affäre.

Skalierungsfragen

Eine Möglichkeit, zu erfahren, wo beide im Prozess stehen, sind die Skalierungsfragen.

Das Paar setzt sich abgewandt voneinander hin, sodass sie nicht erkennen können, was der andere gleich aufschreibt. Und je nachdem, was den Prozess voranbringen könnte, oder je nachdem, was die Oberthemen sind, können die folgenden Fragen nützlich sein.

1) zur Beziehungszufriedenheit:
»Auf einer Skala von 0 bis 100 Prozent Beziehungszufriedenheit, wo steht jeder gerade? Null bedeutet absoluter Frust. Man ist innerlich schon ausgestiegen und möchte nur noch, dass es irgendwie ein erträgliches Ende nimmt. Hundert bedeutet, absolute Zufriedenheit. Das ist mein Mann. Das ist meine Frau. Schreibt eine Zahl auf, wie es für euch gerade aussieht. Wo steht ihr?«

2) zum Stand hinsichtlich einer Trennung:
»Stellt euch eine Skala von 0 bis 100 vor. Null bedeutet, dass man innerlich ausgestiegen ist, die Trennung nur äußerlich noch nicht vollzogen hat.

Hundert bedeutet, egal wie sehr es kriselt, ich bin noch zu hundert Prozent in der Beziehung ...«

3) zur vorhandenen Energie:
»Wieder die Skala von 0 bis 100. Zunächst die Frage, wie es euch momentan geht. Null bedeutet, meine Akkus sind leer. Hundert bedeutet, ich bin voller Energie. Wie ist der Ist-Zustand? Wo steht ihr gerade?« Oder: »Wie viel Energie seid ihr bereit, in eure Beziehung zu investieren? Vielleicht könnt ihr diese von 0 bis 100 Prozent skalieren?«

Alle Skalierungsfragen können auch zirkulär gefragt werden: »Was würde dein Mann sagen? Wie viel Prozent ist er aktuell bereit, in eure Beziehung zu investieren?«

Beim Umdrehen werden die Stühle wieder so verändert, dass sich die beiden nun anschauen können. Jeder hat eine Zahl auf dem Zettel stehen und beide sind oft sehr aufgeregt zu erfahren, was der andere aufgeschrieben hat. Sie werden gebeten, den Zettel gleichzeitig umzudrehen. Je nachdem, welche Zahl dort steht, kommt entweder die große Enttäuschung, die bestätigte Erwartung oder ein neues Hoffen. Bei allen Zahlen, die unter 50 Prozent sind, kann man von starken Trennungsgedanken ausgehen.

»Die Zahlen deuten darauf hin, dass Sie, XY, schon ganz schön ausgestiegen sind? Reden wir heute über eine Trennung?« Oder: »Bei Ihrem Mann stehen 90 Prozent Beziehungszufriedenheit, bei Ihnen 30 Prozent. Welche Zahlen wollen wir zuerst beleuchten?« Oder: »Frau S., bei Ihnen steht eine zwanzig. Bedeutet das, dass Sie sich eher mit einer Trennung beschäftigen? Herr S., bei Ihnen steht eine 60. Womit fangen wir an?«

Toni: Und dann? Wenn einer gehen will, der andere bleiben will?

Man kann entweder weiter bei den Zahlen bleiben: »Frau S., was muss passieren, dass aus Ihrer 20 eine 10 wird? Oder umgedreht, dass aus der 20 eine 25 wird oder gar eine 50?« Oder man kann beiden die Frage geben, was sie glauben, wieso sie ihre Situation so unterschiedlich einschätzen: »Was glauben Sie, Frau S., wieso Ihr Mann 60 Prozent aufgeschrieben hat? Was glauben Sie, Herr S., wieso Ihre Frau fast weg ist?«

Anhand der aufgeschriebenen Zahlen kann das Gespräch durch uns in beide Richtungen gelenkt und auch zugespitzt werden. Ins

Bleiben wollen oder ins Trennen? Und du weißt ja, zum Trennen reicht einer, zum Bleiben braucht es beide.

Eine Seilübung

> Auf dem Boden liegt ein Seil, das eine Ende symbolisiert Bleiben, das andere Gehen. Die Klienten stellen sich auf dieser Skala auf, je nachdem, an welchem Punkt sie innerlich stehen. Die Übung kann einzeln oder mit dem Paar gemeinsam durchgeführt werden. Wenn man möchte, kann man vorab abfragen, was der eine glaubt, wo der andere sich positionieren wird.

Ähnlich wie bei den Skalierungsfragen gibt es viele Möglichkeiten, ins Gespräch zu kommen und herauszufiltern, ob es um eine Trennungsabsicht geht oder um Veränderungswünsche, Distanzierungs- oder Entlastungswünsche.

Die Trennung in Gedanken – so, als ob

Sobald das Trennungsthema im Raum ist und die Partner bereit sind, lohnt es sich, die Trennung in der Fantasie einmal durchzuspielen. Wir ermuntern die Klienten, sich in den Gedanken zu vertiefen, dass die Trennung bereits vollzogen sei, und gehen mit dem Paar in eine Zukunftsvision, in der sie kein Paar mehr sind. Diese Übung kann gemeinsam stattfinden oder einzeln. Erfahrungsorientiert, als ein Brief aus der Zukunft, oder rein gedanklich.

> Brief aus der Zukunft:
>
> Wir bitten die Klienten, sich selbst einen Brief zu schreiben und den so zu verfassen, als ob die Trennung bereits passiert und der allererste große Schmerz überwunden sei. Was wird mir guttun und wovon habe ich mich verabschiedet? Der Brief soll eher ein Bestenfalls widerspiegeln und Mut machen. Zukunftsvisionen mit einer positiven Aussicht haben eine gute Kraft.

Hier ein Brief-Beispiel einer Klientin:

Liebe Karen,

es ist das Jahr 2022, zwei Jahre nach deiner Trennung. Inzwischen bist du 38 Jahre alt, bist wieder schlanker geworden und isst viel gesündere Sachen als vorher. Ich sehe auch, dass du nicht mehr jeden Abend kochst. Nicht schlecht! Zum Glück hast du mit Martin eine gute Regelung für die Kinderbetreuung gefunden. Du wusstest immer, dass er ein guter Vater ist, das beweist er jetzt. Überhaupt geht ihr viel freundlicher miteinander um.

Seit du allein mit den Kindern in der Wohnung lebst, hast du alle Räume umgestaltet und dich getraut, die Wände farbig zu streichen. Ist vielleicht ein bisschen viel Gelb und Orange, aber macht nichts, du wolltest dir die Sonne in die Wohnung holen. Hast du geschafft.

Du atmest wieder freier, hast viel mehr Raum, auf deinen eigenen Rhythmus zu hören, und das Beste: kein Streiten mehr. In der Wohnung ist es deutlich stiller als früher, kein Türenknallen mehr, kein lauter Fernseher. So wie es aussieht, kannst du dich auch selbst wieder besser leiden. Deine schlechte Laune, deine Unzufriedenheit waren ja manchmal nicht zum Aushalten …

Deine Karen

Toni: Das heißt, wir bestärken ein Bestenfalls – und wenn der Partner sich nicht so verhält, dass ein Bestenfalls daraus werden kann?

Erst mal muss man selbst daran glauben und sich ein Bestenfalls überhaupt vorstellen können. Wenn ich von vornherein nicht daran glaube, wird es garantiert so kommen. Wenn es nicht so kommt, unterstützen wir die Menschen dennoch klar zu formulieren, was sie möchten, ganz bei sich zu bleiben und nicht aus der Fassung zu geraten, wenn der andere angreift oder absurde Vorschläge macht.

Und glaub mir, solange zwei Menschen diese Übung noch mitmachen, wollen sie keinen Rosenkrieg. Kritischer wird es, wenn sie von heute auf morgen nicht mehr zur Beratung kommen. Dann ist es bereits eskaliert, einer ist ausgezogen oder die Entscheidung, dass alles Weitere ein Jugendamt oder ein Gericht regeln soll, ist gefallen.

Manchmal gibt es vom Gericht noch die Auflage, dass sie zur Mediation gehen müssen, oder es reden nur noch die Anwälte miteinander. Aber stimmt, solange sie noch in der Paartherapie sind, wollen sie eine gute Trennung. Zurück zum Brief. Lesen sie den nur für sich?

Wenn sie wiederkommen, frage ich danach, wie es ihnen beim Schreiben ging und ob es etwas gibt, was der andere wissen sollte. Aber eigentlich geht es den anderen nichts mehr an.

Trennung in Gedanken:

Hier werden beide aufgefordert, die Augen zu schließen und sich vorzustellen, dass die Trennung vollzogen sei:

»Sie haben es geschafft, Ihre Leben zu trennen, und alles Organisatorische haben Sie gut geregelt. Sie sind nun kein Paar mehr. Stellen Sie sich vor, was Sie jetzt nicht mehr brauchen, nicht mehr müssen. Stellen Sie sich auch vor, was Sie sich wieder erlauben, was wieder einfacher geht. Wie Sie sich verhalten und fühlen. Was Sie anders machen. Was Sie denken und sich wünschen.«

Erfahrungsorientiert:

Beide werden gebeten, sich einen Platz im Raum zu suchen, und wir gehen in die Annahme, dass die Trennung stattgefunden hat. Meine Aufforderungen sind in etwa so: »Schaut, wie ihr sitzen oder stehen wollt. Wo geht der Blick hin? Probiert so lange, bis ihr einen guten Platz gefunden habt. Probiert, euch nicht anzuschauen oder nur ein bisschen anzuschauen. Traut euch.«

Meistens bewegen sich beide noch eine Weile hin und her, bis sie eine passende Position gefunden haben. Und dann arbeiten wir in die Zukunft. Zuerst wähle ich einen Zeitraum nach einem Jahr, um sie fühlen zu lassen, wie es sein könnte. »Eure Trennung ist ein Jahr her. Wir gehen in der Übung davon aus, dass ihr euch gut auseinanderdividiert habt. Es gab keinen Rosenkrieg. Ihr habt euer Bestes gegeben, auch wenn es an der ein oder anderen Stelle brenzlig war. Jetzt seid ihr seit einem Jahr getrennt. Jeder hat seinen eigenen Raum zum Leben, eine eigene Wohnung. Stellt sie euch vor. Wie wird sie aussehen? Welche Farben herrschen vor? Gibt es vielleicht ein Möbelstück, was ihr schon immer haben wolltet? Legt es euch zu? Wie fühlt sich dein neues Leben an? Wie sieht dein Alltag aus? Was hast du losgelassen? Was machst du gern? ...« Je nachdem, was die Paare für eine Geschichte mitbringen, werden die Details eingebaut. Es ist gut, sich vorher ein paar Sehnsüchte notiert zu haben. Die Frau wollte den Segelschein machen, der Mann wieder mehr Musik machen. Wenn es Kinder gibt, gehen wir die Annahme, dass sie sich gut um die Kinder kümmern, gute Eltern sind.

Ich kann mir gut vorstellen, dass das viel auslöst, denn eigentlich schubsen wir sie ja voll in die Trennung.

In eine Trennung in Gedanken, in einer Übung. Wenn beide merken, wie schrecklich sich das anfühlt, können sie weiterhin ein Paar bleiben. Die Idee ist, beides zuzulassen: das Zusammenbleiben und das Trennen. Erst danach haben sie eine Wahl.

Die Betonung, dass sie das hinbekommen, ist ja ganz schön suggestiv, oder?

Ja, eine unerhörte Unterstellung von Kompetenz. Das ist meine Überzeugung: Paare, die sich Hilfe holen, sind kompetent.

Und fühlen sie dann nicht ein Scheitern, wenn sie es nicht so gut hinbekommen?

Es hilft, kleine Nebensätze einzubauen, die abmildern sollen, alles perfekt hinbekommen zu müssen: »Sie werden Ihr Bestes geben, auch wenn es mal nicht ganz so glatt läuft. Mehr geht dann gerade nicht.«

Und manchmal gibt es ja vor dem endgültigen Schlussstrich, besonders wenn es um sexuelle Probleme oder Untreue geht, die Ideen, entweder die Beziehung zu öffnen oder eine Beziehungspause einzulegen. Reden wir kurz darüber. Ist das gut oder ist das ein Trennen auf Raten?

Beziehungspause – unterstützen oder abraten?

Manche Paare probieren viel, ehe sie sich trennen. Sehr viel. Eine beliebte Variante, wenn man sich noch unsicher ist, ist das Pausieren. Manche sagen, es wäre ein Abschied auf Raten, andere sagen, es wäre eine gute Gelegenheit, sich selbst noch einmal zu sortieren und zu prüfen, ob man die Beziehung weiterführen möchte. Eine Beziehungspause sollte grundsätzlich dazu dienen, mehr Klarheit zu gewinnen. Manches Mal wurde ich von Paaren direkt gefragt, was ich von einer Beziehungspause halte, und meine Antworten ähneln sich, auch wenn jedes Paar etwas andere Regeln für die Zeit der Pause aufstellt: Es muss gut gelabelt werden, wovon es Pause oder Abstand geben soll:

- von der ganzen Beziehung?
- vom Streiten?
- von einem bestimmten Thema?
- vom Sex?
- vom Zusammenwohnen?
- von Gewohnheiten?
- von alten Rollen?
- von Erwartungen und Hoffnungen?

Und je nachdem, wovon das Paar Pause braucht, wird gemeinsam geschaut, was in dieser Zeit stattfinden soll und was nicht.

Wenn es um eine Komplettpause geht, sollte in dieser Zeit auch eine Komplettfunkstille herrschen. Nur so können sich beide auf sich selbst konzentrieren. Keine Nachrichten, keine Telefonate, auch wenn es anfangs schwerfällt und der Trennungsschmerz überwiegen wird. Jeder bekommt sich für eine Weile zurück.

Da eine Beziehungspause keine Trennung ist, sollten sich beide darauf einigen, dass die sexuelle Treue in dieser Pause gewahrt wird. Untreue würde keine Klärung im gemeinsamen Sinne herbeiführen, sondern vieles verwischen und überlagern.

Wenn es Kinder gibt, sollte man es den Kindern auch erklären. Sie spüren genau, dass irgendwas »im Busch« ist, und atmen erleichtert auf, wenn sie merken, dass es nicht um sie geht und dass die Eltern eine gemeinsame Idee haben. Man kann es mit den Kinderfreundschaften vergleichen. »Du weißt ja, manchmal freut man sich nicht mehr so aufeinander oder streitet viel, und wir wollen mal etwas Neues ausprobieren.« Je positiv gestimmter die Eltern in die Pause gehen, umso positiver können die Kinder das Experiment zulassen. Die Gefühle der Eltern übertragen sich immer auf die Kinder.

Des Weiteren müssen sich beide auf eine Zeit verständigen. Wie viel Zeit und Raum braucht jeder? Drei Wochen? Drei Monate? Ein halbes Jahr?

Obwohl es viel zu regeln gibt, ist es erstaunlich, wie gut die Paare die Beziehungspause besprechen können, sobald sie sich einig sind, dass sie eine brauchen. Wir Therapeuten motivieren lediglich dahingehend, dass jeder gut auf sich schauen soll, und erstaunlicherweise passieren die Kompromisse wie von selbst. »Ich brauche mindestens zwei Monate Pause.« »Ich auch, mindestens! Besser drei oder vier Monate!« »So lange? Okay, machen wir drei Monate.«

Nach der Pause, oder auch schon während der Pause, können folgende Fragen hilfreich sein:

1) Möchte ich diese Beziehung weiterführen oder nicht?
2) Wovon träume ich?
3) Was vermisse ich?
4) Welche Gefühle für meine Partnerin tauchen auf?
5) Woran mache ich fest, dass ich bleiben will?
6) Woran mache ich fest, dass ich gehen will?
7) Welche konkreten Probleme haben wir?
8) Bin ich bereit, Kompromisse zu machen?
9) Bin ich bereit zu verzeihen?
10) Was wünsche ich mir konkret von meinem Partner?
11) Was brauche ich, um mich gut trennen zu können?

Unabhängig davon, was der andere entscheiden wird, ist es wichtig, auf die eigenen Gefühle zu hören. In der Pause geht es vorrangig um die eigenen Bedürfnisse. Auch den Trennungsgedanken einmal komplett durchzuspielen, ist hier sinnvoll. So können beide Partner viel freier in die Pause gehen und sich entscheiden, ob sie die Beziehung fortsetzen möchten – aus Liebe und nicht, weil Trennen unmöglich erscheint. Ein Merkspruch, den Heike Blümner (2019) ihren Lesern mitgibt, ist:

> »Wenn die Frage ›Gehen oder Bleiben?‹ mehr Zeit in Anspruch nimmt als die Planung des nächsten Urlaubes, müsse man gehen.«

Nach der Beziehungspause gibt es eigentlich nur zwei Optionen: Entweder es gibt eine Trennung oder einen Neustart. Für eine Trennung reicht die Entscheidung eines Partners gegen die Beziehung, für einen Neuanfang müssen beide bereit sein.

> *Toni: Oje, und wenn er entschieden hat, sich zu trennen, und sie ist sich klar geworden, dass sie bleiben möchte. Gibt es da noch etwas Hilfreiches?*

Manchmal reicht die Frage an die Person, die bleiben will, ob sie wirklich bei jemandem bleiben möchte, der sie nicht will. Das Trennungsthema wird dann ein Selbstwertthema. Was bin ich mir wert?

Und für uns Therapeuten ist wichtig mitzudenken: Wenn nur einer von beiden Ja zu einer Trennung sagt, der andere nicht, dann wird der, der bleiben will wahrscheinlich alle Absprachen und Regelungen, die zu einer Trennung gehören, (unbewusst) boykottieren. Menschen wollen verstehen, warum es nicht weitergeht, was gerade passiert, und brauchen in der Regel eine gute emotionale Aufarbeitung. Nur dann funktioniert eine friedliche Trennung.

An der Stelle gleich noch einen Satz zum Gegenteil der Beziehungspause, nämlich der Öffnung der Beziehung. Wie schon beschrieben sind offene Beziehungen eigentlich nur sinnvoll, wenn sich beide aus voller Überzeugung und mit klarem Ja dafür entscheiden. Sobald nur einer zögert und es dem anderen zuliebe halbherzig »mitmacht«, können wir bei einem sehr faulen Kompromiss landen. Doch nichts im Leben funktioniert ohne sein Gegenteil. Kollegen erzählten, dass sie auch Paare erlebt haben, wo der »überredete« Partner ganz allmählich in eine offene Beziehung hineingewachsen ist und die Vorteile für sich entdeckt hat.

Noch mal ganz zurück zu deiner Frage, ob es sinnvoll ist, Beziehungspausen zu unterstützen. Ich finde, es lohnt sich, denn manchmal finden zwei Menschen über die kleine Trennung wieder zueinander.

Entscheidungsfindung

Wenn sich das Paar auf den Weg machen und in die Zeit nach der Trennung einfühlen möchte, eignet sich wieder die Arbeit mit den Seilen, da die Weggabelung (das Trennen) deutlich visualisiert werden kann.

Beide legen mit den beiden Seilen die Zeit ihrer Beziehung auf den Boden, markieren Jahreszahlen, einschneidende Erlebnisse und deuten die gefühlte Nähe oder Distanz an, indem sie die Seile nah zueinander oder weiter weg legen. Beide Seile enden im Jetzt, dem Tag, an dem sie beide in diesem Raum in der Praxis sitzen. Wenn alles auf dem Boden liegt, wird die Weggabelung hingelegt. Ab hier gibt es zwei Szenarien: den weiteren gemeinsamen Weg und die getrennten Wege. Beide Wege werden gegangen, der Trennungsweg wird jeweils einzeln gegangen.

Meistens lasse ich beide ihren gemeinsamen Weg noch einmal gehen und fasse begleitend zusammen, was ich über sie weiß. Raffe ihre Geschichte. Ab der Weggabelung gibt es drei Zeitsprünge, die sich für beide Wege gut eignen:

- kurz nach der Entscheidung
- ein Jahr später
- fünf Jahre später.

An jedem markierten Punkt sollen sie die Augen schließen, nach innen spüren und schauen, was für Bilder auftauchen. Wie reagiert der Körper, die Atmung, das Herz, der Puls? Alles soll nur wahrgenommen, nichts soll bewertet werden. So haben beide die Möglichkeit, sich in beide Szenarien hineinzuversetzen und ihre Entscheidung zu treffen.

Toni: Treffen sie danach eine Entscheidung?

Manchmal ja, manchmal nein. Die Übung dauert eine gute Stunde und für manche ist es danach sonnenklar, dass Trennung keine Option ist. Manche spüren deutlich die Erleichterung, wenn sie sich trauen würden, endlich zu entscheiden, und der dritte Teil verharrt noch ein bisschen in der Ambivalenz. Aber auch Ambivalenzzeiten sind letztendlich begrenzt. Manchmal hilft dann der Körper und sendet Signale oder innere Stimmen, die lauter werden, oder einer von beiden verliebt sich neu und trennt sich mit dem Schwung der neuen Verliebtheit. Manchmal treffen wir Menschen auf unserem Weg, in die wir uns Hals über Kopf verlieben, die aber nicht den Auftrag haben, uns in eine neue Beziehung zu führen, sondern die helfen, uns aus der alten zu lösen.

Aber meinst du, die Paare sagen sich ehrlich alles, was sie bei der Übung gedacht und gefühlt haben?

Darum geht es nicht mehr. Jeder soll für sich fühlen, wie sich welcher Weg anfühlt, und auch für sich entscheiden. Du weißt ja ..., zum Trennen reicht einer.

Futur II

Der Vollständigkeit halber und weil es eine Menge Übungen für Paare mit Seilen gibt, möchte ich noch Nemetschecks Idee vom »Futur II«, auch der »Schmunzelpunkt« genannt, skizzieren (Nemetschek u. Theuretzbachner 2009).

Manchmal lohnt es sich, mit den Paaren an einen Punkt weit in der Zukunft zu gehen, an das Ende ihres Lebens. Alle Stationen ihres bisherigen Lebens, alle Krisen, Entscheidungen, Höhen und Tiefen liegen hinter ihnen. Sie stehen (entweder einzeln oder auch zusammen) nebeneinander, die Seile – ihr Leben – im Rücken. Sie schließen die Augen und die Therapeuten begleiten diesen Abschnitt im Leben mit wohlwollenden Worten: »Ihr habt alle Kämpfe gekämpft, die Kinder sind groß und leben ihr eigenes Leben, eure berufliche Laufbahn ist beendet. Ihr habt geliebt, gestritten und euch vielleicht auch getrennt. Es gibt gerade nichts zu leisten. Ihr seid in einer großen inneren Ruhe angekommen, habt Frieden geschlossen, mit allem, was war. Schaut ganz in Ruhe, was für Bilder bei euch auftauchen. Wo seht ihr euch im Alter? Wo sieht sich jeder? Geht davon aus, dass ihr diesen Frieden finden werdet. Eine große Ruhe und Zufriedenheit.«

Dann erzählen sie, wenn sie möchten, wie es ihnen an dieser Stelle geht. (Wenn es um eine mögliche Trennung geht, müssen sie das aber nicht.) Im nächsten Schritt drehen sie sich um und schauen zurück auf ihr Leben und vor allem in den aktuellen Bereich ihres Lebens. Auf ihr Jetzt.

Meistens stelle ich mich stellvertretend da hin (ins Jetzt), schaue zuerst auf die alte weise Frau (die Klientin im Alter in der Zukunft) und sage zum Beispiel: »Ich bin jetzt 45 Jahre, meine Ehe ist am Ende und ich weiß nicht, was richtig ist. Bleiben oder gehen? Hast du einen Tipp für mich?« Die Klientin fragt sich selbst. Das Gleiche dann an den Partner gerichtet.

Meistens kommen von den Klienten aus dieser Position der alten, weisen Menschen kurze, kluge Tipps für ihr jüngeres Ich: Hör auf dich. Es ist noch zu früh, aufzugeben. Behalt dich selbst im Blick, aber auch deine Frau. Steh zu dir. Geh lieber jetzt, im Guten.

Am Ende gehen beide in ihre aktuelle Position mit dem Blick in die Zukunft und hören noch einmal ihre Sätze, die von der Therapeutin wiederholt werden. Sie überprüfen, ob sie stimmig sind.

Toni: Und warum Schmunzelpunkt?

Es geht darum, dass man sich zum Beispiel in diesem hohen Alter wiedertreffen und über das Damals schmunzeln könnte. Im Sinne von: »Weißt du noch, damals, als wir zur Paartherapie gegangen sind? Was haben wir gestritten und gekämpft. Mein lieber Scholli, wie du mich angeschrien hast ...« Die alten Geschichten sind nicht mehr bedrohlich, sie können mit einem Schmunzeln erzählt werden.

34 Wenn die Wege sich trennen

Viele Menschen spielen im Laufe einer Beziehung ab und zu mit dem Gedanken, sich vom Partner zu trennen. Da man sich nicht nur ein einziges Mal, sondern immer wieder neu für den Partner entscheidet, sind gelegentliche Trennungsgedanken nichts Unnormales. Doch ob und wie man sich trennt, hängt von vielen Faktoren ab. Ist es die erste große Liebe? Wurde man verlassen? Ist man die, die geht? Gibt es gemeinsame Kinder? Gab es schon mehrere Trennungen im Laufe des Lebens? Kam die Trennung plötzlich oder war schon länger klar, dass es irgendwann nicht mehr geht?

Fakt ist, dass Trennungen zu den größten Krisen im Leben zählen und unheimlich schmerzen. Familien und Freundeskreise brechen auseinander, das ganze Leben wird umgekrempelt, nichts ist mehr wie vorher. Schonungslos wird man auf sich selbst zurückgeworfen und muss sich den existenziellen Fragen stellen: Wer bin ich ohne meine Partnerin, ohne meinen Partner, ohne meine Kinder?

Die Phasen, durch die man nach einer Trennung geht, ähneln den Trauerphasen, wenn ein Mensch gestorben ist:

- *Phase 1:* Der Schock – das Nicht-wahrhaben-Wollen
- *Phase 2:* Das Gefühlschaos – die Trennung wird real und nicht selten zeigen sich depressive Phasen
- *Phase 3:* Neuorientierung – das Leben wieder in die Hand nehmen
- *Phase 4:* Das Annehmen der Trennung und starten in ein neues Lebenskonzept.

Der Verarbeitungsprozess nach einer Trennung ist so individuell wie unser Fingerabdruck. Jeder Mensch braucht seine eigene Zeit, den eigenen Rhythmus, Intervalle von Wut, Enttäuschung, Schmerz und Trauer. Freunde dürfen in dieser Zeit besonders beansprucht werden. Die Seele weiß, was sie zur Selbstheilung braucht, und irgendwann kommt der Punkt der Annahme und Neuorientierung.

Was muss geregelt werden?

In einer unserer schlimmsten Zeiten im Leben, einer Zeit, in der die Gefühle Achterbahn fahren, müssen wir mit kühlem Kopf mehrere Bereiche sachlich und pragmatisch auseinanderdividieren:

1) Wer wohnt wo?
2) Wo leben die Kinder? Wie werden sie zukünftig betreut? Ist es sinnvoll, das Wechselmodell zu wählen, das Nestmodell oder soll der Lebensmittelpunkt der Kinder bei einem Elternteil sein?
3) Die Finanzen müssen geklärt werden: Zugewinnausgleich, optimale Steuermodelle, Versorgungsansprüche, Unterhalt.
4) Der Hausrat muss geteilt werden.

Das Trennen der Leben in einer hochemotionalen Zeit, ohne einen Rosenkrieg zu veranstalten, ist für viele Paare, die einen Paarberatungsprozess durchlaufen haben, das angestrebte Ziel. Viele wechseln mit diesen oft hochkomplexen Themen aus dem Therapiebereich zu einem Mediator und fragen oft nach, ob wir gute Mediatoren kennen, die wir empfehlen würden. Ich halte dieses Kapitel kurz, da ich fast immer die Paare zu Mediatoren schicke, und kann hier das Buch von Nadja von Saldern (2019) *Glücklich getrennt* empfehlen. Sie geht ausführlich auf die Mediationsprozesse und die unterschiedlichen Ebenen ein.

Wenn ein Paar Kinder hat, lohnt es sich, eine Einheit mit den Kindern anzubieten. Die Botschaft der Eltern und Therapeuten an die Kinder sollte hier ganz eindeutig sein:

- Kinder haben keine Schuld an der Trennung der Eltern.
- Kinder können die Eltern nicht wieder zusammenbringen.
- Kinder dürfen beide Eltern lieben.
- Eltern bleiben immer Eltern.

Kinder brauchen viel Klarheit.

Das oben genannte kann unterstrichen werden, indem die Therapeutin die Eltern auffordert, nacheinander zu jedem Kind zu gehen. Es an den Händen zu nehmen und auszusprechen:

- »Du bist nicht schuld, wenn wir uns trennen.«
- »Du kannst nichts tun, dass wir wieder zusammenkommen.«

- »Was immer auch passiert, ich bleibe dein Vater / deine Mutter.«
- »Und es ist völlig in Ordnung, wenn du Mama und Papa liebhast.«

Abschiedsritual

Sollte es ein Paar schaffen, sich im Guten zu trennen, empfiehlt sich eine gemeinsame Abschiedssitzung. Dafür können insgesamt sechs Stühle genutzt werden. Zwei Stühle für Mann und Frau. Gegenüber jeder Person jeweils noch zwei weitere Stühle:

Wenn sich zum Beispiel der Mann, der beginnt, gegenüber seiner Frau auf Stuhl 1 setzt, sagt er ihr alles zu der Frage: »Wovon nehme ich leichten Herzens Abschied?« Wenn alles gesagt ist, rutscht er auf Stuhl 2 und sagt ihr: Wovon nehme ich schweren Herzens Abschied? (Dann Wechsel)

Die Partner begegnen sich mit Respekt, sollen nur zuhören, nicht unterbrechen. Das Ganze wird eng vom Therapeuten moderiert und wir achten auf die Wertschätzung, Ich-Botschaften. Keine Wiederholung von Streitschleifen oder Vorwürfen, die werden konsequent unterbrochen. (Zum Beispiel: »Ich verabschiede mich mit leichtem Herzen von dem Gefühl, nicht gut genug zu sein, ... von der Schwere, die unsere Ehe zum Schluss hatte«, usw.)

Da die Paare mit den Beispielen aufhören, von denen sie sich schweren Herzens trennen, überwiegt oft die Stimmung von Traurigkeit, aber auch etwas Gutem. (»Ich verabschiede mich schweren Herzens davon, wie du mich in guten Zeiten zum Lachen gebracht hast, ... von deiner kindlichen Art, Freude zu genießen«, usw.)

Schlussritual des Therapeuten: »Damit könnt ihr nun wirklich auseinandergehen. Damit seid ihr getrennt.«

Wenn der Schmerz nicht aufhört

Manchmal werden rund um die Themen Trennung, Verlassen, Verlassenwerden, Einsamkeit und Trauer alte Themen angestoßen. Dann trauern die Menschen nicht mehr nur um das aktuelle Thema, sondern werden zurück in eine frühere schmerzvolle Zeit katapultiert. Möglicherweise fühlen sie sich ähnlich hilflos und überfordert wie als Kind und suchen sich professionelle Hilfe.

Fallvignette

Martins Trennung liegt bereits über ein Jahr zurück. Er lebt in einer eigenen Wohnung, sieht regelmäßig seine Kinder, geht weiter seiner Arbeit nach und trifft enge Freunde. »Jeden Abend, sobald ich nach Hause komme, falle ich in meine Trauer. Sitze stumpf irgendwo rum und kann mich nicht mal motivieren, aufzustehen und ins Bett zu gehen. Tagsüber funktioniere ich und erledige die Pflichten, doch ich bin wie abgestorben. Ja, wie gestorben.«

Mit der Idee im Kopf, dass sein aktueller Gefühlszustand nicht mehr zu der Trennung vor über einem Jahr passt und nicht mehr seiner Selbstheilung dient, begeben wir uns auf die Suche. Er konnte sich nicht erinnern, sich jemals so gefühlt zu haben. So müde, so kraftlos und abwesend. So traurig. »Gibt es jemand anderen in deiner Herkunftsfamilie, der sich so gefühlt haben könnte?«

»Aber, ja! Meine Mutter«, platzt es aus ihm heraus. »Mein Vater hat sich neu verliebt und uns verlassen, als ich noch keine fünf Jahre alt war. Ich glaube, meine Mutter hat sich damals so gefühlt wie ich jetzt. So verlassen, so einsam. Auf allen Fotos von früher sah sie traurig aus und so, als ob das Leben eine einzige Last wäre.«

Martin erzählt weiter aus der damaligen Zeit, davon, wo sie gelebt haben, was das für eine Zeit war. In einer nächsten Sitzung entkoppeln wir gemeinsam die Bilder, die Lebensabschnitte und er überlegt, wohin welche Trauer gehört. Zum Schluss widmen wir uns dem fünfjährigen Martin und der erwachsene Martin kann erkennen, dass der Kleine nie trauern konnte, weil er schon sehr früh stark für Mama sein musste.

Toni: Das bedeutet, wenn klarer ist, wo welche Gefühle hingehören, wird es leichter?

Wenn der Schmerz, die Trauer zu groß ist und nicht vergeht, haben die Klienten selbst oft das Gefühl, dass etwas nicht stimmt. Dann begeben wir uns gemeinsam auf die Suche, welche Trauer man eventuell aus dem Familiensystem übernommen hat. Wenn verstanden wird, was da alles zusammenkommt und nicht zusammengehört, dann wird es leichter.

Und dann wird der Teil der Trauer, der zu anderen Familienmitgliedern gehört, zurückgegeben?

Manchmal. Zunächst geht es darum, sie von der aktuellen Trauer abzukoppeln. Der Mann im Beispiel schaffte es nicht, die zusätzliche Trauer, die er als kleiner Junge für seine Mutter übernommen hatte, zurückzugeben. »Sie war schon immer so traurig, das kann ich nicht, ihr den ganzen Scheiß jetzt zurückgeben«, erklärte er. »Was dann?«, fragte ich nach. »Wohin mit der alten Trauer, die auch nicht zu dir gehört?« Er überlegte eine Weile und schlug dann vor, sie dem Universum zurückzugeben. Er wollte alles aufschreiben, was nicht zu ihm gehört, und den Zettel dann im Garten verbrennen.

Heißt das, nach der Trennung arbeiten wir hauptsächlich im Einzelkontext?

Oft ist das so. Wenn wir ein Paar lange begleitet haben, wissen wir um die Themen, den Prozess, den Schmerz. Die Menschen sind dankbar, einzeln noch einmal wiederkommen zu dürfen, um auch im Trennungsprozess jemand Vertrauten zum Reden zu haben.

Häufig nutzt diese Option nur einer der beiden. Entweder weil der andere besser mit der Trennung klarkommt oder weil es noch begleitende Einzeltherapeuten gab, die nun wieder aufgesucht werden.

Alles, was zur Trauer um die Trennung gehört, arbeite ich gern mit einer Einzelperson nach dem Paarprozess auf. Sobald es um neue Themen zur eigenen Lebensgeschichte geht, empfehle ich für den neuen Prozess auch neue Therapeuten.

Wenn das Hoffen nicht aufhört

Wenn das Hoffen nicht aufhört und der Abschied nicht gelingt, fließt viel Lebensenergie in das Aufrechterhalten einer Illusion. Selbst wenn der Expartner in einer neuen Beziehung lebt, die Expartnerin längst weggezogen ist, das Loslassen klingt oft einfacher, als es zu tun.

»Ich bekomme ihn einfach nicht aus dem Kopf und ich bin mir so sicher, dass wir zusammengehören. Wir sind doch Seelenverwandte. Er kommt wieder.« So oder ähnlich klingen die Sätze. Manchmal kommt erschwerend hinzu, dass einer der Partner nicht eindeutig in seinem Trennungsverhalten ist, sodass die Hoffnung immer wieder Nahrung bekommt.

Fallvignette

Mario, den ich oben zitiert habe, redet über eine Beziehung, die vor eineinhalb Jahren beendet wurde. Nachdem ich ihm zugehört und verstanden habe, dass er schon viel probiert hat, um nicht mehr an seinen Ex zu denken, schlage ich ihm eine kleine Übung vor. Sein Wunsch für die Stunde war, einen Schritt mit der Trennung weiterzukommen.

»Setz dich auf den Boden (Seil um ihn legen) und hol dir Jonas noch einmal vor Augen.« Ein Kissen (für Jonas) wird ihm gegenüber platziert (Seil um das Jonas-Kissen legen). »Mario. Nun schließ die Augen und erzähl mir noch mal alles, was du mit ihm erlebt hast. Wie hast du dich gefühlt? Bestenfalls und schlechtestenfalls.« Während Mario mit geschlossenen Augen erzählt, schreibe ich seine Antworten auf kleinen Karten mit und lege sie in seinen Kreis. Am Ende liegen da ca. 15 Zettel. Wenn er zu sehr abschweift, frage ich immer wieder nach, wie sich das bei ihm angefühlt hat. »Und wenn er so war, wie du beschreibst, wie hast du dich dabei gefühlt?« Wir brauchen die Gefühle des Klienten.

Sein Bestenfalls: »Geliebt gefühlt, ich war etwas Besonderes, tolle Urlaube, viele Abenteuer – es war aufregend, Skifahren gelernt, deine Geduld war super, unser Sex – jedenfalls am Anfang, ich war dir sehr nahe.«

Sein Schlechtestenfalls: »Hast mich ignoriert, abgewiesen, du warst launisch und ich war nie sicher, wie du drauf bist, deine Bemerkungen zu meiner Herkunft – oft herablassend ... usw.«

Im nächsten Schritt wird Mario gebeten, zu prüfen, ob noch etwas fehlt oder umformuliert werden soll. Danach nimmt er jede Karte in die Hand, liest sie laut vor und trifft eine Entscheidung: Geht die Karte / das Thema zurück zu Jonas oder packt er die Karte in seinen Kreis und nimmt sie mit in sein weiteres Leben?

Beispielsweise: »Deine Ignoranz lasse ich bei dir, deine Unberechenbarkeit lasse ich bei dir. Die Lust auf Abenteuer nehme ich mit – danke dafür.« Er bedankt sich für das Schöne, von dem anderen verabschiedet er sich.

Mario sortiert, legt alles, was er bei Jonas lassen will, zurück in dessen Kreis. Den Rest der Karten behält er. Dann bitte ich ihn, sich einmal komplett umzudrehen, sodass Jonas symbolisch in seinem Rücken sitzt.

»Und nun geh weg. Schau in die andere Richtung, deine Zukunft. Geh ganz bewusst in dein neues Leben, mit all dem Schönen, was du erlebt hast. Das kann dir niemand mehr wegnehmen.« Der Schritt fällt den meisten Menschen und auch Mario sehr schwer, da sie glauben, auch die Hoffnung loslassen zu müssen. Doch wir lassen ihnen die Hoffnung, egal, wie unvernünftig das auf den ersten Blick scheinen mag.

»Nimm deine Hoffnung ruhig mit, aber sei dir sicher, wenn ihr euch wieder begegnen und erneut verlieben solltet, kommt die Hoffnung aus einer ganz anderen Ecke, aber nicht von da hinten.« Das leuchtet oft ein und so darf man das eigene Leben weiterleben, das Gute, was man in der letzten Beziehung erlebt hat, mitnehmen und auch die Hoffnung wird nicht wegdiskutiert. Sie bekommt einen neuen Platz.

Die besten Partner sind immer noch die, die bleiben, weil sie nicht müssen.

Fazit

Je mehr Kapitel dieses Buches sich füllten, je mehr Fallbeispiele mir einfielen und je mehr Bücher und Artikel ich gelesen oder Podcasts gehört habe, am Ende reduzieren sich meine Tipps für angehende Paartherapeuten auf wenige wesentliche Dinge:

1) Sei offen (in deiner Haltung, für andere Beziehungsmodelle als das eigene, für das Unbekannte).
2) Frag nach (bei allem, wo du dir unsicher bist).
3) Entscheide(t), in welcher Zeit ihr arbeitet (Jetzt, Früher, Zukunft).
4) Entscheide(t), in welches System ihr euch begebt (in das innere System mit den inneren Anteilen oder Stimmen? in das äußere System – welches? Herkunftsfamilie, aktuelle Familie?).
5) Lass dir Zeit, um Kontexte zu verstehen (erste Liebe, dritte Trennung, Patchworkleben, Kinder, Arbeit).
6) Mach Fehler und korrigiere sie.
7) Folge deinen Impulsen (erst Beziehung, dann Handwerkskoffer).
8) Bring sie in Kontakt (egal wie).

Jeder kennt das, man besucht ein Seminar, liest ein Buch, hört sich einen Vortrag an und am Ende bleibt man an einer Übung hängen, die man ausprobieren möchte. Einem Satz, der noch nachklingt, einer Haltung, die gerade hilfreich wäre. Genau so soll das Buch verstanden werden. Als Anregung.

Viele mögliche Paarkontexte, die das Leben bietet, wurden in diesem Buch nicht erwähnt, zum Beispiel:

- Paare, in denen ein Partner psychisch krank ist
- Paare mit körperlicher Beeinträchtigung
- Paare, die in Patchworksituationen und Regenbogenfamilien leben
- Paare, die in Fernbeziehungen leben
- Paare mit verschiedenen kulturellen Hintergründen und auch
- Paare, die in queeren Kontexten leben, wurden nur hier und da in Beispielen erwähnt.

Die Auswahl der Fallvignetten bildet ab, welche Paare den Weg in meine Praxis gefunden haben, und auf den Erfahrungen mit diesen Menschen basieren meine Praxiskenntnisse.

Über die Liebe – ein Nachwort

Das Gefühl der Unvollständigkeit ist dauerpräsent. Jedes Mal, wenn ich denke, alles Relevante in diesem Kreislauf der Liebe erwähnt zu haben, begegnet mir ein neues Thema. Jedes Mal habe ich mich entschieden, das neue Thema noch mit aufzunehmen. Bis gestern!

Ein Kollege, dem ich das erzählt habe, sagte: »Es ist doch genau wie in der Liebe. Etwas fühlt sich unvollständig an. So, als ob immer noch etwas fehlen würde. Nie ist es genug. Dabei ist alles da.«

Wie selten sagen wir uns, dass alles gut so ist, wie es ist. Auch gut in seiner Unvollständigkeit.

Das schönste Reframing erlebe ich mit Paaren, die auf der Suche nach dem verloren gegangenen Verliebtheitsgefühl sind, dem ewigen Kribbeln. Eigentlich ist alles gut, aber ein bisschen mehr Gefühlsexplosion wäre schön. Wenn sie dann von den Phasen in der Beziehung hören und dass Verliebtheit nichts mit Liebe zu tun hat, sondern dass dies zwei völlig unterschiedliche Paar Schuhe sind, lächeln sie erleichtert. Langeweile und Routine können auch als Sicherheit und Ruhe gelesen werden. Es kommt auf die Brille an, durch die Partnerschaft gesehen wird. Und auch ein bisschen darauf, ob es gelingt, das, was gesellschaftlich als normal betrachtet wird (Aufregung, Spaß, Abenteuer, Lust, Sex), vom eigenen Erleben abzukoppeln.

Der Paartherapeut Holger Kuntze plädiert für den ruhigen Fluss der Liebesehe als Gegenmodell zur allgemeinen Verliebtheitssucht. Wenn unser Partner auch unser Freund ist, möchten wir in einem ganz altmodischen Sinne, dass es ihm gut geht, dass er wächst, sich entwickelt, und wir unterstützen ihn, ohne aufzurechnen.

Liebe ist schenken.

Dank

Ich danke meiner Gesprächspartnerin Toni und verabschiede sie an dieser Stelle. Toni stand im Buch für all die Seminarteilnehmerinnen, denen ich im Laufe der Jahre begegnet bin. Danke für eure Neugier, eure Fragen, eure Lust zu lernen und dafür, den systemischen Ansatz in die Welt zu bringen. Danke für euren liebevollen Tritt, dieses Buch zu schreiben.

Danke an all die Paare, die den Weg zu mir gefunden haben. Jede Stunde mit euch war ein Dazulernen. Danke für das Vertrauen und das gemeinsame Reisen.

Ein ganz besonderer Dank gilt meinen vier Erstlesern und geschätzten Kollegen und Kolleginnen: Patrick Diemling, Miriam Landsberg, Stephanie Ernst und Sonya Marlen. Vier wunderbare Menschen, die ebenfalls seit Kurzem oder auch schon länger mit Paaren arbeiten.

Danke an meine GST-Kollegen aus Berlin. Katinka, Kathrin, Christoph und Pascale für eure sehr konkreten Übungen. Torsten für dein Beispiel mit der Kurve, in der man immer wieder kotzt. Andras für deine Loyalität, die ich sehr zu schätzen weiß, und auch deine Motivation und unbeirrbare Zuversicht in mich und mein Können. Daniel für all die gemeinsamen Paar-Seminare und überhaupt all die Jahre.

Und Danke an das Team des Carl-Auer Verlages, das bei all meinen Fragen schnell, zuverlässig und kompetent an meiner Seite war.

Literatur

Ahlers, C. J. (2015): Himmel auf Erden und Hölle im Kopf. München (Goldmann).

Artman, T. (2006): Wie geht Liebe? Verfügbar unter http://www.praxis-artmann.de/pdf/Projekt_Wie-geht-Liebe_Thomas-Artmann.pdf [9.12.2020].

Blümner, H. (2019): Schluß jetzt: Von der Freiheit, sich zu trennen. Berlin (hanserblau).

Bruchhaus-Steinert, H. (2019): Sexualstörungen. Heidelberg (Carl-Auer).

Chapmann, G. (2010): Die fünf Sprachen der Liebe. Marburg (Francke).

Clement, U. (2004): Systemische Sexualtherapie. Stuttgart (Klett-Cotta).

Clement, U. (2016): Dynamik des Begehrens. Heidelberg (Carl-Auer).

Cöllen, M. (2017): Lieben und Verzeihen. Freiburg i. B. (Herder).

Gottman, J. (2014): Die 7 Geheimnisse der glücklichen Ehe. Berlin (Ullstein).

Gottman, J. (2019): Die Vermessung der Liebe. Stuttgart (Klett-Cotta).

Easton, D. (2014): Schlampen mit Moral: eine praktische Anleitung für Polyamorie, offene Beziehungen und andere Abenteuer. München (mvg).

Eck, A. (2014): Der erotische Raum: Fragen der weiblichen Sexualität in der Therapie. Heidelberg (Carl-Auer).

El Hachimi, M. u. L. Stephan (2020): Paartherapie – bewegende Interventionen: Tools für Therapeuten und Berater. Heidelberg (Carl-Auer).

Jellouschek, H. (2013): Die Kunst, als Paar zu leben. Freiburg i. B. (Kreuz), 2. Aufl.

Kehlet Lins, K. (2020): Einführung in die systemische Sexualtherapie. Heidelberg (Carl-Auer).

Nemetschek, P. u. K. Theuretzbachner (2009): Coaching und systemische Supervision mit Herz, Hand und Verstand. Stuttgart (Klett-Cotta).

Niederhaus, E. (2016): Streit ist Liebe. Verfügbar unter https://compassioner.com/allgemein/streit-ist-liebe-liebe-ist-streit/ [9.12.2020].

Nuber, U. (2007): Was Paare wissen müssen: 10 Grundregeln für das Leben zu zweit. Frankfurt/M. (S. Fischer), 4. Aufl. 2014.

Perel, E. (2020): Was Liebe braucht. Hamburg (HarperCollins).

Retzer, A. (2019): Systemische Paartherapie: Konzepte – Methode – Praxis. Stuttgart (Klett-Cotta), 2. Aufl.

Revenstorf, D. (1999): Wenn das Glück zum Unglück wird. Psychologie der Paarbeziehung. München (Beck).

Rosenberg, Marshall B. (2016): Gewaltfreie Kommunikation. Eine Sprache des Lebens. Paderborn (Junfermann), 12. Aufl.

Schnarch, D. (2006): Die Psychologie sexueller Leidenschaft. Stuttgart (Klett-Cotta).

Schnarch, D. (2012): Schlechter Sex ist ein Segen [Interview mit T. Olszewski]. Verfügbar unter https://www.zeit.de/lebensart/partnerschaft/2012-05/schnarch-partnerschaft-sexualitaet/komplettansicht [9.12.2020].

Schnarch, D. (2019): Intimität und Verlangen. Stuttgart (Klett-Cotta).

Schott, O. (2015): Das Lob der offenen Beziehung. Berlin (Bertz u. Fischer).

Schulz von Thun, F. u. W. Stegemann (Hrsg.) (2004): Das innere Team in Aktion. Hamburg (Rowohlt).

Stahl, S. (2015): Das Kind in dir muss Heimat finden. München (Kailash).

Stüvel, H. (2008): Der Falsche kann der Richtige sein. Verfügbar unter https://www.welt.de/welt_print/article2156038/Der-Falsche-kann-der-Richtige-sein.html [9.12.2020].

Von Saldern, N. (2019): Glücklich getrennt. Berlin (Ullstein).

Von Schlippe, A. u. J. Schweitzer (2013): Lehrbuch der systemischen Therapie und Beratung. Göttingen (Vandenhoeck & Ruprecht).

Welter-Enderlin, R. (2010): Einführung in die systemische Paartherapie. Heidelberg (Carl-Auer).

Willemsen, R. (2006): Kleine Lichter. Berlin (Fischer).

Willi, J. (2002): Psychologie der Liebe. Persönliche Entwicklung durch Partnerbeziehungen. Stuttgart (Klett-Cotta).

Filme

American Beauty (1999) [DVD]. Regie S. Mendes. USA: DreamWorks, Vertrieb: Universal Pictures.

Podcasts

Lindau, V.: Seelengevögelt – für die Rebellen des Lebens. Verfügbar unter https://veitlindau.com/#podcasts [11.12.2020].

Mitterweger, L.: Paartherapie. Verfügbar unter https://psy-on.de/category/paartherapie-podcast/ [11.12.2020].

Roche, C. u. M. Keß-Roche: Paardiologie. Verfügbar unter https://open.spotify.com/show/5gPesw6CorJwuzNiSeGrol [11.12.2020].

Workshops

Beaulieu, D. (2017): Impact Techniken für die Gestaltung von zwischenmenschlichen Beziehungen (Familie, Geschwister, Paare, Freunde). Workshop. Berlin, 12.-13.5.2017 [eigene Mitschrift].
Clement, U. (2013): 13. Wissenschaftliche Jahrestagung der DGSF, »System & Körper«. Berlin, 26.–28. 9. 2013.
Omer, H. (2015): Stärke statt Macht. Vortrag im Rahmen der Bildungstagung. Frauenfeld, November 2015.

Über die Autorin

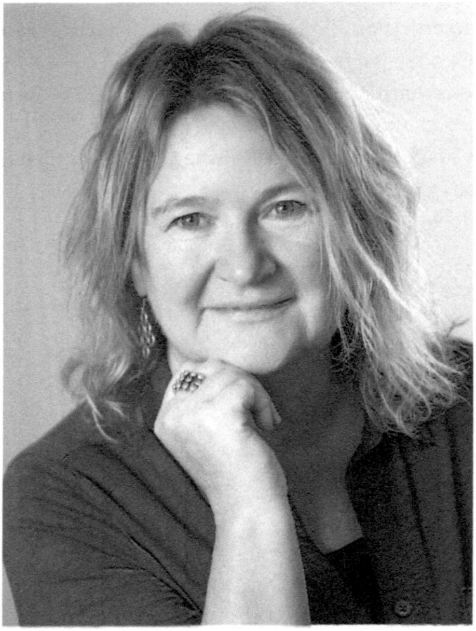

Sylke Richter ist systemische Therapeutin (DGSF) mit dem Schwerpunkt Paartherapie. Sie hat Abschlüsse in Systemischer Supervision (DGSF), Systemischer Kinder- und Jugendlichentherapie (DGSF) und in Systemischem Coaching sowie Zusatzausbildungen in Psychotraumatologie. Seit 2008 arbeitet sie in eigener Praxis sowie als Lehrtherapeutin für Systemische Therapie bei der GST Berlin.

Monika Röder

Der kleine Sexretter

Unterschiedliches Verlangen und die drei Herzstücke langlebiger Erotik

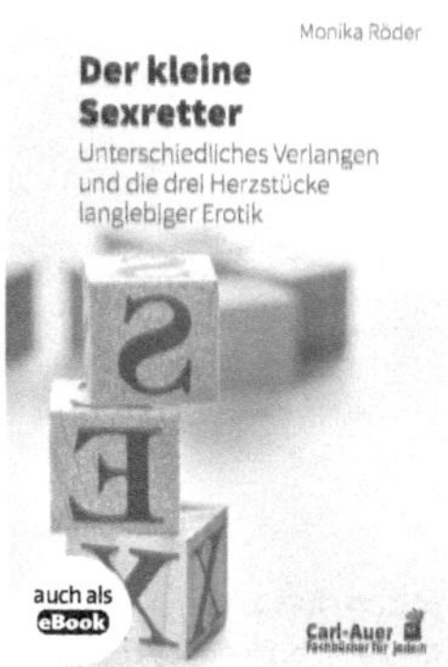

204 Seiten, Kt, farbig, 2022
ISBN 978-3-8497-0421-6

Man könnte meinen, über Sex und Erotik sei alles gesagt. Wie kommt es dann, dass bestimmte Fragen immer wieder gestellt werden – oft von Menschen, die auf die eine oder andere Weise unglücklich sind oder um ihre Beziehung fürchten?

Die Paar- und Sexualtherapeutin Monika Röder fasst in diesem Buch alles in den Blick, was dazu beiträgt, die „schönste Nebensache der Welt“ wieder genau dazu zu machen: den Körper, die Kommunikation und den Kontext. Sie verbindet dazu die aktuelle biologische, neurowissenschaftliche und psychologische Forschung mit Erkenntnissen zu Paardynamik und Embodiment. Daraus ergeben sich die drei Herzstücke langlebiger Erotik: eine konstruktive, verletzungsfreie und verbundene Kommunikation, selbstbestimmte sexuelle Begegnungen und ein bewusster Umgang mit dem eigenen Körper und dem der Partnerin oder des Partners. Berührende Fallbeispiele und frech-liebevolle Illustrationen bringen das Gesagte immer wieder auf den Punkt. Konkrete Empfehlungen – „Das können Sie tun“ – und Übungen helfen bei der Wiederannäherung als Paar.

„Monika Röder kombiniert in einfacher Sprache hilfreiches Wissen verschiedener sexualtherapeutischer Ansätze zu einem griffigen, dabei nicht übervereinfachenden Sach- und Ratgeberbuch. Eine wunderbare Fibel für jede Hausbibliothek!“

Angelika Eck

Carl-Auer Verlag • www.carl-auer.de